Schminken, Masken, schönes Haar

Jean Pütz · Christine Niklas

Unter Mitarbeit von Heinz Gollhardt

Schminken, Masken, schönes Haar

Die sanfte Kosmetik

CIP-Kurztitelaufnahme der Deutschen Bibliothek

Hobbythek. – Köln : vgs
    Früher u. d. T.: Das Hobbythek-Buch
Pütz, Jean: Schminken, Masken, schönes Haar. – 1987

Pütz, Jean:
Schminken, Masken, schönes Haar: d. sanfte Kosmetik /
Jean Pütz; Christine Niklas. – Köln : vgs, 1987
    (Hobbythek)
    ISBN 3-8025-6151-1
NE: Niklas, Christine:

Bildquellen:

Bildarchiv preußischer Kulturbesitz, Antikenmuseum, Berlin, S. 10; S. 12, Abb. 1; S. 13, Abb. 3
Berufsfachschule für Kosmetologie und med. Fußpflege, Köln, S. 22, 23, Abb. 11
Hans Rahn GmbH, Maintal/Ffm, S. 27, Abb. 15
Kronos Titan GmbH, Leverkusen, S. 50, Abb. 38
Jean Pütz, Köln, S. 118, Abb. 104; S. 121, Abb. 106
wdr-Fotos (Harald Kratzer), S. 101, Abb. 89; S. 152, Abb. 132
Hoechst AG, Hoechst, S. 144, Abb. 126
Alle übrigen Fotos: Stephan Wieland, Cornelis Gollhardt, Köln
Grafik: Atelier Kremin, Köln

1. Auflage Oktober 1987
2. Auflage November 1987
© vgs verlagsgesellschaft, Köln
Umschlaggestaltung: Fred Papen, Köln; Wolfgang Arntz
Herstellung: Wolfgang Arntz
Gesamtherstellung: Universitätsdruckerei H. Stürtz AG, Würzburg
Printed in Germany
ISBN 3-8025-6151-1

Inhalt

Liebe Leser!

Unsere Hobbythekreihe zum Thema Kosmetik hat sich als das mit Abstand erfolgreichste Projekt der Hobbythek herausgestellt. Auf bisher 4 Fernsehsendungen schrieben uns ca. 550 000 Zuschauer um unsere kurzgefaßten Hobbytips zu erhalten. Überall in Deutschland, zumindest in jeder Großstadt, aber auch in vielen kleineren Städten haben Läden aufgemacht, in denen die Hobbythekzutaten angeboten werden, auch einige Apotheker sind mittlerweile bereit, sie zu besorgen, denn zumindest ein Apothekengroßhandel bietet das Gesamtsortiment an. Als entscheidende Stütze gibt's wie immer aber auch noch den Versandhandel, zu dem sich einige zusätzliche Firmen gesellt haben (s. Bezugsquellennachweis ab Seite 167).

Aus den Berichten all dieser Firmen schätzen wir, daß mindestens 200 000 Familien oder Gemeinschaften mittlerweile ihre persönliche Kosmetik von der Creme bis zur Seife selbst herstellen. Bedanken möchte ich mich für die Tausende von Briefen, in denen die Menschen ihre Begeisterung kundtun – dies ist wirklich ein besonderes Phänomen, denn normalerweise schreiben die Unzufriedenen. Hier ist das ganz anders; manchmal scheint es an Wunder zu grenzen, wenn man uns mitteilt, daß mit unseren Rezepten teils jahrzehnte lange Hautprobleme behoben worden sind.

Fast alle, die die erste Schwelle überwunden haben, sagen, daß sie nie mehr auf das Selbstherstellen verzichten wollen. Es spricht sich offenbar immer weiter herum, daß das Anrühren wirklich ein Kinderspiel geworden ist, und wie Sie in diesem Buch sehen werden, noch weiter vereinfacht werden konnte. Jeder – auch wer zwei linke Hände hat – kann das schaffen. Dabei sind unsere Ergebnisse äußerlich voll vergleichbar mit industriell hergestellten Produkten, doch wie's drinnen aussieht – im Unterschied zu käuflichen – das wissen Sie ganz genau, deshalb die ausführlichen und, wie ich meine, ehrlichen Beschreibungen der neuen Rohstoffe, die wir in unseren Rezepten verwenden. Ganz ohne Kompromisse konnten wir besonders bei der dekorativen Kosmetik nicht auskommen, aber Sie können versichert sein: Im Falle, daß wir keine natürlichen Stoffe verwenden, tun wir das aus gutem Grund (vgl. dazu ab S. 33: „chemisch oder natürlich").

Wie Sie ganz schnell über die Preislisten im Anhang nachrechnen können, sind unsere Produkte erheblich preiswerter, als die käufliche Kosmetik. Aber noch viel wichtiger ist: Sie wissen garantiert, was drin ist, bzw. Sie können die Inhaltsstoffe selbst bestimmen. Z.B., ob Sie konservieren wollen oder nicht, oder welche Substanz für Sie am verträglichsten ist bzw. welche Sie meiden sollten (vgl. S. 36: „Ein einfacher Allergietest").

Gestatten Sie mir noch ein Wort zu unseren Zutaten: Es fällt uns zunehmend schwerer, selbst die Firmen zu kontrollieren, die unsere erklärten Bedingungen per Bürgschaft akzeptiert haben hinsichtlich Qualitätsgarantie, Liefergarantie und Servicebereitschaft. Das sind die Firmen, die wir in diesem Buch nennen, zumindest bei diesen haben wir noch eine gewisse Handhabe. Bei vielen anderen Läden, die mittlerweile ohne unser offizielles Plazet aufgemacht haben, fällt diese Kontrolle natürlich gänzlich aus. Trotzdem können darunter seriöse Läden sein, wir wissen es aber nicht, ich kann nicht überall in Deutschland herumreisen, sozusagen als Oberkontrolleur. Wissen sollten Sie, verehrte Leser, daß Sie als Kunde ebenfalls Rechte haben, in Bezug auf Produkt- und Händlerhaftung. Sollten Sie sich übers Ohr gehauen fühlen, oder „angeschmiert und eingeseift", dann wenden Sie sich an einen Verbraucherverband in Ihrer Nähe.

Grundsätzlich haben wir nichts gegen die speziell für die Hobbythek geöffneten Läden, wir möchten allerdings nicht, daß mit unserem Namen „Hobbythek" Schindluder getrieben wird. Vor allen Dingen wenden wir uns entschieden gegen die Versuche, Hobbythek-Fertigprodukte wie Cremes, Seifen, Shampoos, Make-ups, Lippenstift usw. auf den Markt zu bringen. Wir möchten nicht, daß auf diese Weise unsere Idee kommerzialisiert und pervertiert wird. Bestenfalls dürfen Halbprodukte wie Fettphasen, Pigment- oder Farbstoffmischungen, Haarwasser usw. angeboten werden. Gut finden wir es dagegen, wenn die Firmen Ihnen zeigen, wie unsere Produkte hergestellt werden. Dies ist Hilfe zur Selbsthilfe und in unserem Sinne. Im übrigen haben wir unsere Rezepte bewußt zum alsbaldigen Verbrauch ausgelegt; das bedeutet, daß sie selbst mit Konservierung innerhalb von zwei Monaten verdorben sind. Seien Sie also vorsichtig und lehnen Sie Hobbythek-Fertigprodukte ab, die im übrigen viel teurer sind als selbstangerührte – Sie werfen das Geld zum Fenster raus.

Eine Firma hat sich noch einen besonderen Trick ausgedacht: Für viel Geld will sie Ihnen, liebe Leser, eigene Rezepte verkaufen. Lehnen Sie auch das ab, insbesondere, weil diese Rezepte teilweise unserer Philosophie völlig widersprechen. Wenn wir z.B. vor Lanolin warnen, weil es häufig Allergien auslöst, in diesen Rezepten der Stoff aber immer wieder auftaucht, oder daß darin Triethanolamin verwendet wird, das wir für gefährlich halten, dann kann ich nur sprachlos sein. Leider können wir das dieser Firma nicht verbieten, deshalb mache ich Sie auf diesem Wege darauf aufmerksam.

Alles in allem, denke ich, funktioniert die Konkurrenz mittlerweile so gut, daß Sie als Verbraucher absolute Minimumpreise zahlen müssen. Und damit es so bleibt, rate ich Ihnen, vor der Bestellung oder dem Kauf die Preislisten der Läden und Versandfirmen genau zu prüfen, vergleichen Sie auch die Versandbedingungen und -kosten.

Nun bleibt mir nur noch die angenehme Pflicht des Dankes an all diejenigen, die zum Gelingen dieses Buches beigetragen haben; Dank vor allem an meine Co-Autorin Christine Niklas und an unsere beiden Studenten Heidi Claussen und Ralf Heppner, die tausende Versuche mit unendlicher Geduld durchgeführt haben, um unsere Rezepte zu optimieren; das alles in einem kleinen Hinterhoflabor meines Hauses in Köln. Sie haben entscheidend mit Tat und auch mit Rat mitgeholfen.

Dank auch an die Wissenschaftler, die uns beraten haben, stellvertretend möchte ich den Toxikologen (Giftforscher) Dr. Niels-Peter Luebke aus Münster nennen, dem wir mit unseren impertinenten Fragen sicherlich ein klein wenig auf die Nerven gegangen sind, und den Forscher Dr. Dieter Wundram aus Neuss, der mit seinem ungeheuren Sachverstand uns manchen Tip auf versteckte schädliche Nebenstoffe gegeben hat. Unbekannterweise möchte ich mich auch bei den Professoren Ippen, Schrader, Jellinek, Nowak, Lehninger bedanken, deren Bücher uns die persönlichen Recherchen in dieses nicht ganz einfache Thema ermöglicht haben.

Daß die Bücher tatsächlich schwergewichtig waren, habe ich am eigenen Leibe erfahren, denn mit etwa 50 kg Büchern und ebensoviel Rohstoffen habe ich mich im Sommer auf den Weg nach Ibiza gemacht, um in meinem 6wöchigen Urlaub dieses Buch zuende zu schreiben; genauso wie voriges Jahr das erste Buch zum Thema Kosmetik: „Cremes und sanfte Seifen", das sich mit einer Auflage von 150 000 zu einem echten Bestseller entwickelt hat. Ich hoffe, das vorliegende Buch findet genauso viele Anhänger.

Ich wünsche Ihnen viel Erfolg, Spaß und Freude, oder, wie man hier in Köln sagt, „Spaß an der Freud" (mehr dazu ab Seite 102).

Herzlichst, Ihr

Jean Pütz

Schminkten sich schon unsere Urahnen?

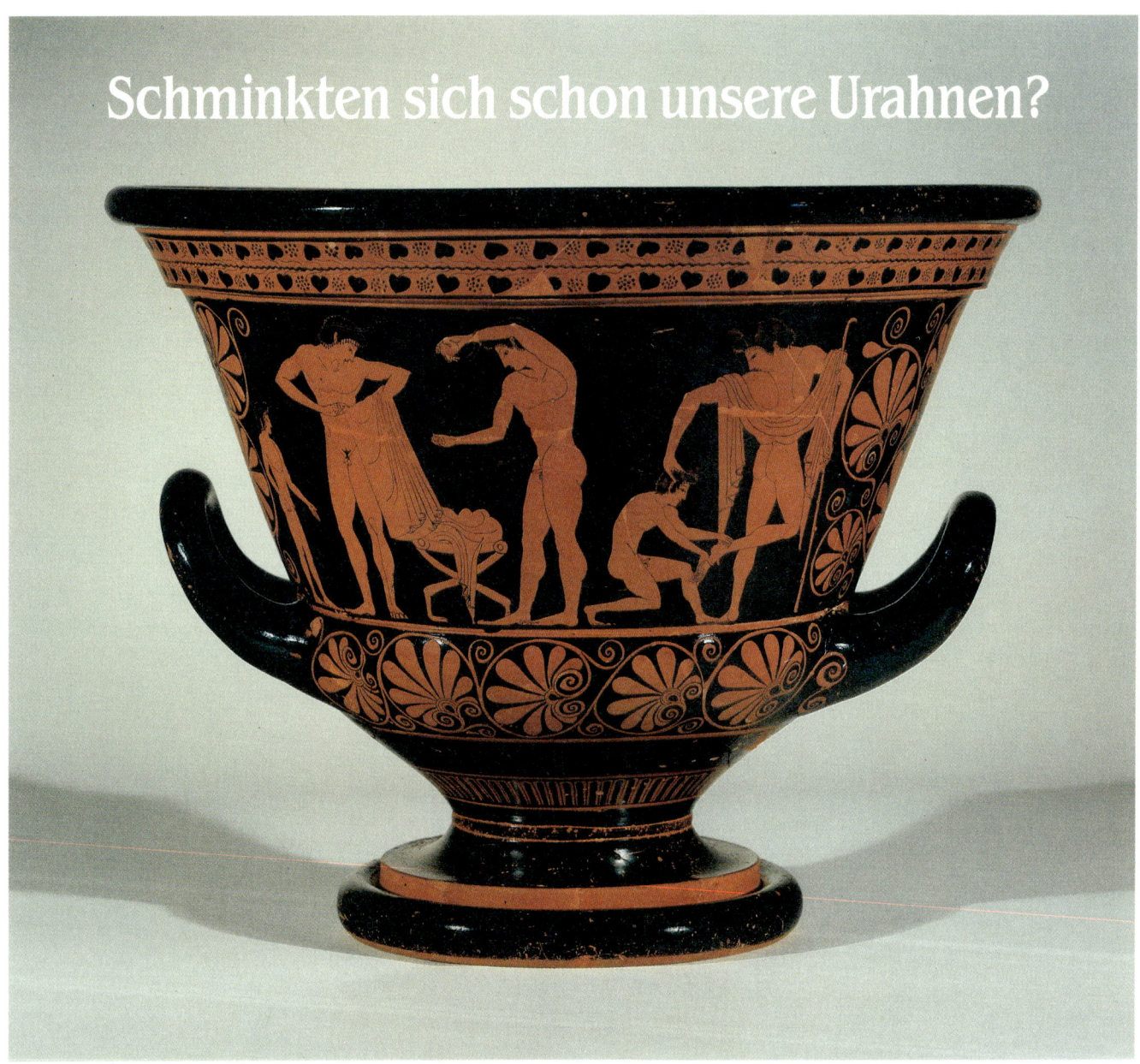

Ob sich schon der Pekingmensch oder der Neandertaler geschminkt haben, wissen wir nicht. Es könnte aber durchaus sein; denn die mit Feuerstein kunstvoll in Höhlenwänden eingeritzten Figuren zeigen, daß unsere Urväter nicht nur Tiere und Gegenstände nachzeichnen konnten, sondern auch schon Farben zu schätzen wußten. Mit vielerlei Erdfarben kolorierten sie ihre Zeichnungen. Ob sie es aus ästhetischen Gründen taten oder um der Wirklichkeit näher zu kommen, oder ob sie damit vielleicht sogar rituelle Ziele verfolgten – wir wissen es nicht genau. Soviel scheint aber doch sicher zu sein, daß Farben seit jeher eine große Faszination auf die Menschen ausgeübt haben.

Welche Bedeutung die Farbe bei den Urmenschen gehabt haben könnte, läßt sich heute auch an den wenigen von unserer Zivilisation noch nicht berührten Einwohnern Neuguineas, Kongos oder Amazoniens beobachten. Ein Blick in ihre Welt ist quasi ein Blick durch das Fenster der Vergangenheit.

Diese noch sehr urtümlichen Menschen schminken ihre Gesichter und Körper mit allem, was die Natur an Buntem zur Verfügung stellt. Das sind vor allem Farbstoffe auf der Basis von Erzen. Aus der Verbindung von Metallen und Sauerstoff – den Oxiden – gehen herrliche Farben hervor. Vor allem Eisen ist die Grundlage sogenannter Erdfarben, die von Gelb über Ocker bis zum tiefen Braun und Schwarz reichen. Auch wir werden sie in unseren Rezepten noch benutzen. Außer mit Oxidfarben färbten sich die Urmenschen auch mit Kalk, Graphit, Holzkohle, Ruß usw. Auch dies sind Stoffe, die unter modernen Gesichtspunkten unschädlich, also immer noch verwendbar sind.

Höchst bedenklich sind aber Farben wie Bleimennige, Zinnober, Bleiweiß, Grünspan. Man verwendete sie noch bis ins vorige Jahrhundert, das zugleich ein Jahrhundert der aufblühenden chemischen Industrie war. Da ist zum Beispiel das Schicksal eines belgischen Sängers mit Namen Zelger überliefert, der an der Königlich Italienischen Oper das Opfer seiner Schminkkünste wurde. Während der Aufführung von „Wilhelm Tell" lief ihm in der Hitze der Aufführung etwas von der Schminke seines Gesichts in den Mund. Nach sehr schmerzhafter und langwieriger Krankheit starb er daran.

In den frühen Zeiten der Menschheitsgeschichte hat man die Schädlichkeit vieler Stoffe gar nicht bemerkt, weil die Lebenserwartung ohnehin nur 20 bis 30 Jahre betrug. Oft wirken solche Gifte erst nach mehreren Jahrzehnten. Die Gesamtbedrohung eines Menschen war so groß, daß die Bedrohung durch giftige Farben gar nicht bemerkt wurde. Farben – nicht nur solche zum Schminken – haben sicher seit Urzeiten auch rituelle Bedeutung oder bestimmte Symbolwerte gehabt. Bis heute spricht man auch von einer psychologischen Wirkung von Farben. Ob solche Wirkungen aber in unserer Erbmasse festgelegt sind, wie manche Psychologen behaupten, ist äußerst umstritten. Daß Grün vielleicht nicht unbedingt die Farbe der Hoffnung, Gelb die Farbe des Neides, Blau die Farbe der Treue, Weiß die Farbe des Lichtes und Schwarz die Farbe des Todes ist, kann man schon daran erkennen, daß in manchen Kulturen nicht Schwarz, sondern Weiß die Farbe der Trauer ist. Ein Vorurteil ist sicher auch, daß Bunt manchen Theorien zufolge als Zeichen eines lockeren Lebensstils gelten soll, wobei man Hippies und Punks gern als Beispiele nimmt. Bunt als bewußter Gegensatz zum Seriös-Sittsamen, dem eher gediegene Farben zugeschrieben werden.

Schlagen Sie diesen Vorurteilen ganz einfach ein Schnippchen. Nehmen Sie die Farben so, wie sie seit jeher sind: in ihrer ganzen Vielfalt. Erfreuen wir uns daran und nutzen wir sie spielerisch zur Verschönerung. Große Denker und Künstler waren von den Farben immer wieder fasziniert und sind durch sie oft auf einen Irrweg gelockt worden. So zum Beispiel Goethe in seiner durchaus originellen Farbenlehre, die von Naturwissenschaftlern später widerlegt wurde. Oder Dürer, der die Hälfte seines Schaffens bei der Suche nach einer berechenbaren Ästhetik – der Kunst an sich – einem Phantom gewidmet hat.

Wer es sich noch nicht getraut, den wollen wir hier ausdrücklich ermuntern, sich einfach gegen den Strich zu schminken oder auch anzuziehen. Kombinieren Sie Farben, deren Kombination nach der Konvention eigentlich verboten ist. Eine rosa Krawatte kann mit einem grünen Hemd durchaus attraktiv aussehen. Und ein rosa Perlglanzlippenstift muß sich mit einem grünen Lidschatten nicht beißen.

Schon Nofretete und Cleopatra waren Meisterinnen des Schminkens

Ob nun die Sumerer, die Ägypter, die Babylonier, Hethiter, Assyrer, Perser, Griechen, Römer, Chinesen oder Inder die Kosmetik „erfunden" haben, weiß man nicht genau. Sie haben sicher alle ihren Anteil der Entwicklung dieser Kunst gehabt.

Die *Ägypter* schmückten und schminkten sich, um gottähnlicher zu werden. Darum wurden auch die Schönheitsrezepte der Pharaonen als strenge Geheimnisse gehütet.

Schon damals gab es Visagisten und Visagistinnen, wie sich Schminkkünstler heute nennen.

Kaum zu glauben, was im alten Ägypten vor rund 3000 Jahren als kosmetischer Standard galt. Viele Stoffe in Puder, Cremes und Färbemitteln waren hochgiftig. So schmückten sich die reichen Frauen – Nofretete ist das berühmteste überlieferte Beispiel – nicht nur mit Bleiweiß und Bleiglanz. Sie bemalten sich Lippen und Wangen mit einer fetthaltigen roten Paste aus Zinnober. Mit schwarzem Schwefelantimon oder gefettetem Ruß wurden die Augenbrauen nachgezogen und die Wimpern getuscht. Selbst bläuliche Schatten für die Augenlider hatte man bereits. Allerdings gab es auch Augenliderschminke aus giftigem Grünspan und Harz. Durch zeitgenössische Wandmalereien und Plastiken wissen wir, daß gerade die Umgebung des Auges manchmal bis hin zum Ohr kunstvoll geschminkt wurde. Unter dem Auge wurde parallel zum Lid ein Strich gezogen, der sich später zu noch kunstvolleren Gebilden mit mystischen Bedeutungen entwickelte (vgl. *Abb. 2*). Anlehnungen an das Falkenauge sind hier zu erkennen, eines Vogels, der in Ägypten als heiliges Tier galt.

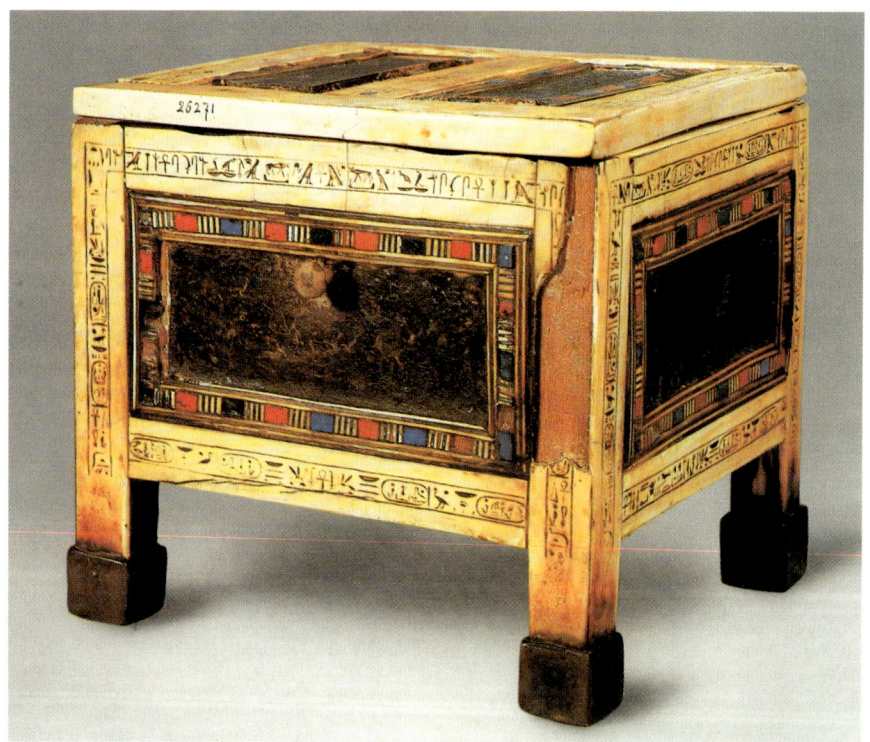

Abb. 1: Kosmetik-Kästchen aus der 20. ägyptischen Dynastie (1126–1108 v. Chr.), gefunden in einem Grab bei Theben.

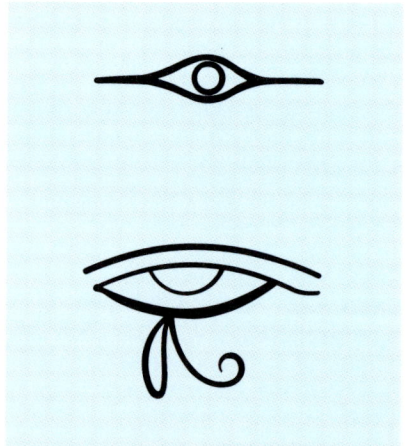

Abb. 2: Geschminkte Konturen um die Augen im alten Ägypten.

Aber auch die Finger und Fußnägel wurden bereits mit dem Farbstoff der arabischen Hennapflanze orange gefärbt. Henna wird in arabischen Ländern und auch bei uns in der alternativen Szene als Färbe- und Haarpflegemittel bis heute verwendet. Bei festlichen Anlässen wählten die vornehmen Ägypterinnen sogar einen goldenen Nagellack.

Cremes zur Hautpflege wurden damals nicht nur in Tiegeln, sondern auch in hohlen und elastischen Pflanzenstengeln aufbewahrt, aus denen der Inhalt ebenso herausgedrückt werden konnte wie heute aus einer Tube. Es ist anzunehmen, daß auf diese Art auch der erste Lippenstift entstanden ist.

Mit ziemlicher Sicherheit dürften auf Nofretetes Schminktisch vor einem großen Metallspiegel zahllose Flakons mit Parfüm und Dutzende von Achattiegeln mit Puder, Cremes und Färbemitteln gestanden haben. In den Gräbern und Pyramiden zwischen Memphis und Theben fanden sich Schminktäfelchen zum Anreiben der Schminke, Schminkdosen und Salbenbüchsen aus Alabaster, Schminklöffel und Stifte, Rasiermesser und Pinzetten zum Auszupfen der Haare.

Auch Cleopatra, die 1300 Jahre „jünger" ist als Nofretete, fand es selbstverständlich, sich zu schminken. Sie soll eine ebenso schöne wie kluge Frau gewesen sein, der es gelang, die Herrscher des mächtigen Roms an sich zu fesseln. Cäsar lag ihr zu Füßen. Am Hofe dieser schönen Herrscherin Ägyptens bestanden sehr feste Vorstellungen darüber, wie ein gepflegtes Make-up auszusehen habe.

Übrigens schminkten sich nicht nur die vornehmen Frauen am Hofe der Pharaonen. Auch die Männer liebten – im Gegensatz zu heute – eine durchaus auffällige dekorative Kosmetik.

Die Salben, duftenden Öle und Puder wurden am Nil nicht etwa durch Quacksalber oder irgendwelche Alchimisten zusammengebraut. Diese Tätigkeit war vielmehr den Priestern und ihren Gehilfen vorbehalten.

Sogar Königinnen waren sich nicht zu schade dafür, sich als Kosmetikherstellerinnen hervorzutun. Das älteste uns bekannte medizinische Werk – der *Papyrus Ebers* –, das 1874 in Luxor entdeckt wurde und das etwa 1500 Jahre vor unserer Zeitrechnung entstanden ist, enthält unter anderem eine ganze Reihe kosmetischer Rezepte. Dazu muß man wissen, daß es in damaliger Zeit kaum eine Trennung zwischen Medizin und Kosmetik gab. Beide Gebiete wurden von den Priestern beherrscht.

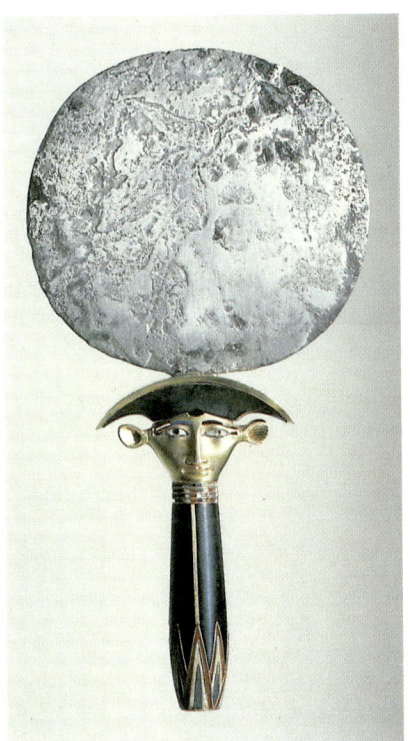

Abb. 3: Handspiegel aus der Zeit um 1800 v. Chr.; eine altägyptische Grabbeigabe.

Der Papyrus empfiehlt für Pasten, Salben und Duftöle unter anderem Bienenwachs, Olivenöl, Talg, Ambra, Moschus, Myrrhe, Zibet (von der Zibetkatze ausgeschiedene, moschusartig duftende Substanz). Das sind Stoffe, die auch heute noch von der Kosmetikindustrie verwendet werden, die inzwischen auch auf synthetischer Basis hergestellt werden können.

Kosmetikrezepte der Antike

Sie sind zum Teil kurios und ganz und gar nicht zur Nachahmung zu empfehlen. So lautet zum Beispiel eines der Rezepte Cleopatras für die Herstellung von Gesichtspuder, daß er sich aus dem pulverisierten Mist von Krokodilen und gestoßenen Farben zusammensetzt.

Außer den schon genannten gefährlichen Schwermetallverbindungen gehörten tierische Fette zu den Hauptbestandteilen der Schminkpasten. Und für eine Lippenschminke verwendete Cleopatra wahrscheinlich eine Mischung aus Talg und dem Farbstoff der Purpurschnecke.

Im *Papyrus Ebers* findet sich auch ein Rezept für eine färbende Hautsalbe. Sie besteht aus Alabastermehl, Natronmehl, Seesalz und Honig. Die Haut sollte davon eine hellere Farbe erhalten. Runzeln könne man zum Beispiel dadurch vertreiben, daß man etwas Knochenmehl mit Quellwasser aufweicht und auf die Haut aufträgt. Als „echte Frauenschminke" wird folgendes Rezept bezeichnet: Rindergalle, Öl, Brotteig, zerstoßenes Straußenei, Natronsalz und Harz werden in frischer Milch zu einem Brei vermischt, mit dem man sich täglich pflegt.

Auch der Vater der Medizin – der große *Hippokrates* – gab bereits Rezepte für kosmetische Mittel preis: „Als verschönernde Gesichtspaste soll die Leber einer Eidechse mit Olivenöl und unverdünntem Wein vermischt aufgetragen werden. Man muß sich nur hüten, die Galle der grünen Eidechse mit zu mischen, denn diese zerstört die Schönheit. Zur Glättung von Runzeln verreibe man Molybdän in einem steinernen Mörser, gieße Wasser hinzu, das einen Moment gestanden hat, und forme Kügelchen daraus. Sind die Kügelchen getrocknet, lasse man sie in Olivenöl zergehen und verreibe sie über die runzligen Stellen". So einfach war das damals.

Natürlich glaubte man auch in diesen alten Zeiten schon, das Allheilmittel gegen Haarausfall gefunden zu haben. Es bestand aus Laudanum (dem Harz einer Cistusart) zusammen mit Roggen- oder Liliensalbe, die mit Wein gemischt aufgetragen wurde.

In den Schilderungen des *Hippokrates* tauchen auch schon Hinweise auf eine Neuerung in den Herstellungsverfahren auf. Um hitzeempfindliche Stoffe vor dem Verbrennen zu bewahren, benutzt man seit dieser Zeit das Wasserbad. Man erreicht damit nicht nur, daß keine größere Hitze als 100 °C entsteht, sondern auch eine gleichmäßigere Erwärmung.

Die „Völkerwanderung" der Kosmetik

Vom alten Ägypten gelangte die Kunst der Kosmetikherstellung zu den Babyloniern, den Juden, den Assyrern und den Griechen. Anregungen für eine verfeinerte Lebenskultur erhielten die *Griechen* aber auch von den Persern, in deren großem Reich die Luxuszivilisation bereits sehr früh zu höchster Blüte entwickelt worden ist. In Athen gab es nach diesem Vorbild luxuriös eingerichtete Parfümerien. Der strenge Gesetzgeber *Solon* ließ sie allerdings für einige Zeit schließen, weil die Hausfrauen ihr Geld lieber in die Parfümerien trugen, als auf den Märkten Lebensmittel für die Familie einzukaufen. Nur wenige Jahre nach Solons Tod gehörte aber der Gebrauch von Hautsalben, Badesalzen, Parfüms und Schminke bald wieder zum guten Ton; und zwar nicht nur bei den Frauen, sondern auch bei den Männern.

Die *Hebräer* betrieben Kosmetik aus purer Lust am Leben; das Alte Testament weiß viel über die Künste von Judith, Ruth, Susanne und Esther zu berichten. Man ging mit allem, was schöner machte, ausgesprochen großzügig um. Und Gott der Herr ließ wohlgefällig sein Auge auf den schönen Töchtern des Gelobten Landes ruhen.

Daß die *Römer*, die die Kultur der Griechen noch verfeinerten, einen besonderen Hang zur Kosmetik hatten, überrascht nicht. Es ist überliefert, daß die vornehmen Römer und Römerinnen sogar ihr Taschentuch parfümierten. Auch Tages- und Nachtcremes gab es bereits; kein geringerer als Ovid hat ein Rezept überliefert. Für Schönheitswaschungen wurden frische Früchte verwendet, die mit Milch und wohlriechenden Essenzen angesetzt wurden. Für eine frische Körperhaut sollten aber auch Kleiebäder sorgen. Die raffinierte Sitte, für jeden Körperteil ein besonderes Parfüm zu verwenden, übernahmen die Römer von den Ägyptern.

Auch Frisiersalons gab es im alten Rom. Mindestens einmal in der Woche mußte die elegante Römerin oder der römische Flaneur einen Frisiersalon aufsuchen, um sich die Kopfhaare schneiden und waschen und die übrigen Körperhaare säuberlich entfernen zu lassen.

Auch die *Inder, Chinesen* und die südamerikanischen *Inkas* kannten die Geheimnisse der Kosmetik. Die Inka-Damen besaßen auch bereits Pinzetten zum Auszupfen der Augenbrauen. Außerdem verwendeten sie rote Lippenfarben und Puder. Interessanterweise lakkierten sie sich wie die Ägypterinnen Finger- und Fußnägel mit rotem Nagellack. Rot, Schwarz und Weiß scheinen bei allen Völkern die wichtigsten Farben der Kosmetik gewesen zu sein.

Vom Mittelalter zur neuen Zeit

Im Vergleich zu den mittelmeerischen und orientalischen Ländern, zu Ostasien und Südamerika entwickelte sich in unseren Breitengraden die Kunst des Schminkens ausgesprochen schleppend. Zwar besaßen die edlen Burgfräuleins in ihren Kräutergärten manch heilendes und vielleicht auch verschönerndes Pflänzchen; doch Kosmetik in dem hier beschriebenen Sinn kam erst in den späteren Jahren auf. Da mag eine Rolle gespielt haben, daß die Kreuzritter auf ihren Zügen in den Süden nicht nur mit den bösen Heiden, sondern auch mit deren verführerischen Künsten in Berührung gekommen sind. Die erste bekannte Schrift über das Schminken im nördlichen Europa stammt aus dem 14. Jahrhundert. Erst in der Renaissance also wurde das Schminken zu einer Art öffentlicher Angelegenheit, nachdem man im Mittelalter diese feine Kunst als persönliches Geheimnis gehütet hat.

Nach der kosmetikfeindlichen Zeit des frommen Mittelalters machten nun hausierende Parfümhändler glänzende Geschäfte. Sie brauchten nicht mehr im Orient nach ihren Produkten zu suchen, sondern sie bezogen sie aus Italien, wo sich inzwischen eine kosmetische Industrie entwickelt hatte, deren Hauptträger die Alchemisten waren.

Einen Höhepunkt erlebten die Schönheitsmittel und vor allem die Parfüms aber erst im galanten Zeitalter des *Rokoko*. Das war eine Kulturepoche, in der es – trotz aller Sinnenfreude – enorm gestunken haben muß. Wer sich die französischen Schlösser an der Loire und die Boudoirs der Damen in Deutschland und anderswo einmal angesehen hat, dem wird auffallen, daß es außer winzigen Hühnernäpfchen zum Anfeuchten des Gesichts und der Fingerspitzen kaum Waschgelegenheiten gab.

Dem Reinlichkeitsbedürfnis der Menschen dieser Zeit war offenbar bereits Genüge getan, wenn „sie ihre Fingerspitzen vorsichtig in ein winziges Gefäß getaucht und ihr Gesicht mit einem in Parfüm getauchten Tuch behutsam benetzt" hatten. Ein nicht gerade ruhmreiches Kapitel in der Geschichte der Hygiene.

Auch die Herren konnten damals nicht davon lassen, Puder, Cremes, Pomaden und Gesichtswässerchen in großen Mengen zu verbrauchen. Der Herzog von Marlborough verbot den Offizieren im Jahre 1770 vor der Schlacht von Blenheim, ihre Kosmetikkoffer mit auf das Schlachtfeld schleppen zu lassen.

Das höfische Leben im Rokoko spielte sich im wörtlichen Sinne „unter einer Maske" ab, zu der auch eine Perücke gehörte. Um das Maß des Zerbrechlichen voll zu machen, zog man die blau pulsierenden Adern nach. Anschließend wurden die Schönheitspflästerchen über das Gesicht und das Dekolleté verteilt, mit denen man an den Geliebten amuröse Botschaften weitergab. Nichts war mehr im 18. Jahrhundert natürlich.

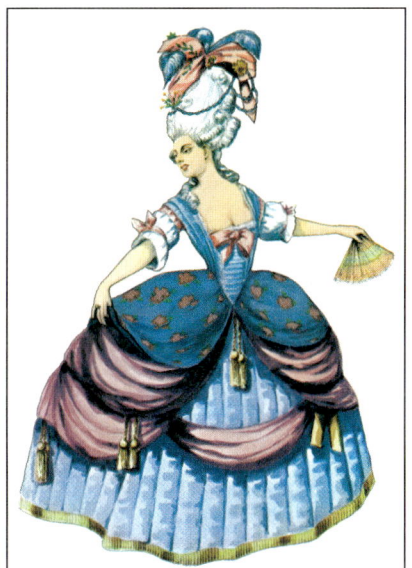

Abb. 4: Nicht nur die *Damen* des Rokoko gingen großzügig mit Puder und Schminke um, auch die Herren langten kräftig zu.

Eine Abschminke kannte man damals nicht. Und so ließ manche Schöne den Kleister nicht nur nachts auf dem Gesicht, sondern gab am Morgen einfach wieder eine neue Schicht darüber. Wenn es dann heiß wurde, konnte schon einmal die ganze Fassade ins Rutschen kommen. Das galt übrigens nicht nur für die Damen, sondern auch für die Herren.

In *Frankreich* ging die Entwicklung anders. Dort räumte die Revolution mit der adligen Kosmetik ebenso auf wie mit den Adligen selbst. Doch schon unter Napoleon wehte in dieser Beziehung bereits wieder ein linder und duftender Wind. Daß Paris bis heute das Mekka der dekorativen und duftenden Kosmetik geblieben ist, verdankt es nicht zuletzt Napoleon.

Erst mit der Entwicklung der chemischen Industrie im 19. Jahrhundert wurden die Mittel zur Körperpflege auch außerhalb der Höfe und der vornehmen Welt erschwinglich und damit Allgemeingut. Und sie wurden zugleich zu einem typischen weiblichen Hilfsmittel. Besonders ausgeprägt war es in dieser Funktion bei den Damen der Halbwelt.

Erst nach 1920 entdeckte auch die Frau von nebenan ihre Lust am Schminken, entwickelte sie den Mut, sich zu verschönern – just for fun. Geholfen haben ihr dabei – man mag's kaum glauben – vor allem die Feministinnen, die damals ebenfalls eine große Zeit hatten.

Hundert Jahre Lippenstift

Zu allen Zeiten war der Mund der wichtigste und der erotischste Teil des Körpers, den man mit Schminke hervorhob, um ihm das „Rot von Rosenblättern" oder von „süßen Kirschen" zu verleihen.

Im Altertum färbten sich Damen wie Herren die Lippen mit Henna. Dann jedoch geriet diese Schminkkunst in Vergessenheit. Erst im 17. Jahrhundert be-

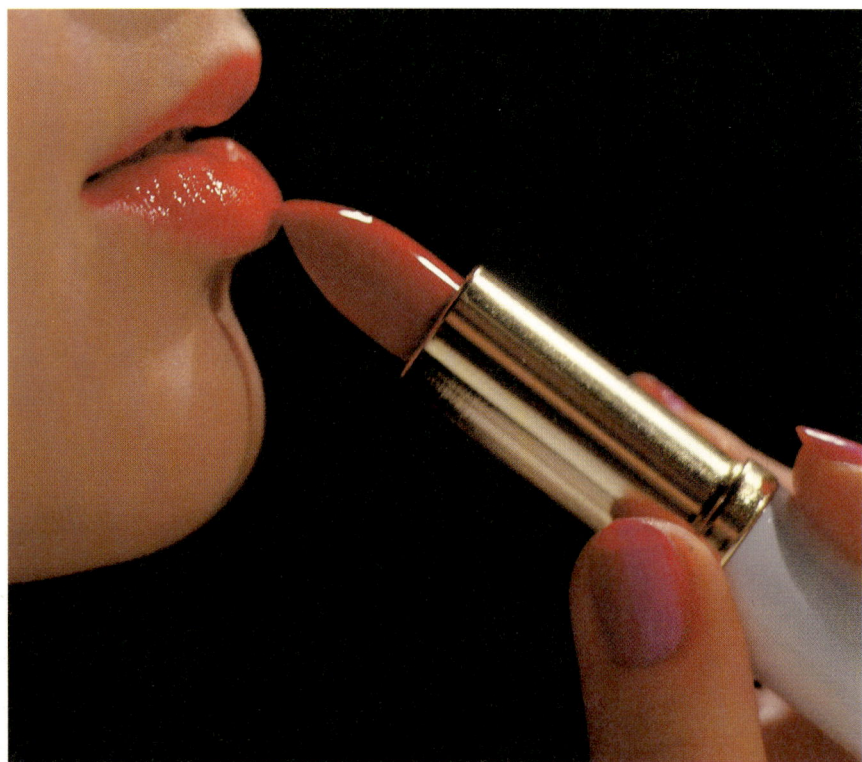

Abb. 5: Der „moderne" Lippenstift ist gerade 100 Jahre alt.

gann ein neuer Siegeszug der Lippenfarbe.

Man bewahrte sie in kleinen Töpfchen auf und fertigte sie aus Schweineschmalz, Benzoe Siam, Sandelholz und der Färberdistel. Mittelchen, die zwar unschädlich waren, aber doch leicht ranzig rochen. Gefährlicher waren da schon alle Rouge und Lippenpasten, die aus sogenannten „chinesischem Zinnober" (einem Quecksilberpräparat) gewonnen wurden.

Es war auf der Weltausstellung 1883 in Amsterdam, wo findige Pariser Parfumeure den „Zauberstab des Eros", den Lippenstift zeigten. Der Lippenstift, wie wir ihn heute kennen, ist also erst gut 100 Jahre alt. Kaum zu glauben. Das „rote Würstchen", wie der Stift von Spöttern dann auch genannt wurde, war damals ein absoluter Luxusartikel, der bis zu umgerechnet 100 Mark kostete. Außerdem war die Handhabung nicht gerade einfach. Der „Zauberstab des Eros" war nur mit Seidenpapier umwickelt, das vor jedem Auftragen ein Stückchen weiter entfernt werden mußte.

Erst 1928 war es soweit, daß der Lippenstift einen neuen Look, eine neue Konsistenz und auch einen volkstümlichen Preis bekam, so daß immer mehr Frauen an ihm Gefallen fanden. Findige Chemiker hatten den „Rouge Baiser" entwickelt, den roten Kuß also. Er war zwar noch etwas hart; aber die Farbe hielt gut, und er ließ sich um vieles besser auftragen als die uralten Stifte, die hauptsächlich von Kokotten benutzt wurden. Man darf ja nicht vergessen, daß die Zeit, in der der „Zauberstab des Eros" zum „rotglühenden Kuß" geworden war, zugleich eine Zeit wirtschaftlicher Depressionen mit 6 Millionen Arbeitslosen in Deutschland war. Ein Lippenstift bedeutete da schon einigen Luxus.

In den dreißiger Jahren wurde die Farbpalette der Lippenstifte immer reichhaltiger. Und selbst in den vierziger Jahren verzichtete man trotz Krieg und Bomben nicht auf den Lippenstift, dessen Farbe man der Kleidung anpaßte. Nach dem Krieg bezahlten die Frauen Schwarzmarktpreise.

Doch immer noch war die Handhabung recht schwierig. Man kann es heute kaum glauben, daß erst um 1950 die Amerikaner die Drehmechanik auf den Markt brachten, ohne die man heute keinen Lippenstift mehr kaufen kann.

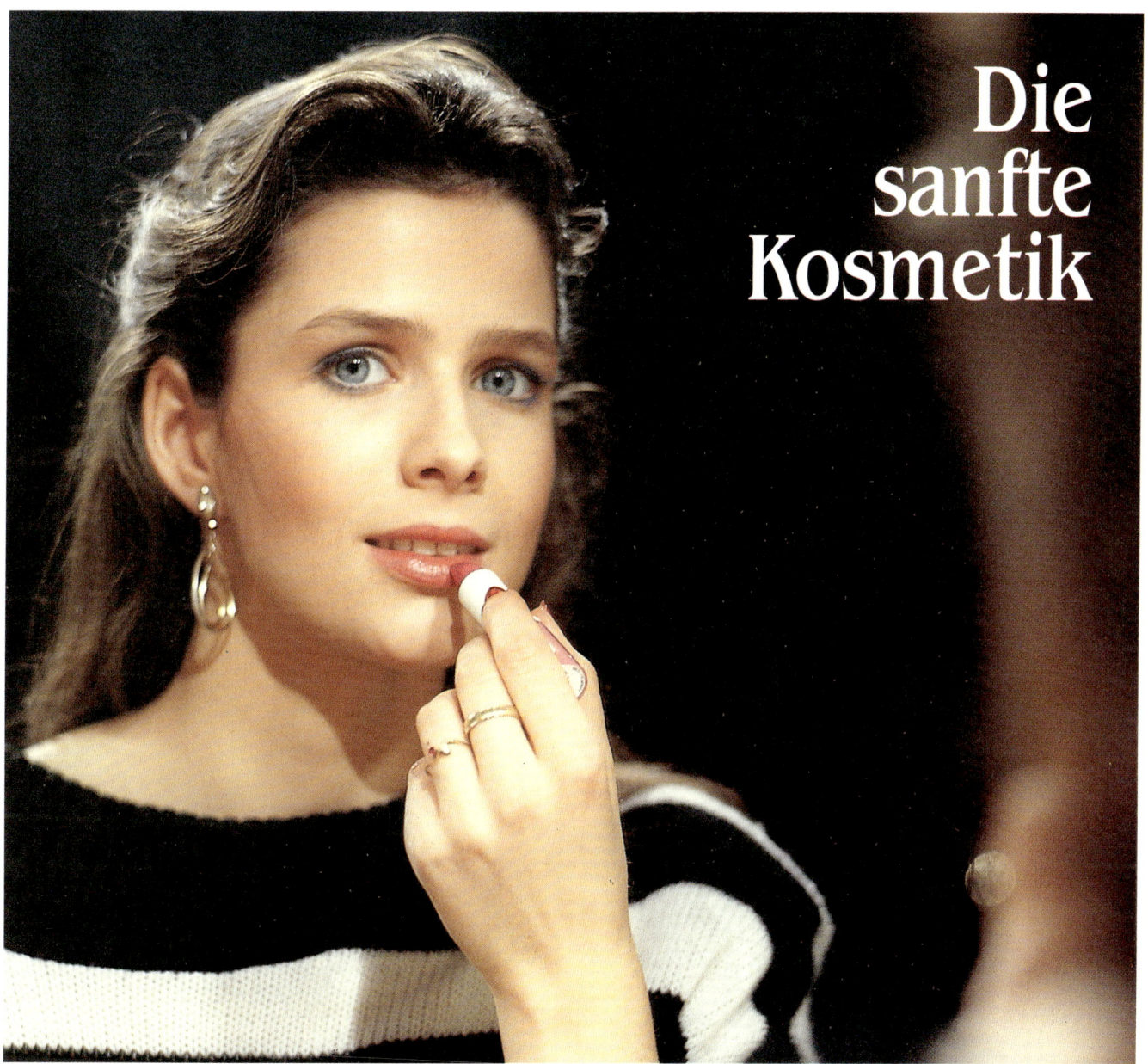

Die
sanfte
Kosmetik

Wir wollen nicht den modischen Einheitstyp

Ist Ihnen angesichts der Titelbilder der großen Frauenzeitschriften auch schon einmal der Neid gekommen? Alles an diesen Mädchen scheint perfekt: die Haut, die Nase, die schwungvollen Wimpern, die klassischen Wangenknochen. Natürlich sind diese Top-Modelle hübsch; unter Umständen sind sie es mit Hilfe der kosmetischen Chirurgie. Würden Sie diesen Frauen aber ungeschminkt auf der Straße begegnen, dann würden Sie sie wahrscheinlich kaum erkennen. Sie sollten also nicht verzagen – auch als Mann sollten Sie sich Ihre Traumbilder nicht von diesen Titelbildern holen. Denn das mit großem kosmetischen Aufwand heroisch angestrebte Ziel ist, sich möglichst nicht voneinander zu unterscheiden, sich dem jeweils gängigen Schönheitsideal anzupassen. Da werden nicht nur von Modellen hektoliterweise Wässerchen, tonnenweise Cremes, Puder und Farbstoffe aufgewendet, um der Welt den Anblick zu kleiner Münder, zu blasser Augen, eckiger Konturen zu ersparen. Vom Hals an abwärts sieht es nicht besser aus. Fitneß-, Gesundheits- und Straffungsprogramme bedeuten für die Frau ab 25 Verheißung und Bedrohung zugleich. Männer dürfen Falten haben, also älter werden, Frauen nicht. Sie lassen sich einreden, daß sie ihre Gesichter und Busen liften müssen, Hängebäuche wegoperieren, Fett absaugen lassen. Marylin Monroe gehörte vermutlich zu den vielen Frauen, die sich ihre Nase umgestalten ließen. Glücklicher ist sie dadurch nicht geworden. Es ist kaum zu glauben, zu welchen Körperverletzungen Frauen bereit sind, nur um einem verbreiteten Schönheitsideal zu entsprechen. Selbst Frauen, die glauben, darüber zu stehen, werden hin und wieder schwach.

Die einschlägigen Zeitschriften haben das erkannt und nutzen es aus. Jedes noch so unsinnige Mittelchen wird beschrieben und quasi seine vermeintliche Wirkung wissenschaftlich untermauert. Und wenn man genau hinsieht, findet man in derselben Zeitschrift die Werbeanzeigen für dasselbe Produkt. Wir möchten die Frauen unter unseren Lesern ermutigen, auf das Zwanghafte

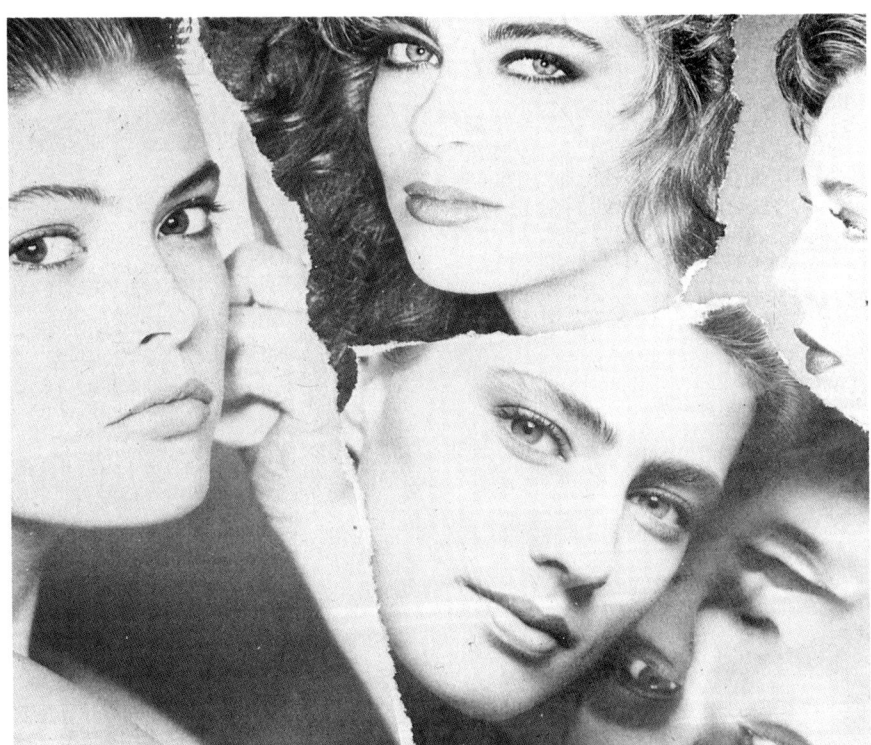

Abb. 6: In der Kosmetikwerbung und in Zeitschriften herrschen immer noch die standardisierten Schönheiten vor.

dieser modischen Schönheitsideale nicht hereinzufallen und die Männer, die Frauen in ihrer jeweiligen Eigenart zu akzeptieren und die schönen Seiten dieser Eigenart zu entdecken.

Zum Charakter eines Gesichtes – auch das einer Frau – können lustige Lachfalten und sogar strenge Denkerfalten gehören. Häufig machen sie den Charme eines Gesichtes erst aus, und sie unterstreichen die Persönlichkeit eines Menschen. Haben Sie Mut zur eigenen Persönlichkeit und nehmen Sie das gerade geltende gesellschaftliche Ideal nicht zur ausschließlichen Richtschnur. Die Tatsache, daß dieses Ideal ständig wechselt, zeigt ja schon, daß es sich nicht um etwas Gottgegebenes handelt.

Die Schönheitsexpertin Helena Rubinstein, die ja schließlich etwas davon verstehen muß, hat geschrieben: „Wirkliche Schönheit beruht auf der gesamten Lebensweise", sie meint damit, daß Ernährung und Hautpflege etwas miteinander zu tun haben, aber auch Erholung und Streß, Arbeit und Muße. „Das harmonische Gleichgewicht von allem ist eines der Geheimnisse des Schönseins."

Mit anderen Worten: Benutzen Sie Kosmetik nicht, um sich einem gerade gängigen Dutzendideal anzunähern, sondern um die Eigenarten Ihrer Persönlichkeit zu unterstreichen.

Make-up für den Alltag

Getönte Tagescreme oder Make-up?

Wenn Sie nur eine gleichmäßige, leichte Tönung der Gesichtshaut haben wollen, ist eine getönte, transparente Tagescreme genau das Richtige. Der Unterschied zwischen einer getönten Tagescreme und einem Make-up besteht darin, daß eine solche Creme keine

Unebenheiten oder Rötungen abdeckt. Sie enthält ja nur wenige Farbstoffe. Dafür schützt und pflegt sie.

Seien Sie mit allzu dunklen Farben vorsichtig. Sie müssen sonst außer dem Gesicht auch den Hals tönen; und das färbt leicht am Kragen ab.

Die Wahl des Farbtones

Am besten probieren Sie die passende Farbe auf der Innenseite des Ellenbo-

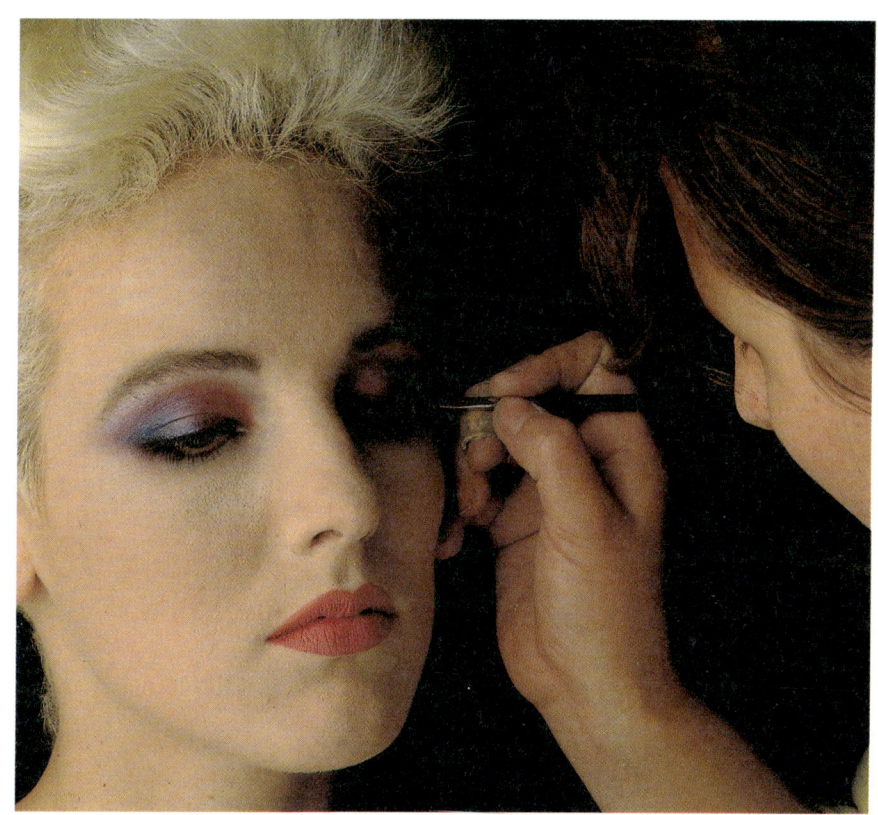

Abb. 7: Unterstreichen Sie durch Make-up Ihre Persönlichkeit.

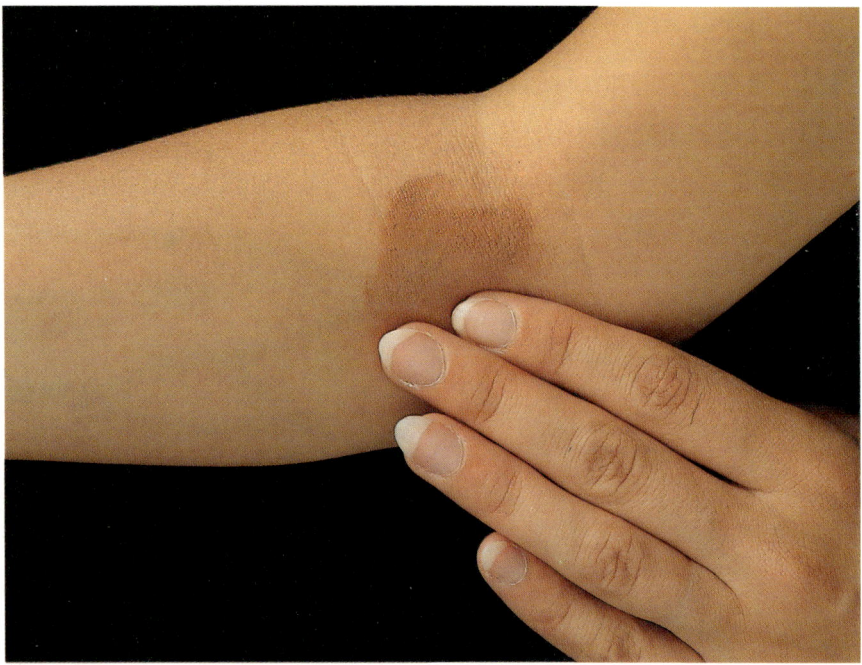

Abb. 8: Auf der Innenseite des Ellenbogens läßt sich am besten prüfen, ob ein Make-up zu Ihrem Hautton paßt.

gens aus. Dort ist die Haut dem Licht weniger ausgesetzt, also blasser. Der Effekt läßt sich dort besser beurteilen.

Make-up sollte immer nur um einen Grad dunkler oder heller sein als der eigene Hautton. Dadurch wird der gesamte Teint ebenmäßiger und klarer, und Sie erhalten eine besser haftende Grundlage für weiteren Puder und Rouge.

Mit Make-up können Sie sich nach Belieben heller oder dunkler schminken. Will man jedoch optische Korrekturen anbringen, so erzielt man die beste Wirkung mit zwei Farbtönen; einem helleren und einem dunkleren. Wir zeigen

das ab *Seite 22* am Beispiel der Korrektur von Gesichtsformen.

Deckendes Make-up ist auf jeden Fall bei Hautäderchen (Couterose) oder tieferliegenden Verfärbungen zu verwenden.

Die Kunst, Make-up aufzutragen

Zunächst wird die Haut – wie gewohnt – gereinigt. Geeignet sind dafür Waschcremes, Reinigungsmilch oder ein Gesichtswasser (viele Rezepte dafür fin-

den Sie im Hobbythekbuch „Cremes und sanfte Seifen").

Wenn Sie nur eine getönte Tagescreme verwenden, müssen Sie auf eine möglichst gleichmäßige und dünne Verteilung auf Gesicht und Hals achten. Da muß man schon etwas sorgfältiger vorgehen als bei normaler Pflegecreme, damit keine Ungleichmäßigkeiten entstehen.

Bei den gekauften Make-ups wird stets empfohlen, vorher eine Pflegecreme als Grundlage zu verwenden. Das ist bei uns nicht nötig; denn unser selbsthergestelltes Creme-Make-up ist zugleich eine Pflegecreme. Die Haut wird also zugleich gepflegt und geschminkt. Allerdings reicht das bei sehr trockener Haut manchmal nicht aus, weshalb Sie bei solcher Haut zunächst eine Pflegecreme verwenden sollten, die Sie vor dem Make-up einziehen lassen. Das gleicht auch den Nachteil trockener Haut aus, daß sich Make-up auf ihr schlechter verteilt.

Wichtig ist, daß Sie beim Schminken bereits vor dem Haaransatz aufhören und den verbleibenden Übergang zum Haar möglichst nahtlos durch Verreiben herstellen. Vorsichtig müssen Sie auch bei den Augenbrauen sein. Die Farbe zwischen den feinen Härchen bekommen Sie nämlich nur schlecht wieder heraus. Je dünner das Creme-Make-up aufgetragen wird, um so natürlicher wirkt es.

Wenn Sie festes, deckendes Make-up mit einem feuchten Schwämmchen auftragen, sollte die Pflegecreme – falls Sie vorher eine verwenden – bereits gut eingezogen sein. Das Make-up soll erst mit dem Schwämmchen aufgetragen werden, wenn sich die Haut nicht mehr fettig anfühlt. Sonst haftet das Make-up schlecht. Hautflecken und Unreinheiten

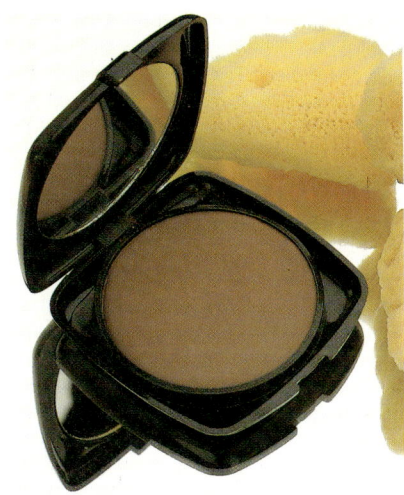

Abb. 9: Festes, deckendes Make-up läßt sich gleichmäßig mit einem feuchten Schwämmchen auftragen.

will, sollte daran denken, daß auch die Farbe der Hände zum Gesicht passen muß.

Hat Ihre Haut einen störenden Glanz, dann können Sie zusätzlich Puder verwenden. Aber auch hier sehr sparsam vorgehen, damit die Haut nicht unnatürlich wirkt.

Puder wird mit einer sauberen Quaste oder einem frischen Wattebausch aufgetragen. Sie können aber auch einen dicken, weichen Pinsel verwenden. Erneuern Sie die Puderquaste, bevor sie speckig wird. Den Pinsel jede Woche im Shampoo oder milder Seifenlauge auswaschen.

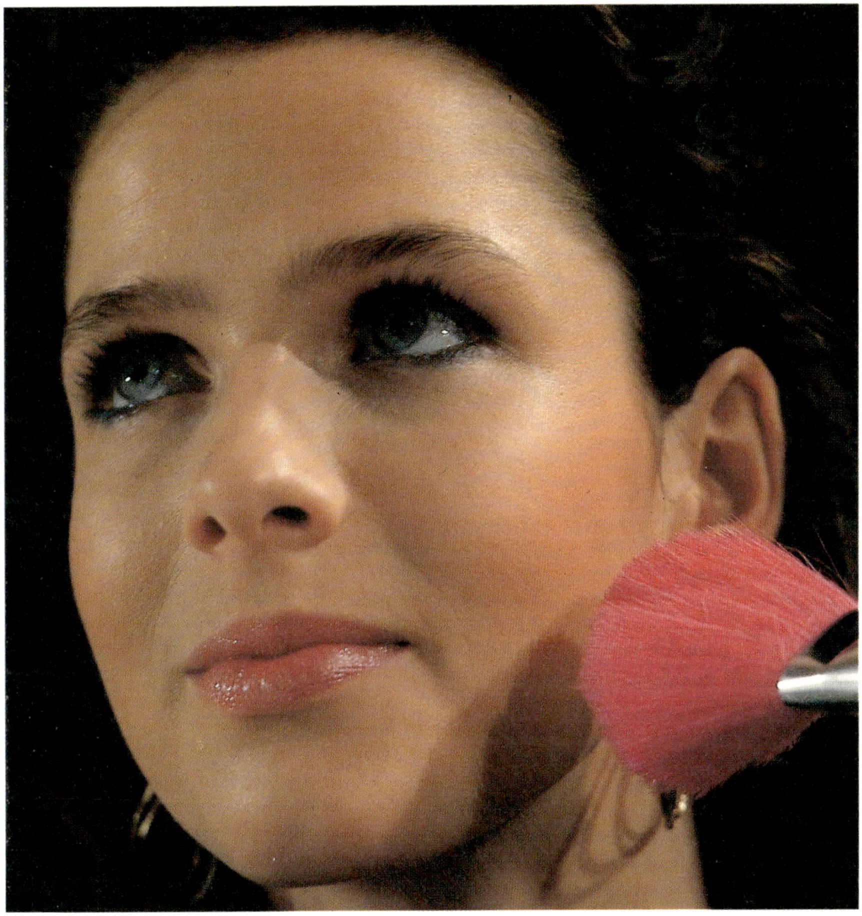

können Sie vorher mit einem helleren Abdeckstift unsichtbar machen.

Es kommt nun darauf an, das Make-up zwar dünn aufzutragen, trotzdem aber eine gleichmäßige, deckende Schicht auf der Haut zu erzeugen. Diesen Effekt erreichen Sie leichter, wenn Sie das Schwämmchen mit klarem Wasser anfeuchten, erst dann etwas Make-up aufreiben und es gleichmäßig dünn auf die Haut tupfen.

Haben Sie zu viel Make-up aufgetragen, dann tupfen Sie es vorsichtig mit einem Papiertuch ab. Bitte nicht reiben, sonst verwischt alles. Und bitte auch den Hals nicht vergessen. Wer ganz perfekt sein

Abb. 10: Tupfen Sie Puder mit einem großen, weichen Pinsel auf Ihre Haut.

Damit beim Auftragen nicht zu viel Puder auf die Haut kommt, klopfen Sie Wattebausch, Quaste oder Pinsel vorher leicht am Handrücken aus.

Den Pinsel führt man mit leichten, raschen Strichen über das Gesicht. Mit Watte oder Quaste soll man nicht wischen, sondern leicht klopfen. Wenn Sie nämlich den Puderfilm verwischen, verschmieren Sie auch das Make-up.

Puder gehört nicht überall hin. Trockene Haut oder stärkere Fältchen um die Augen sollten nicht gepudert werden. Bei normaler und fettiger Haut pudert man zunächst ganz locker die Mittelpartien des Gesichts; also Nase, Stirn und Kinn. Die Ränder werden verwischt. Die Wangen und die Partien um die Augen bekommen nur einen Hauch.

Auch beim Puder sollte der Ton auf die natürliche Hautfarbe abgestimmt sein. Für blasse oder schlecht durchblutete Haut sind Schattierungen mit einem Unterton von Rosa oder Pfirsichfarbe am günstigsten. Auf einen blühenden Teint hingegen legt man besser einen blassen Puder. Altersbedingte Blässe kann manchmal durch kräftigere Nuancen be-

lebt werden; allerdings müssen Sie sich vorsehen, daß durch dunklen Puder keine Flecken entstehen.

Ganz erstaunliche Effekte kann man erzielen, wenn man zum Beispiel einen helleren Ton über einen dunkleren stäubt. Ein heller Puder auf einem Make-up ergibt einen elfenbeinfarbenen Ton von samtener Tiefe.

Da müssen Sie selbst einmal herausfinden, welche Zusammenstellung am besten zu Ihrer Persönlichkeit paßt.

Ein paar Tips für die verschiedenen Gesichtsformen

Das rechteckige Gesicht

Wer ein solches Gesicht hat, hat meistens auch einen relativ großen Mund. Die Nase und die Stirn sind hingegen weniger auffällig.

Natürlich kann man diese Gesichtsform schon mit Hilfe der Frisur im oberen Teil etwas verbreitern. Die unteren Partien

lassen sich durch Schattieren so verändern, daß sich eine leicht dreieckige Form – mit der Spitze nach unten – ergibt. Dazu wird Rouge auf der Mitte der Jochbeingegend (Wangenknochen) aufgetragen und in Richtung der Ohren verstrichen. Die Augen können in den äußeren Winkeln einen leichten Aufwärtsstrich erhalten. Ziehen Sie die Augenbrauen verhältnismäßig dünn aus, wobei der Hauptteil der Wölbung im ersten Drittel – von der Nasenwurzel aus gesehen – liegen sollte.

Beim Nachzeichnen des Mundes betonen Sie die Unterlippe. Das Kinn erhält zwei leichte Tupfer Rouge, damit es abgerundeter erscheint.

Das quadratische Gesicht

Es ist breiter als das rechteckige Gesicht. Hier kommt es also darauf an, das Gesicht länger erscheinen zu lassen und es etwas abzurunden. Wichtig ist davor allem die Korrektur der Augenbrauen. Sie müssen im Ansatz breit gehalten werden, sich zur Schläfe hin auf-

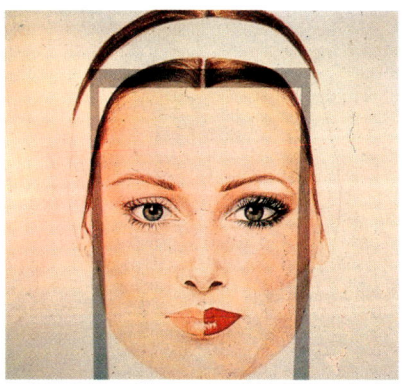 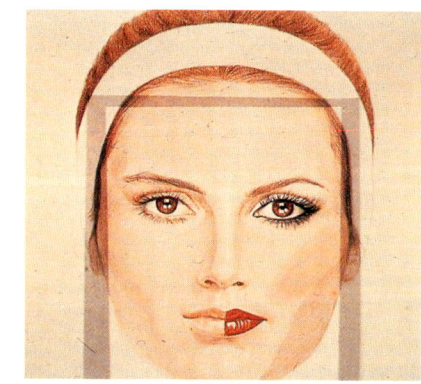

Abb. 11: So können Sie mit Hilfe eines geschickten Make-ups Ihre Gesichtsform günstiger machen (von *links* nach *rechts*: Rechteckiges, quadratisches, rundes, dreieckiges, ovales Gesicht).

wärts strebend verdünnen. Unterhalb der Augenmitte wird Rouge auf die Jochbögen aufgetragen und in spitzer Form leicht zur Schläfe hin verteilt. Das bei diesem Gesicht meist breite Kinn erhält zwei schräg gestellte Rougetupfer, und die kantige Kieferpartie kann durch eine dunklere Nuance des Puders vom Kinn zum Ohr gemildert werden.

Das runde Gesicht

Hier muß man versuchen, das Gesicht oval erscheinen zu lassen. Dazu halten Sie die Augenbrauen am Ansatz breit und führen sie im leichten Bogen aufwärts. Die Augen können Sie durch einen geraden Strich vom äußeren Augenwinkel zur Seite vergrößern.
Das Rouge wird von der Mitte der Jochbeingegend ziemlich hoch zum äußeren Augenwinkel geführt.
Zeichnen Sie die Lippen voll aus, damit der Mund etwas größer erscheint. Das Kinn kann leichte Querstriche mit Rouge vertragen, wodurch es breiter wirkt.

Das dreieckige Gesicht

Es wirkt in der unteren Partie leicht etwas spitz. Man muß also dem oberen Teil des Gesichts etwas von seiner Breite nehmen. Dazu werden die Augenbrauen verhältnismäßig dünn nachgestrichen, und sie erhalten zur Nasenwurzel hin einen leichten Knick. Den Lidstrich nach außen hin aufwärts verlaufen lassen.
Der Mund soll klar ausgezeichnet werden und eine mittlere Größe haben. Um das Kinn breiter erscheinen zu lassen, erhält es einen leichten Querstrich mit Puder. Rouge geben Sie etwas unterhalb der Jochbeine auf die Wange und verstreichen es in Richtung auf die Ohren.

Das ovale Gesicht

Diese Gesichtsform bereitet die geringsten Schwierigkeiten. Hier kommt es eigentlich nur darauf an, die vorhandenen Konturen hervorzuheben.

Bei allen Gesichtsformen gilt als Grundregel: Dunkle Make-up-Farben lassen die Gesichtskonturen stärker *zurück*treten. Für alle Partien, die stärker *hervor*treten sollen, müssen Sie also hellere Farben verwenden.

Das Augen-Make-up: Der schönste Augen-Blick

Die Augen des Menschen verraten alles: wie es ihm geht, wie er sich fühlt, ob er traurig, mutig, lustig ist, ob er zärtlich sein möchte oder gleich zornig wird – an den Augen kann man die Persönlichkeit und das Wesen eines Menschen am stärksten ablesen. Auch jemand, der sich sonst gut verstellen kann, verrät sich schließlich doch mit den Augen. Nicht umsonst nennt man die Augen ja auch den „Spiegel der Seele".
Kein Wunder, daß die Augen seit jeher durch Ummalung oder durch Make-up geschmückt oder irgendwie hervorgehoben wurden. Allerdings vermag Kos-

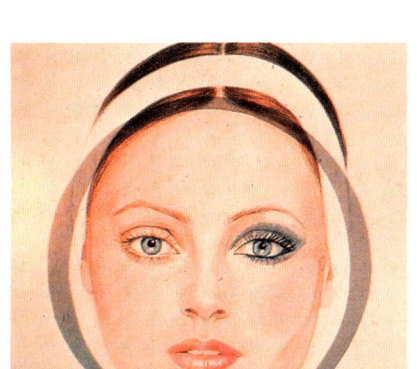

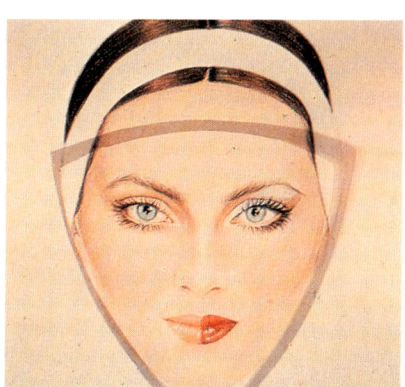

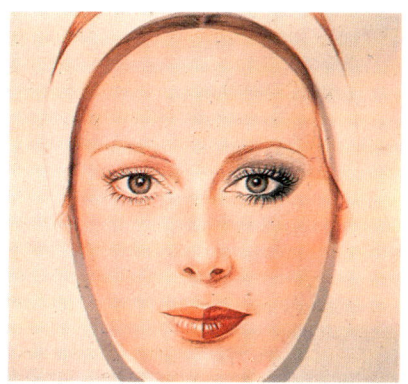

metik nicht alles. Ein gelangweilter Blick ist auch durch das raffinierteste Augen-Make-up nicht in einen interessanten Blick zu verwandeln.

Wir wollen Sie hier mit ein paar Grundregeln für das Augen-Make-up vertraut machen – Beispiele, an denen Sie sich orientieren können, finden Sie über das ganze Buch verstreut. Probieren Sie die verschiedenen Möglichkeiten des Augen-Make-ups ruhig einmal aus, und lassen Sie sich Zeit herauszufinden, was Ihnen am besten steht. Morgens oder auch abends vor einem Fest muß ja jeder Handgriff sitzen. Wir sind überzeugt davon, daß Schminken nicht stundenlang dauern muß; 3 bis 5 Minuten reichen in der Regel völlig aus.

Lidschatten

Beim Lidschatten muß man grundsätzlich einmal sagen: weniger ist häufig mehr. Kleine Farbakzente haben oft die größere Wirkung. Wer Lidschatten gekonnt aufträgt, kann damit den Ausdruck des ganzen Gesichts entscheidend beeinflussen.

Als Grundregel gilt: Helle Lidschatten lassen das Auge größer wirken und stärker hervortreten. Dunkle Lidschatten verkleinern das Auge.

Pudern Sie zunächst Ihre Lider mit normalem Gesichtspuder leicht an; dann haftet anschließend der Lidschattenpuder wesentlich besser.

Wenn Sie große, dunkle ausdrucksvolle Augen haben, genügt es, sie am Tag nur leicht zu betonen. Ein Kajalstift für die Lider in der Farbe Ihrer Wahl und schwarze Wimperntusche sind alles. Sollen die Augen mehr Glanz bekom-

men, wird ein schimmernder Aufheller in die inneren Augenwinkel getupft.

Mit Lidschatten kann man die natürliche Augenfarbe hervorheben, indem man Komplementärfarben verwendet. Blauäugige nehmen also Gelb- oder Orangetöne, Braunäugige tragen Türkis, Blau- oder Grüntöne auf. Grünäugige nehmen Farben, die ins Rötliche tendieren.

Wenn man sich einmal nicht besonders gut fühlt oder vielleicht sogar geschwollene Lider hat, dann sollte man die Lider schattieren. Tragen Sie ein rötliches Braun von der Lidfalte bis hoch zu den Brauenknochen auf. Das verleiht Tiefe

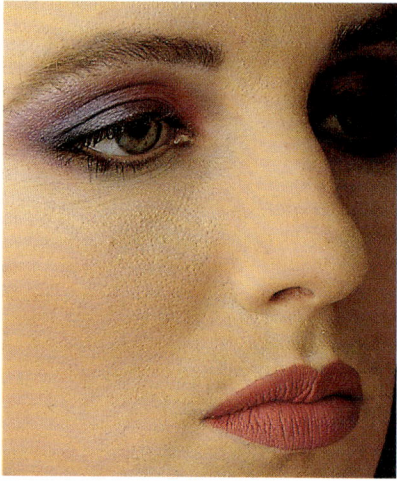

Abb. 12: Ein Lidschatten kann die Augen noch ausdrucksvoller machen.

und schwächt geschwollene Lider ab. Ziehen Sie dicht am Ansatz der oberen Wimpern einen feinen Lidstrich. Unter die unteren Wimpern kommt eine Beto-

nung mit dem Kajalstift in Braun oder Grau.

Bei den Wimpern genügt durchaus, sie nur einmal zu tuschen. Wenn Sie das praktische Mascarabürstchen verwenden, kleben die Wimpern auch nicht zusammen. Tuschen Sie besonders sorgfältig die am äußeren Augenwinkel sitzenden Wimpern und die Wimpernspitzen. Sie wirken dann länger. Sollten sich die sogenannten „Fliegenbeinchen" doch einmal gebildet haben, dann nehmen Sie einen Wimpernkamm oder Bürstchen und trennen die einzelnen Wimpern wieder, solange sie noch feucht sind.

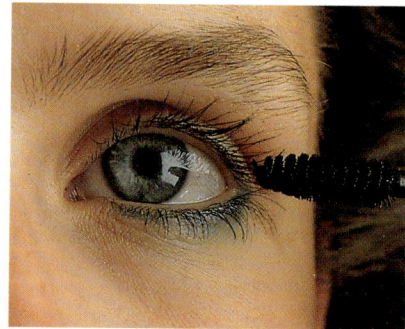

Abb. 13: Wimperntusche wird mit einem kleinen Bürstchen aufgetragen.

Die Augenbrauen

Wie wichtig die Augenbrauen für die Form des Gesichtes sind, haben wir weiter oben schon gesagt. Die Brauen sind bei den Menschen unendlich verschieden.

Grundsätzlich gilt, daß an der natürlichen Braue möglichst wenig geändert werden sollte. Möchten Sie den Bogen zum Beispiel etwas höher ziehen, weil Sie den Abstand zum Auge zu gering finden, dann zupfen Sie die Haare am unteren Rand weg. Gehen Sie hier aber nicht radikal vor. Es ist einfach eine biologische Tatsache, daß sich mit fortschreitendem Alter der Abstand zwischen Auge und Braue durch eine kaum bemerkbare Senkung leicht verringert.

Wenn Sie die Form der Augenbrauen leicht verändern oder nachzeichnen wollen, dann nehmen Sie dafür Lidschattenpuder mit einem schrägen Bürstchen oder einen ganz spitzen Stift, mit dem Sie die Brauen leicht nachschlängeln. Anschließend können Sie die natürlichen Härchen mit etwas Mascara in Form bürsten. Wer mutig ist, gibt mit dem Bürstchen Lidschatten auf die Brauen; sei es in grün, blau oder gold.

Reinigen Sie die Augenpartie besonders sorgfältig

Die Haut um die Augen ist besonders empfindlich und sollte deshalb zumindest nachts nicht von Kosmetika belastet sein. Entfernen Sie mit etwas Reinigungsmilch auf einem Wattebausch alle Kosmetika, indem Sie ohne Druck und Reiben sanft über die Augenpartie streichen. Man geht dabei immer von oben nach unten vor. Beginnen Sie also bei den Brauen.

Anschließend können Sie ein Gesichtswasser oder eine Nachtcreme auftragen.

Retuschen mit Rouge

Wenn man ein blasses Gesicht hat oder sich müde fühlt, ist Rouge ein altbewährtes Mittel, das Gesicht zu beleben. Allerdings muß man mit Rouge besonders einfühlsam vorgehen. Wird es falsch ausgewählt oder aufgetragen, kann es die Züge verhärten, den Ausdruck erstarren lassen und das Alter sogar betonen.

Rouge ist nicht dazu da, als Teintgrundierung zu dienen.

Im Sommer, wenn die Haut eine frische, natürliche Tönung hat, wird man mit Rouge zurückhaltender umgehen als im Winter. Eine Rolle spielt aber auch das Licht. Bei grellem Neonlicht setzt man Rouge sanfter und eher in pastelligen Farben ein, bei gedämpftem Kerzenlicht hingegen kann man ruhig kräftigere Farben nehmen und großzügiger auftragen.

Mit *Puder-Rouge* hat man die meisten Möglichkeiten. Wer regelmäßig eine Grundierung aus Make-up trägt, hat mit Puder-Rouge gar keine Schwierigkeiten, wenn es mit einem extragroßen, weichem Rouge-Pinsel aufgetragen wird. Bei dem Pinsel sollten Sie auf gute Qualität achten; denn hier kommt es auf ganz weiche Haare an. Wichtig ist auch, daß Sie stets nur einen Hauch von Puder auf die Haarspitzen des Pinsels geben. Tupfen Sie ihn vorsichtig in das Pudergefäß, klopfen Sie ihn dann wieder leicht ab.

Wenn Sie den Rouge-Puder auf das bereits geschminkte und gepuderte Gesicht geben, haftet er sehr stark. Was zuviel aufgetragen ist, läßt sich nur sehr schwer wieder entfernen. Also lieber mit einem zarten Schimmer beginnen und allenfalls ein wenig nachpudern.

Der Mund

Neben den Augen ist der Mund für den Ausdruck eines Gesichts am wichtigsten.

Grundsätzlich gilt, daß helle Farben den Mund vergrößern, dunkle ihn verkleinern. Diejenige Lippe, die betont werden soll, wird um eine Schattierung heller geschminkt. Auf diese Weise läßt sich das Gleichgewicht zwischen einer vorstehenden Unterlippe und einer schmalen Oberlippe wieder herstellen oder auch eine zu schwache Unterlippe hervorheben.

Falls Sie Korrekturen vornehmen möchten, hier ein paar Empfehlungen:

- Eine schmale Oberlippe wirkt voller und schöner, wenn ihre Konturen mit einem weißen Konturenstift ganz zart umrandet werden. Erst dann beide Lippen nicht zu dunkel ausmalen.

- Ein großer Mund wirkt kleiner, wenn man die Mundwinkel einfach ein Stück verschwinden läßt. Zu diesem Zweck wird der natürliche Lippenrand mit Abdeckstift oder einem deckenden Make-up übermalt. Den übrigen Lippenumriß zeichnen Sie innerhalb des natürlichen Lippenrandes. Statt sehr heller und leuchtender Töne können Sie gedämpfte Lippenstiftfarben auftragen.

- Ein kleiner Mund wird größer, wenn man den oberen Bogen bis zu den äußersten Mundwinkeln rundet. Um die Harmonie herzustellen, dehnt man den gemalten Umriß der Unterlippe etwas über den natürlichen Rand aus. Am vorteilhaftesten sind klare, leuchtende Farben.

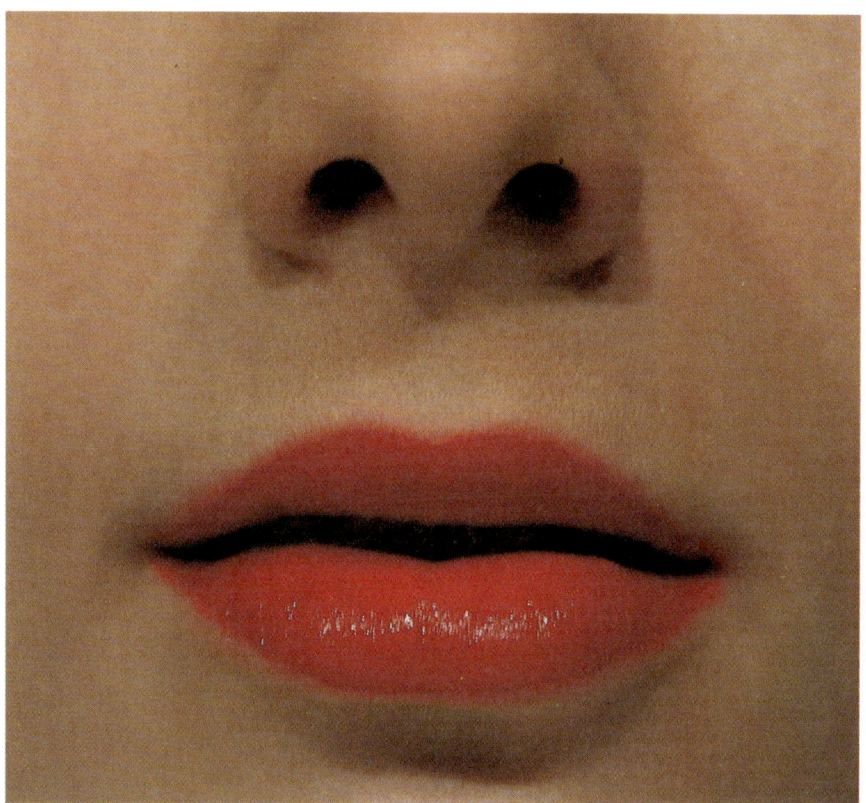

Abb. 14: Neben den Augen ist es der Mund, der den Ausdruck des Gesichtes bestimmt.

Kosmetik der Zukunft?

Seit jeher versucht uns die Werbung der kosmetischen Industrie einzuhämmern, daß sich ihre Produkte in einem Zustand der permanenten und revolutionierenden Entwicklung befänden. Fast täglich kommen neue Wundermittel auf den Markt, darunter vor allem solche, die dem Alter und der damit nun einmal zusammenhängenden natürlichen Faltenbildung der Haut ein Schnippchen schlagen sollen. Hier nur ein paar Beispiele:

Vor Jahrzehnten waren es sündhaft teure *Placenta-Präparate,* die in der Regel aus Kälberembryonen gewonnen wurden. Darauf folgte die *Kollagen-* und *Elastin-*Ära. Auch hier konnten horrende Verkaufspreise durchgesetzt werden, obwohl – wie wir heute wissen – das Rohmaterial in Form von Extrakten aus tierischem Bindegewebe spottbillig zu beziehen war. Und die Wirksamkeit war, bis auf feuchtigkeitshaltende Eigenschaften dieser Mittel, gleich null. Trotzdem schworen fortschrittsbewußte Verbraucher auf diese Kosmetika, weil man ihnen weisgemacht hatte, daß sich das fremde Kollagen und Elastin in die gleichen Bestandteile der eigenen Haut einbauen lassen und sich die Haut dadurch regenerieren würde.

Hinweise seriöser Wissenschaftler, daß dies gar nicht möglich sei, weil die fadenähnlichen, langen Kollagen- und Elastinmoleküle viel zu groß sind und – zu unserem Glück – die Oberschicht

● Ein hängender Mund bekommt fröhlichere Züge, wenn man die Umrißlinie an den oberen Mundwinkeln eine winzige Spur aufwärts führt.

Um die Konturen genauer hervorzuheben, können Sie für den Lippenrand einen Lippenpinsel oder einen Konturenstift verwenden. Wer es ganz natürlich mag, gibt nur einen Hauch Lip gloss im zarten Pastell auf den schönen Mund.

Wechseln Sie ruhig häufig Ihre Lippenstiftfarbe und achten Sie dabei auf Ihre Garderobe, die Haarfarbe und natürlich auch auf das Make-up.

der Haut gar nicht durchdringen können, sickerten erst langsam ins Bewußtsein der Käufer durch. Die Glaubensbereitschaft des Menschen ist wohl auf kaum einem Gebiet so groß wie auf dem der Kosmetik. Und so binden die Firmen ihre Kunden vor allem durch Unwissen an sich.

Entsprechend werden dann auch die vielen Kosmetikberater dieser Firmen geschult, meist in Abendkursen, verbunden mit luxuriösen Abendessen. Was aber wirklich in den Präparaten enthalten ist, erfahren auch diese Berater nicht. Hauptsache, sie behalten die hochstilisierten Werbebotschaften, die der sogenannten Systempflege mit zig unterschiedlichen Präparaten diverser Linien dienen. Solche Systeme sind umfassend aufgebaut. Das beginnt zum Beispiel bei einer Reinigungsmilch mit dazugehöriger Reinigungslotion, Tages- und Nachtcremes, der Antifaltencremes, Augencremes, Masken diverser Art, Peelingcremes, Körpermilch, Zellulitiscremes, Make-up-Basis, getönte Cremes, und es endet bei Abdeckstiften, Lippenstiften und so weiter. Großen Wert legen die Firmen darauf, alles aus einer Hand zu liefern. Und sie begründen dies damit, daß dann alle Präparate harmonisch aufeinander abgestimmt seien.

Aber auch kleine Firmen sehen in der Flucht nach vorn ihre Chance. So wurde zum Beispiel vor zwei Jahren eine *Mineralcreme* kreiert, die mit Mineralien wie Zink, Mangan, Kalium, Kupfer, Calcium, Cobalt und – als non plus ultra – Vitamin E wahre Wunder vollbringen würde. Da sollte nicht nur dem Altern der Haut Einhalt geboten werden – die Haut könne, bei „natürlich" regelmäßiger Anwendung sogar sichtbar jünger werden.

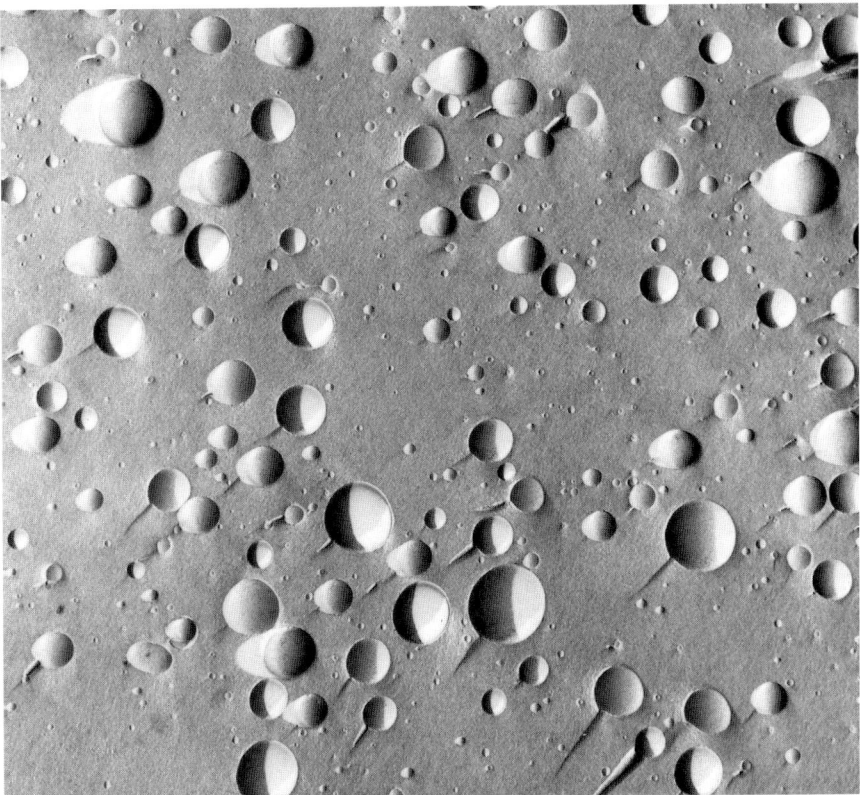

Abb. 15: Liposome in 40 000facher Vergrößerung.

Großen Konzernen, wie zum Beispiel Ives Rocher blieb es wiederum vorbehalten, andere Luftschlösser zu bauen. *DNS Vegetale* hieß dort plötzlich ein neues Zauberwort. Zur Durchsetzung entsprechender Produkte wurde sogar ein Nobelpreisträger vor den Karren gespannt.

Die DNS (Abkürzung für Desoxiribonukleinsäure) ist tatsächlich die geheimnisvollste Substanz auf unserem Globus. Sie ist Träger des Erbgutes von allem, was da kreucht und fleucht. Aber wenn pflanzliche DNS tatsächlich in die Hautzellen eindringen würde, dann müßten zum Beispiel bald anstelle von Haaren Gräser und Bäume aus der Haut wachsen. Auf welche Weise sie die Haut verjüngen soll, ist möglicherweise den Werbeleuten dieser Industrie nicht einmal selbst klar.

Nun, die Hautzellen haben bis jetzt alle Angriffe von außen mit angeblichen Wundermitteln erfolgreich abwenden können. Dies gelingt ihnen vor allem dadurch, weil die Außenhaut der Zellen unserer Haut eine Membran ist, die gegen Fremdkörper weitgehend verschlossen bleibt.

Allerdings scheint tatsächlich ein Mittel gefunden worden zu sein, dem das Eindringen in die Zelle gelingt. Es handelt sich um sogenannte *Liposome*. Das sind künstlich hergestellte Fett-Protein-Hohlkügelchen.

Auf diese Liposome baut zum Beispiel das Produkt *Capture* von Dior auf. Diese Firma hat auf die Entdeckung der Liposome besonders schnell reagiert und sie hat dadurch auf dem Markt sozusagen den Rahm abschöpfen können.

Im Hinblick auf die Liposome sind allerdings immer noch viele Fragen offen. Die Wirkung scheint nicht so zu sein wie versprochen. Aber da ist man als gebeutelter Verbraucher ja einiges gewöhnt. Verantwortungsbewußte Biologen und Mediziner warnen deshalb vor einer verfrühten Anwendung in großer Breite; denn wenn diese Minifettkügelchen sich Zugang in die Zelle verschaffen können, stellt sich sofort die Frage, welche Stoffe ihnen auf dem Weg dorthin mitgegeben werden sollen und dürfen. Ob der Thymusextrakt, den Dior beigibt, langfristig nicht vielleicht doch bedenklich ist, kann man erst nach einer Versuchsreihe von 10 Jahren und mehr wissen. Schließlich sollen, laut Dior, auch wieder Kollagen- und Elastinpeptide mit in die Hautzellen eingeschleust werden. Das sind zerstückelte Moleküle aus Aminosäuren; und ob diese sich in der Haut wieder zu Elastin- und Kollagenfä-

den zusammensetzen, ist zu bezweifeln.

Trotz all dieser noch unbeantworteten Fragen ist auch die Konkurrenz hellhörig geworden, bei der man sich fragt, ob sich hier ein neuer gangbarer Weg zukünftiger Kosmetik eröffnet.

Um es vorwegzunehmen: Wenn mit Hilfe der Liposome tatsächlich Wirkstoffe in die Zelle eingeschleust werden können, dann gehören diese Mittel ganz eindeutig in die Hand des Arztes und zunächst unter Rezeptpflicht, damit längere Versuchsreihen zur Prüfung von Nebenwirkungen möglich werden.

Da das Thema aber in den nächsten Jahren sicher häufig durch die Presse und mit Sicherheit durch viele Werbeanzeigen geistern wird, glauben wir, daß Sie an dem Thema trotz seiner Problematik stark interessiert sind. Deshalb hier einige Erklärungen zu dem Begriff *Liposom*.

Liposome – Mikrokügelchen mit interessanten Eigenschaften

Um keine Zweifel aufkommen zu lassen: Nicht die Firma Dior hat diese Kügelchen entdeckt bzw. als erste synthetisch hergestellt, auch wenn sie in ihrer Werbung immer wieder auf bestimmte Patentanmeldungen hinweist. Bereits 1961 entdeckte ein englischer Forscher und Professor am tierphysiologischen Institut von Cambridge, daß bestimmte Moleküle – sogenannte Phospholipide

– sich im Wasser zu Mikrokügelchen zusammenfinden können. Im allerdings viel größeren Maßstab sind diese vergleichbar mit Seifenblasen in der Luft. Phospholipide spielen in der belebten Welt eine wichtige Rolle. Sie sind Grundbausteine der Zellmembranen, das heißt, sie bilden die Außenhaut der Zelle (vgl. *Abb. 16*). Eine solche Zellmembran darf aber keine feste, geschlossene Haut bilden; sie muß vielmehr für bestimmte Stoffe durchlässig sein, denn Nährstoffe und zum Beispiel auch Hormone müssen bei Bedarf durch diese Membran zum Zellkern gelangen können. Fremde schädliche Stoffe müssen hingegen ferngehalten werden.

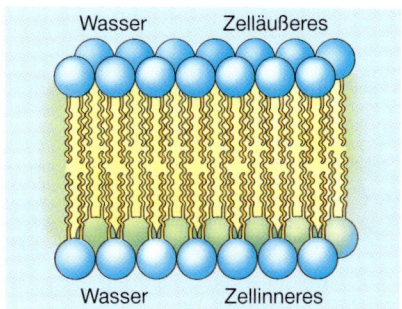

Abb. 16: Ein Stück Zellmembran, bei dem die wasserliebenden Köpfe nach außen und die fettliebenden Fortsätze nach innen weisen.

Die Natur löst diese schwierige Aufgabe auf ganz raffinierte Weise. Phospholipide, von denen es eine ganze Reihe von Varianten gibt, besitzen im übertragenen Sinne einerseits einen wasserliebenden und gleichzeitig fettabstoßenden Kopf und andererseits zwei fett-

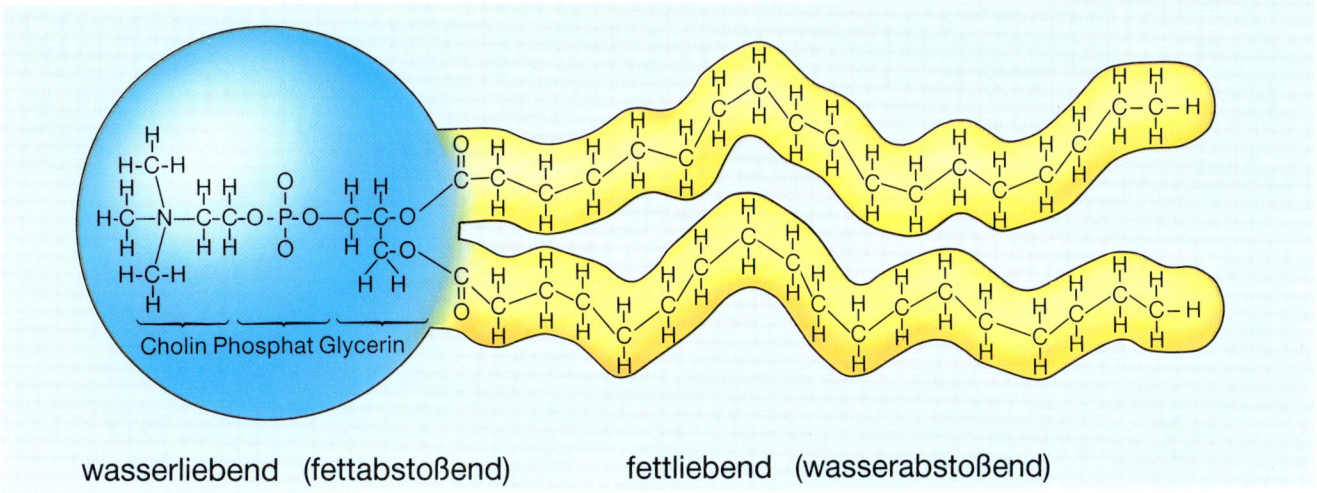

wasserliebend (fettabstoßend)   fettliebend (wasserabstoßend)

Cholin Phosphat Glycerin

Abb. 17: Der Aufbau eines Phospholipids.

Abb. 18: Phospholipid-Kugeln; *a)* einfach,
b) mit Doppelschicht, so daß sich innen ein
Hohlraum bildet.

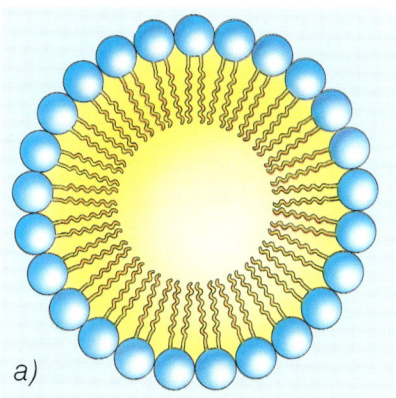

a)

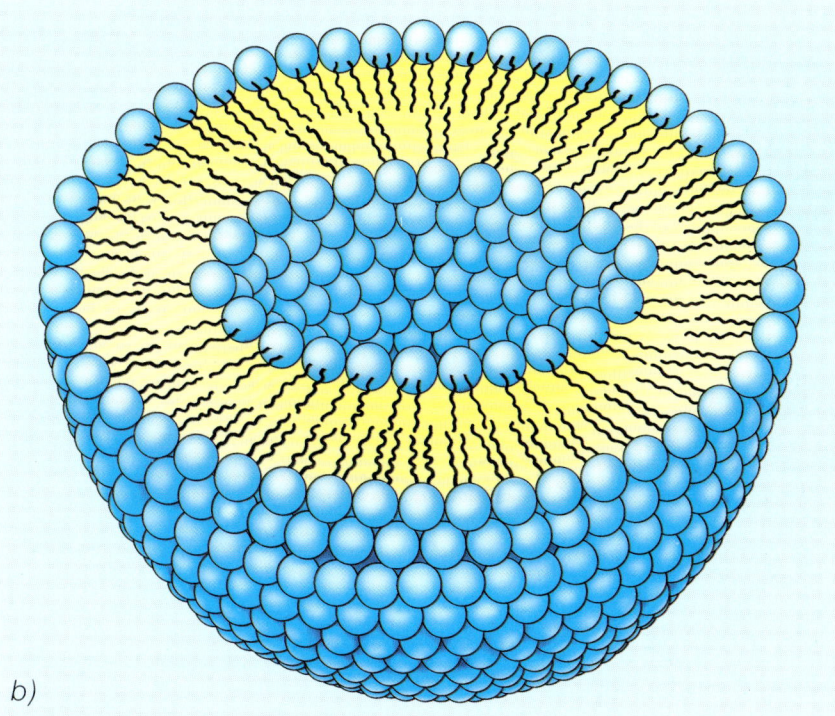

b)

liebende, das heißt wasserabstoßende
Fortsätze (vgl. *Abb. 17*). Wer unser *Hob-*
bythek-Buch „Cremes und sanfte Sei-
fen" kennt, wird hier sofort die Parallele
zu Tensid-(Seifen-) und Emulgatormo-
lekülen feststellen. Auch dort gibt es
wasser- und ölliebende Teile, und deshalb ist der Vergleich mit Seifenblasen
durchaus angebracht. (Wer noch einmal
nachlesen will, sei auf die Seiten 106
und 107 und dort die Abbildungen 14
und 15 im Hobbythek-Buch „Cremes
und sanfte Seifen" verwiesen.)
Die Phospholipide ordnen sich im Wasser, aus dem der Körper von Lebewesen ja hauptsächlich besteht, in einer interessanten Weise aneinander. Es ist
ein Gesetz der Physik, daß die Moleküle
den für sie günstigsten Energiezustand
annehmen. Die wasserliebenden Köpfe
weisen diesem Gesetz zufolge nach außen ins Wasser, die fettliebenden Fortsätze nach innen. Sollte sich innen jedoch auch Wasser befinden – ähnlich
wie bei einer Seifenblase sowohl innen
wie außen Luft vorhanden ist –, dann
entsteht eine zweite Reihe von Molekülen. Auch hier wieder weisen die Köpfe
spiegelbildlich zur ersten Reihe in das
Wasser und die Fortsätze nach innen
(vgl. *Abb. 16*).
In diesem Mosaik von Phospholipiden
stecken zusätzlich noch Eiweißkörper,
die in einer Art Kanal den Nährstofftransport in die Zelle übernehmen (vgl.
Abb. 19). In der Membran von bestimmten Zellen, zu denen auch die Hautzellen gehören, befinden sich außerdem
noch *Cholesterin* und sogenannte *Re-*
zeptormoleküle, die für die Steuerung
der Zelle durch Botenstoffe (Hormone)
wichtig sind. Leider koppeln sich an
diese Rezeptoren auch Krankheitserre-
ger wie zum Beispiel Viren an, die sich

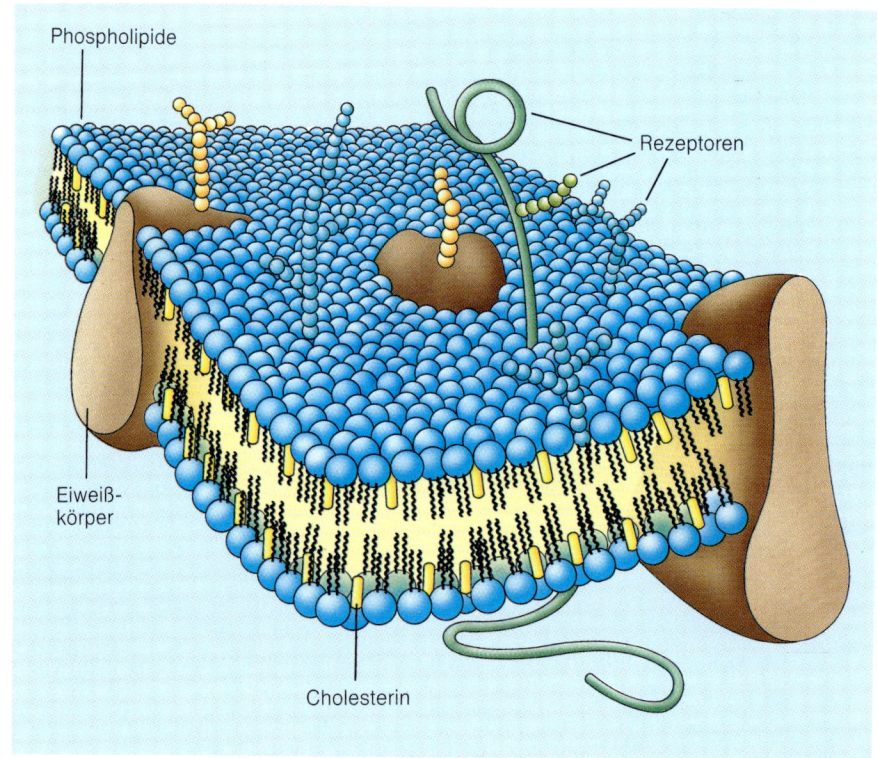

Abb. 19: Eiweißkörper übernehmen in der Zellmembran den Nährstofftransport.

durch diesen raffinierten Trick Zugang
zum Zellinneren verschaffen können.
Die Zelle erkrankt dann. Normalerweise
ist aber die Zellwand für schädliche Eindringlinge verschlossen.
Nun hat man aber bewiesen, daß die
Zellen auch noch auf andere Weise
überlistet werden können, und zwar mit
ihrem eigenen Membranbaumaterial:
mit den Phospholipiden.
Wenn man diese Lipide als Einzelmoleküle in eine wäßrige Flüssigkeit bringt
und sie zum Beispiel durch schnelle

Schwingungen – wie etwa Ultraschall –
in Bewegung versetzt oder indem man
sie durch einen schmalen Spalt preßt,
dann ordnen sich die Phospholipide zu
Mikrokügelchen, zu Liposomen also
(vgl. *Abb. 15*). Nach außen weisen wieder die wasserliebenden Köpfe, nach innen in einer Doppelschicht wie bei der
Zelle die fettliebenden Fortsätze (vgl.
Abb. 16 und *18*).
Oft entstehen auch andere Gebilde, wie
zum Beispiel solche ohne Hohlraum
oder mehrere Kugeln, die wie russische

Puppen ineinander stecken. Die Kunst besteht nun darin, möglichst mikroskopisch kleine Hohlkügelchen herzustellen, die in dieser Form an die Zellmembran ankoppeln und in die Zelle oder zumindest die Zellwand aufgenommen werden können. Das funktioniert etwa ebenso, wie wenn eine große Seifenblase mit einer kleineren zu einer Einheit zusammenfindet oder – wie der Fachmann sagt – fusioniert.

Die Mediziner haben bald die Chance erkannt, die in dieser Methode der Durchdringung steckt. Sie haben sich folgendes überlegt: wenn man bestimmte Medikamente in das Innere dieser Hohlkügelchen packt, dann könnten sie samt ihrer medizinischen Fracht ganz gezielt zum Beispiel durch eine Injektion an erkrankte Zellen herangebracht werden. Man müßte dann nicht mehr den ganzen Körper mit Medikamenten überschwemmen, die vielleicht an anderer Stelle unerwünschte Nebenwirkungen entfalten. Einige Versuche in dieser Richtung sind bereits geglückt; allerdings ist der große Durchbruch leider noch nicht erzielt worden. Dies unter anderem auch deshalb, weil die Forschungen in diesem Bereich sehr zeitaufwendig sind. Neue Medikamente benötigen nun einmal drei bis fünf Jahre für ihren Weg aus dem Labor bis zur Apotheke.

Die Kosmetikindustrie scheint aber so lange nicht warten zu wollen.

Die Membranen der abermillionen Hautzellen werden – so stellt man sich das in der Industrie vor – durch ein von außen auf die Haut aufgetragenes Liposom-Gel direkt erreichbar. Auf diese Weise könne man Nährstoffe und sonstige Wirksubstanzen in die Zellen schleusen. Aber da dies noch nicht einmal auf

medizinischem Sektor eindeutig bewiesen ist, sei die Frage erlaubt: Verstößt diese Voreiligkeit der Industrie nicht gegen die Kosmetikverordnung? Bei Produkten, die solche Wirkungen erzielen können, handelt es sich eigentlich schon um eine Arznei, die – wie gesagt – in der Anwendung dem Arzt vorbehalten bleiben sollte. Wenn sie auf Rezept verschrieben werden müßte, dann hätte das auch den Vorteil, daß man einen statistischen Überblick über Nebenwirkungen erhält, vor allem was die Langzeitfolgen betrifft. Es muß ja nicht immer gleich eine Krebsgefahr ins Spiel kommen; gefährlich wäre auch schon der Effekt, daß sich die Haut zu sehr an dieses Gel mit seinen Wirkstoffen gewöhnt, daß sie sozusagen süchtig wird. Für die Kosmetikindustrie wäre das natürlich eine feine Sache; denn das würde eine Kundenbindung bedeuten, wie sie im Bilderbuch steht.

Wie verhält sich aber die Haut, wenn das Präparat abgesetzt wird oder werden muß (wenn jemandem zum Beispiel das Geld ausgeht)? Fallen dann die Zellen in sich zusammen? Alles dies erfordert jahrelange, vielleicht sogar über Jahrzehnte sich hinziehende Beobachtung. Aber wir haben außer den Unterlagen von Dior noch eine weitere Forschungsarbeit einer anderen Firma über Liposome vorliegen. Sie geht zwar in den Behauptungen nicht so weit wie Dior; aber auch in dieser Arbeit wird den Liposomkügelchen eine nachweisliche Aktivierung der Membranen der Hautzellen zugeschrieben. Interessanterweise aber auch ohne Befrachtung der Kügelchen mit Wirkstoffen, was unsere eingangs geäußerte Befürchtung erheblich vermindern würde. Man will in dieser Untersuchung eine Erhöhung der Ela-

stizität der Zellmembranen in der oberen Lederhaut und eine generelle Steigung des Feuchtigkeitsgehaltes in der Haut festgestellt haben. Man glaubt auch den Grund dafür zu kennen; die Begründung gleicht der von Dior. Sie lautet: Die Zellmembranen würden wieder elastischer werden, das heißt die altersbedingte Verhärtung würde ausgeglichen. Ähnlich wie bei Dior ergibt sich daraus, daß die zusätzlichen, in die Zellmembranen geschleusten Phospholipide, die die Zellmembran sozusagen weicher machen sollen, gegenüber den hartmachenden Substanzen – den Cholesterinen – erhöht wurden (vgl. *Abb. 20*). Die Membran werde dadurch wieder flüssiger, was verbesserte Nahrungsaufnahme bedeutet.

Wenn das so ist, dann würden auch die vom Körper gebildeten Nährsubstanzen wieder besser an den Zellkern herankommen. Möglicherweise erklärt das dann auch die behauptete Wirkung ohne spezielle Wirkstoffe. Gleichzeitig sollen Liposome durch ihr außerordentliches Wasserbindungsvermögen das Feuchtigkeitsgleichgewicht der Haut verbessern.

Dies sind – wie gesagt – Behauptungen, die wir mit unseren begrenzten Mitteln nicht nachprüfen können. Auch bei der zweiten uns vorliegenden Untersuchung muß gesagt werden, daß sie im Auftrag einer Rohstofffirma gemacht wurde, was die Objektivität der Untersuchung einschränken könnte. Die Firma möchte aus verständlichen Gründen nicht genannt werden. Sie stellt uns das Produkt aber zur Verfügung. Es hat den großen Vorteil, daß es wesentlich preiswerter als das Produkt von Dior ist und daß es vor allem ohne zusätzliche Wirkstoffe auskommt, was das Risiko nach

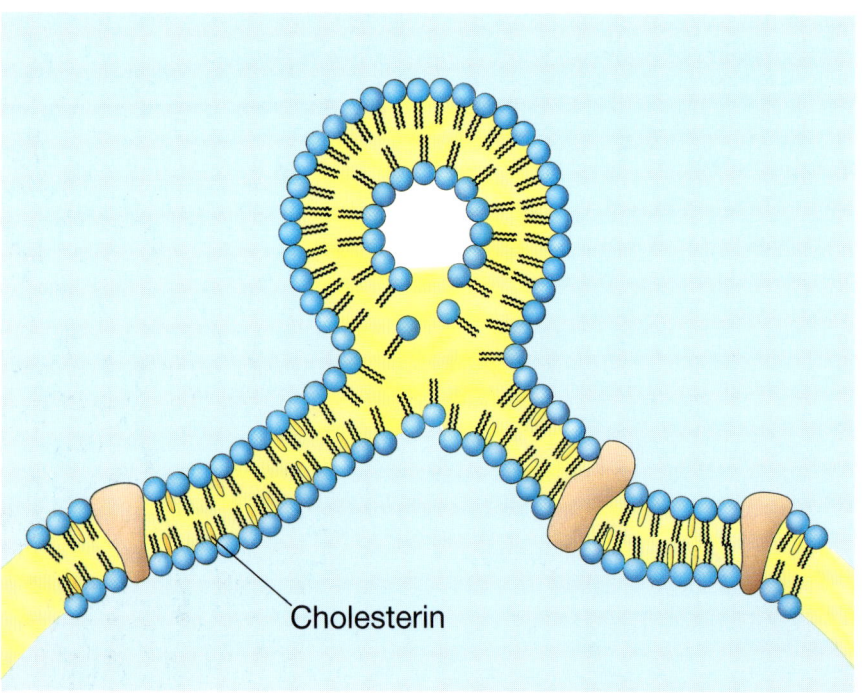

Abb. 20: Das Liposom verschmilzt mit der Zellwand und erhöht den Phospholipidanteil.

unserer Meinung wesentlich vermindert. Es soll nach den Untersuchungen Hautfalten reduzieren, die Hautfeuchtigkeit erhöhen und stabilisieren und dadurch die Haut generell geschmeidiger machen. Es ist überdies ungiftig. Selbst wenn es irrtümlich einmal eingenommen werden sollte, richtet es keinen Schaden an. Es erzeugt keinerlei Hautreizungen; auch nicht an den empfindlichen Schleimhäuten des Auges. Über allergene Wirkungen liegen noch keine umfassenderen Untersuchungen vor.

Wir werden Ihnen im Rezeptteil dieses Buches ein Angebot machen, dieses Mittel selbst einmal auszuprobieren. Vielleicht gehört ihm wirklich die Zukunft. Solange das aber noch nicht bewiesen ist, müssen wir zu äußerster Vorsicht raten. Bis heute haben Fachleute den Verdacht nicht zerstreuen können, daß mit den Liposomen auch ungewollt Substanzen mit in die Zellen eingeschleust werden könnten, wie zum Beispiel Konservierungsmittel. Normalerweise schaden zumindest die milden

Konservierungsmittel bis auf gelegentliche Allergiereaktionen nicht, obwohl jedes Konservierungsmittel in gewisser Weise ein Zellgift ist. Schließlich soll es ja Bakterien töten oder zumindest ihre Vermehrung verhindern. Daß Konservierungsmittel der Haut normalerweise nicht schaden, ist auf die abschirmende Wirkung der Zellmembran zurückzuführen. Phospholipide öffnen diese aber, und deshalb meinen wir besonders vorsichtig sein zu müssen. Im Gegensatz zur Industrie haben wir dafür auch ein objektives Argument. Wir können – da wir bei selbsthergestellten Kosmetika ja nicht jahrelange Haltbarkeit garantieren müssen – auf zusätzliche Konservierung verzichten. Dafür sind diese Kosmetika zwar nur etwa acht Tage haltbar; das ist aber kein Beinbruch, denn das Rezept ist in Minutenschnelle immer wieder neu zusammengestellt. Bei den Liposomen geht das sogar kalt, weil sie bei einer Erwärmung über 40 °C zerfallen können. Dies gilt übrigens auch für die Produkte im Handel. Wenn Sie damit umgehen, achten Sie bitte darauf, daß sie im Sommer nicht in der Sonne stehengelassen werden. Hitze zerstört die feinen Kügelchen und damit ihre Wirkung.

Wenn Sie also selbst einen Versuch damit machen möchten, hier noch ein Hinweis auf das Produkt selbst: Der Rohstoff – wir nennen ihn *Lipodermin* – besteht aus einer leicht dickflüssigen wäßrigen Substanz. Zwanzig bis dreißig Prozent davon soll das fertige Gel enthalten. Der Rest wird mit destilliertem Wasser und einer Spur eines besonders hautfreundlichen Gelbildners aufgefüllt (vgl. dazu Seite *126 ff.* und *62*).

Chemisch oder natürlich? Besser ist ein gesunder Kompromiß

Keine Kosmetikfirma scheint es sich heutzutage mehr leisten zu können, auf Begriffe wie *natürlich* oder *biologisch* zu verzichten. Deutlicher kann sich ein entsprechend geändertes Bewußtsein der Verbraucher kaum äußern; denn auf das Kaufverhalten dieser Verbraucher ist die Industrie angewiesen. Während es früher reichte, eine Hollywood-Schönheit als Zugpferd für ein Produkt einzuspannen, müssen die Werbestrategen sich heute wesentlich mehr einfallen lassen. Leider haben die Entwickler von Rezepten in den Labors der Industrie aus diesem veränderten Verbraucherverhalten kaum die entsprechenden Konsequenzen gezogen. Immer noch greifen sie allzu häufig auf Rohstoffe zurück, die weniger der Haut guttun als beispielsweise der Stabilität einer Creme. Wir sind darauf schon in unserem ersten Kosmetikbuch „Cremes und sanfte Seifen" eingegangen.

Daß die Chemiker die Begriffe *natürlich* und *biologisch* nicht allzu wörtlich nehmen, hat seinen Grund auch in der selbstauferlegten Richtlinie, kosmetischen Produkten eine extreme Haltbarkeit von bis zu 3 Jahren zu verleihen. Das ist zwar ein großer Vorteil für den Handel, nicht aber für den Verbraucher. Natürliche Produkte können bei diesem Haltbarkeits-Marathon nicht mithalten; und so werden unvermindert synthetische Öle, Konsistenzgeber und Emulgatoren entwickelt, die eigentlich überflüssig sind, weil sie der Haut keinerlei Vorteile bringen.

Damit wir uns recht verstehen: Auch wir meinen, daß Kosmetika, die konsequent nur auf natürlichen Rohstoffen aufbauen, nicht möglich sind. Uns geht es hier vor allem um Ehrlichkeit und Durchschaubarkeit. Alle Firmen, die behaupten, sie würden „Naturkosmetik" verkaufen, nutzen nämlich nur eine Gesetzeslücke. Eine juristisch verbindliche Definition dieses Begriffes gibt es bis heute nicht. Dies gestattet es der Industrie, von Naturkosmetik selbst dann schon zu sprechen, wenn zum Beispiel nur kleine Mengen von echten Kräuterextrakten unter das ansonsten reine Chemieprodukt untergemischt werden. Wie hoch der Prozentsatz dieser Naturbestandteile ist, darüber wird tunlichst geschwiegen. Häufig sind es nur Spuren.

Apropos Inhaltsstoffe: Warum ziert sich die Industrie eigentlich, ihre Produkte eindeutig zu kennzeichnen, wie es in Amerika gesetzlich längst vorgeschrieben ist? Dies wäre sicher eine vertrauensbildende Maßnahme angesichts des großen Mißtrauens vieler Verbraucher. Allerdings tut sich einiges. Auf Initiative einer Gruppe von Wissenschaftlern – darunter vor allem Prof. Dr. F.H. Kemper, Prof. Dr. H. Ippen, Prof. Dr. K.H. Schulz in Zusammenarbeit mit Dr. H.P. Fiedler, ist soeben eine Blaue Liste entstanden, die vorerst nur Konservierungsmittel und Sonnenschutzfilter unter die Lupe genommen hat. Dort werden alle in Frage kommenden Stoffe einzeln aufgelistet, nach chemischen Eigenschaften, mit ihrer Formel, aber auch nach exakten Bezeichnungen und im Hinblick auf mögliche Wirkungen auf die Haut beschrieben. Besonders wichtig ist, daß aus der Liste toxikologische Klassifikationen – das heißt, solche nach Giftigkeit – zu entnehmen sind. Jeder Stoff hat eine Kennzeichnungsnummer erhalten; einen Code, der es zumindest dem Arzt ermöglicht, seine Allergie-Patienten vor bestimmten Produkten zu warnen. Diese Code-Nummer soll demnächst auf den Packungen kosmetischer Produkte aufgedruckt sein; und zwar ähnlich, wie heute schon die E-Nummer auf Lebensmitteln. Ein Arzt sagt dann zum Beispiel: Ich warne Sie vor der Creme, die zum Beispiel die Code-Nummer P 12 trägt (P = der Buchstabe für Konservierungsmittel). Oder er warnt vor UV 8 (UV = Buchstabe für Sonnenschutzfilter-Substanzen).

Später sollen auch die Farbstoffe für Haut und Haare sowie Antioxidantien aufgelistet werden. Man weiß noch nicht, wann das sein wird. Aber es kann noch Jahre dauern. Trotzdem halten wir diese Initiative für einen großen Fortschritt, fragen aber, ob sie sich ohne gesetzliche Auflage durchsetzen läßt. Der Laie wird zunächst nicht viel damit anfangen können. Aber es gibt ja die Hobbythek …

Den großen Erfolg unserer Hobbythek-Konzeption führen wir nicht zuletzt darauf zurück, daß bei uns alles offengelegt wird. Bei unseren Rezepten weiß jeder, was er schließlich auf seine Haut bringt. Außerdem kann jeder die Zusammensetzung der Zutaten selbst bestimmen. Zu vielen unserer Rezepte geben wir verschiedene Wahlmöglichkeiten. Das macht sie vielleicht etwas komplizierter; denn wer die Wahl hat, hat ja bekanntlich auch die Qual. Zahlreiche Briefe haben uns aber bestätigt, daß viele ihre Allergien losgeworden sind, seitdem sie die Möglichkeit haben, Kosmetika ganz auf die Verträglichkeiten ihrer eigenen Haut abzustimmen. Das setzt zwar voraus, daß jeder Allergiker von jeder Zutat einen Allergietest macht (vergleiche dazu *Seite 36*). Lassen Sie uns dazu gleich sagen, daß viele Menschen leider auch auf *Naturstoffe* allergisch reagieren. So gesehen ist nicht nur die Chemie der Übeltäter bei verschiedenen Hautleiden.

Noch einmal also unsere Frage: Natur oder Chemie? Wir meinen, daß dies gar nicht die richtige Fragestellung ist. Und wir sind deshalb einen ganz unkonventionellen Weg gegangen.

Uns interessiert nicht, ob eine Creme, ein Make-up, ein Lippenstift sozusagen als „Ding an sich" beständig ist, d.h. jahrelang haltbar und stabil bleibt. Da alle unsere Produkte – weil sie selbstgemacht sind – „zum alsbaldigen Verbrauch" bestimmt sind, brauchen wir nur auf Hautverträglichkeiten und nicht auf Haltbarkeit Rücksicht zu nehmen. Wir sind also in der Lage, kompromißlos nur solche Stoffe zu verwenden, die Ihnen nach dem heutigen Stand der Kenntnis auf keinen Fall schaden.

Deshalb haben wir auch entschieden etwas dagegen, daß mittlerweile einige Firmen „Hobbythek-Fertigprodukte" anbieten. Wir wollen nicht auf diese Weise kommerzialisiert werden – mit allen Gefahren, die dann wieder in der Unkontrollierbarkeit der Produkte liegen. Bestenfalls akzeptieren wir, daß die Firmen, die die Rohstoffe vertreiben, Ihnen in Vorführungen zeigen, wie es gemacht wird. Das ist Hilfe zur Selbsthilfe. Im Hinblick auf die Auswahl der Rohstoffe versuchen wir es zunächst stets mit der *Natur*. Mit natürlichen Stoffen

geht der Mensch seit Jahrtausenden um, wodurch man aus Erfahrung weiß, welche unschädlich sind und welche nicht. Unschädlich sind zum Beispiel fast alle Stoffe, die uns als Nahrung dienen. Darunter zählen auch natürliche Öle und Fette. Nicht umsonst haben wir die notfalls sogar eßbare Creme entwik-

kelt. Zu dieser Philosophie haben wir uns aber auch deshalb entschlossen, weil Nahrungsmittel einer viel strengeren lebensmittelrechtlichen Grundkontrolle unterworfen sind als kosmetische Stoffe. So konnten wir guten Gewissens unsere beiden Emulgatoren *Lamecreme* und *Tegomuls* empfehlen, die

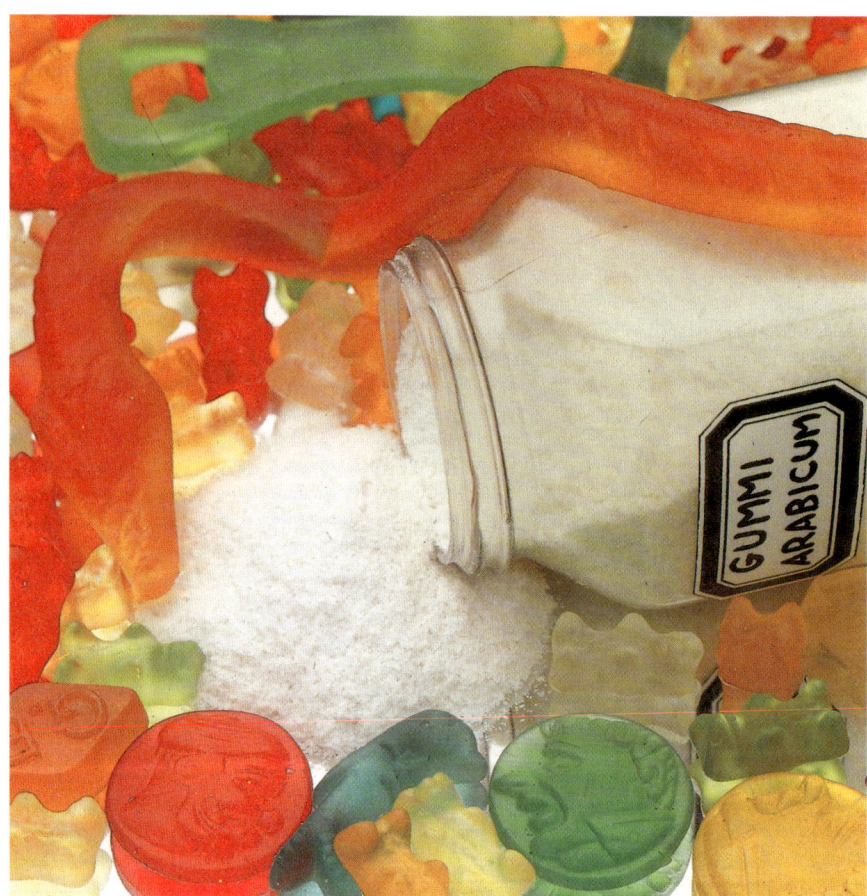

Abb. 21: Viele unserer Rohstoffe sind eßbar. Gummi arabicum findet man zum Beispiel in Gummibärchen.

zwar chemisch hergestellt werden, sich aber als außerordentlich mild und hautfreundlich herausgestellt haben. Sie gelten auch im gesetzlichen Sinne als Nahrungsmittel.

Auch bei den Schminken und Pflegemitteln für Haut und Haare in diesem Buch haben wir uns – wenn irgend möglich – an dieses Prinzip gehalten. Allerdings läßt es sich nicht immer durchhalten. Farbpigmente und Sonnenfiltersubstanzen sind nun einmal keine Nahrungsmittel und auch nicht durchweg als Naturstoffe zu haben. Aber wir haben stets danach geforscht, wie giftig oder ungiftig ein Stoff ist, den wir verwenden wollen; und nur möglichst ungiftige, die Haut und Schleimhäute nicht reizende Substanzen haben schließlich unser o.k. gefunden. Zumindest sind wir nach dem Prinzip des kleineren Übels vorgegangen.

Interessanterweise sind durch diesen Prüfungsraster viele natürliche Substanzen hindurchgefallen; das gilt vor allem für die Farben. Selbst sogenannte Erdfarben, die für sich genommen völlig ungiftig sind, die sich aber in ihren Lagerstätten meist gemeinsam mit Blei, Cadmium und anderen gefährlichen Schwermetallen und Oxiden finden, haben wir ausgeschieden. In solchen Fällen haben wir der Chemie den Vorzug gegeben, die solche Farben praktisch genauso wie die Natur herstellt, wobei aber die gefährlichen Giftbeimischungen vermieden werden können.

Und natürlich haben wir auch aus der Geschichte der Kosmetik gelernt, auf die wir weiter vorn schon eingegangen sind. Bei vielen Farben und Schönheitsmitteln von annodazumal, die auch nach heutigen Kriterien „reine Natur" darstellen, ist es verwunderlich, daß in früheren Zeiten ihre Benutzer längere Zeit überlebten. Vielleicht gelang dies nur Menschen, die eine besonders eiserne Gesundheit hatten. Sehr alt wurden die Menschen im Altertum ohnehin nicht; die durchschnittliche Lebenserwartung lag zwischen 20 und 30 Jahren. Stoffe, die Krebs auslösen, wurden möglicherweise nur deshalb nicht erkannt, weil der schleichende Verlauf dieser heimtückischen Krankheit sich über einen Zeitraum hinzieht, der den Menschen aus anderen Gründen gar nicht zur Verfügung stand.

Wie giftig beispielsweise Blei, Quecksilber, Cadmium, Antimon in Form bestimmter Verbindungen sind, hat man erst gegen Ende des vorigen Jahrhunderts richtig erkannt und oft viel zu spät Konsequenzen daraus gezogen. Bleiweiß und Bleimennige wurden noch bis vor 20 Jahren in Farben gemischt.

Außerdem hat man erst jetzt Meßmethoden entwickelt, mit denen sich selbst kleinste Spuren schädlicher Stoffe nachweisen lassen. Solche Meßmethoden braucht man heute allerdings dringender denn je. Zu den vielen natürlichen Giften sind durch die chemische Industrie inzwischen eine Unzahl neuer hinzugekommen, die zumindest ebenso gesundheitsgefährlich sind und die in allerkleinsten Restmengen auch in vielen Alltagsprodukten entdeckt wurden und dann immer noch gefährlich sind. Wir erinnern nur an das Dioxan (nicht zu verwechseln mit Dioxin von Seveso, das noch viel giftiger ist). Aber auch Ethylenoxid, Diethanolamin, Formaldehyd, Benzol usw. sind Stoffe, die das Bundesgesundheitsamt in den letzten Jahren in vielen Körperpflegemitteln und Kosmetika ausfindig gemacht hat. Von vielen dieser Stoffe können schon bei einigen ppm, d.h. *Parts per Million*, äußerst gefährlich sein (1 ppm heißt beispielsweise, daß in 1 Kilogramm Substanz ein Tausendstel Gramm des schädlichen Stoffes enthalten ist).

Bei der Auswahl der Rohstoffe für unsere Kosmetika haben wir nicht nur auf diese zur Zeit heiß diskutierten Zusatzstoffe geachtet, sondern wir sind fast wie Detektive auf die Suche nach vielen anderen Substanzen gegangen, die nicht gerade hochgiftig, aber doch auf andere Weise problematisch sind. Bei bestimmten Menschen kann manche Substanz zumindest allergische Reaktionen auslösen. Das trifft zum Beispiel auf *Lanolin* zu, eine Substanz aus Haut- und Haarfett von Schafen. Sie wäre durchaus akzeptabel, wenn nicht viele Schafe mit Schädlingsbekämpfungsmitteln behandelt würden. Und Spuren davon befinden sich in dem reinen Naturstoff Lanolin.

Ein anderes Beispiel sind *ätherische Öle,* die meist aus Kräutern gewonnen werden. Je nach Standort können diese Kräuter durch verunreinigte Luft oder durch Spritzmittel mit giftigen Stoffen belastet sein. Wir haben mit Lieferanten über dieses Problem gesprochen. Die meisten von ihnen sind solchen Fragen gegenüber durchaus sensibilisiert, und die seriösen unter ihnen messen und prüfen in Stichproben auch nach.

Aber viele Testmethoden sind sehr kompliziert, und außerdem gibt es keine eindeutigen Qualitätskriterien. Selbst nach den strengeren pharmazeutischen Bestimmungen kann keine Garantie auf Reinheit gegeben werden. Auch hier gilt – wie bei den Farbpigmenten – im Zweifelsfalle, daß naturidentische ätherische Öle oft reiner sind als natürliche Öle.

Wie sehr man bei solchen Fragen aufpassen muß, haben wir bei einem synthetischen Produkt erfahren, das in reiner Form absolut und garantiert unschädlich ist. Wir wollten es als Basis für unsere Haar- und Körpergele verwenden. Erst durch hartnäckiges Nachfragen kamen wir dahinter, daß der Stoff, aus dem die meisten Haargels der letzten Jahre hergestellt worden sind, bis zu 2000 ppm Benzol in der Trockensubstanz enthält, also eine äußerst giftige und krebserregende Substanz. Schließlich haben wir ein auch in anderer Hinsicht besseres Produkt gefunden, das diesen Stoff nicht enthält.

Auf ein – im Zusammenhang mit dekorativer Kosmetik eigentlich höchst interessantes – Produkt haben wir aus diesem Grund verzichten müssen; denn wir fanden keinen entsprechenden Ersatz. Es handelt sich um herrlich leuchtende Fluoreszenzfarben, die leider hohe Nebenproduktanteile von Formaldehyd über Dioxan bis hin zu Schwermetallen enthalten. Hinzu kam, daß man uns nicht einmal eine Unbedenklichkeitsbescheinigung des Bundesgesundheitsamtes vorlegen konnte. Deshalb stehen diese Farben auch nicht in der *Kosmetikverordnung,* die wir bei der Auswahl der von uns empfohlenen Stoffe natürlich konsultiert haben. Weshalb solche Produkte in der Bundesrepublik trotzdem verkauft werden können, ist uns ein Rätsel.

Als Zentralproblem erwies sich immer wieder der *Konservierungsstoff,* mit dem kosmetische Produkte haltbar gemacht werden. Konservierungsstoffe müssen besonders sorgfältig ausgewählt werden, weil sie zwar Bakterien und andere Mikroben abtöten oder zumindest ihre Vermehrung verhindern

sollen, aber die Haut nicht schädigen dürfen. Bei den Konservierungsstoffen haben wir uns also bei der Auswahl besonders viel Mühe gemacht.

Wir haben schließlich einen Stoff gefunden, der selbst in konzentrierter Form auf die Haut aufgetragen werden kann, ohne sie zu schädigen. Er heißt schlicht *K 400.* Wir haben ihn in achttägigen Selbstversuchen getestet, wobei wir ihn jeden Tag zweimal unverdünnt aufgetragen haben. Die Haut rötete sich nicht einmal. Wenn man bedenkt, daß in 30 g Creme nur 1 bis 2 Tropfen benötigt werden, darf man hier wohl sichergehen.

Natürlich können Sie gänzlich auf Konservierungsmittel verzichten. Dann halten Ihre Kosmetika zwar bestenfalls 8 Tage; das läßt sich aber bei den einfachen Herstellungsverfahren verschmerzen.

Bei den Zutaten, die wir Ihnen im folgenden Kapitel im einzelnen beschreiben werden, glauben wir einen guten Kompromiß zwischen Natur und Chemie gefunden zu haben. Viele der ausgewählten Substanzen sind übrigens selbst ein Kompromiß aus Natur und Chemie. Mit Hilfe der modernen Technologien ist es den Chemikern nämlich gelungen, Substanzen zu schaffen, die denen der Natur sehr ähnlich sind.

Ein einfacher Allergietest

Sollten Sie bei bestimmten Substanzen den Verdacht haben, daß Sie darauf allergisch reagieren, dann können Sie dies folgendermaßen testen:

Tragen Sie eine dieser Substanzen vor dem Schlafengehen pur oder verdünnt je nach Anweisung auf die Haut auf; und zwar möglichst an den empfindlichen Flächen des Innenarmes oder an anderen, tagsüber verdeckten Körperstellen. Man kann auch mehrere Stoffe gleichzeitig testen. Dann müssen Sie aber die entsprechend eingeriebenen Stellen mit einem abwaschbaren Filzstift kennzeichnen oder numerieren.

Ärzte decken bei einem Allergietest die entsprechenden Stellen mit Pflaster ab. Das können Sie natürlich auch tun. Allerdings reagieren manche Menschen auch allergisch auf die Klebesubstanz von Pflaster.

Lassen Sie die Substanz 12, 24 oder 48 Stunden auf der Haut und achten Sie zwischendurch immer einmal auf Reaktionen. Ist die Haut stärker gerötet, dann lassen Sie den betreffenden Stoff für die Zukunft einfach weg. Es gibt bei unseren Rezepten fast immer eine Ausweichmöglichkeit.

Wenn Sie ganz sicher gehen wollen, dann wiederholen Sie den Test nach 8 Tagen noch einmal. Es könnte sein, daß beim ersten Mal der Körper nur sensibilisiert wurde und die Allergie erst beim zweiten Auftragen richtig in Erscheinung tritt.

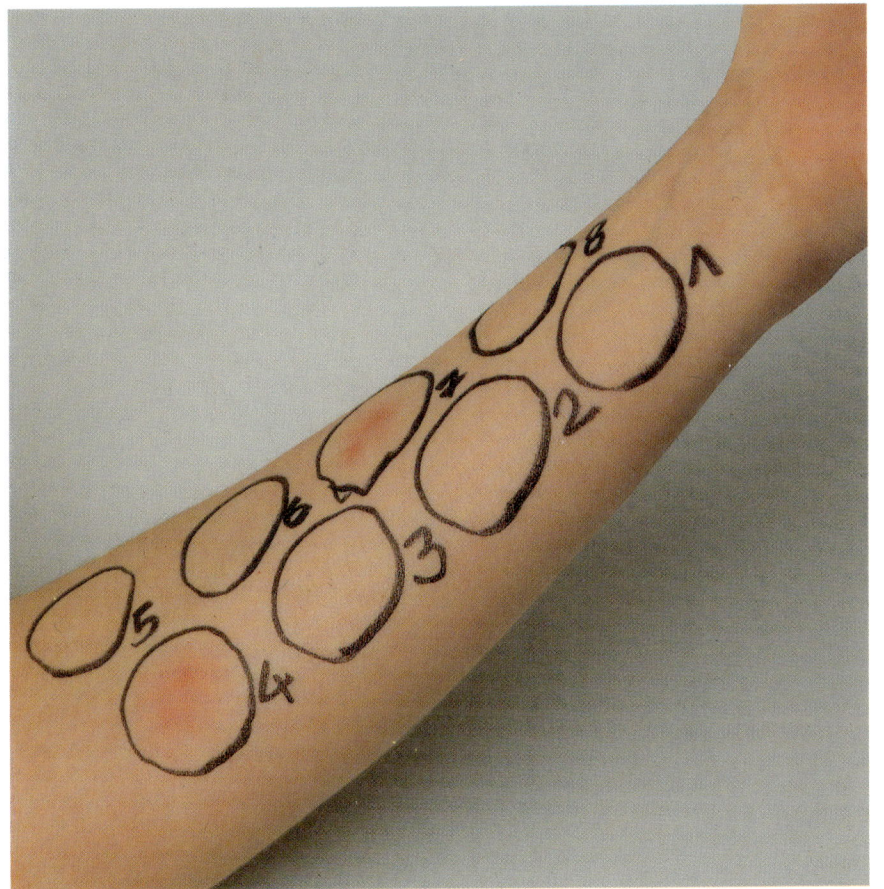

Abb. 22: Wenn Sie beim Allergie-Test mehrere Substanzen zugleich testen wollen, sollten Sie die Stellen entsprechend numerieren und sich die Substanzen mit derselben Nummer auf einem Zettel notieren.

Die Rohstoffe unserer Kosmetika

„Wer schön sein will, muß leiden!" So will es eine alte Spruchweisheit. Ganz falsch ist sie nicht; denn in der Vergangenheit scheinen viele Mittelchen der Schönheitskosmetik nach verschiedensten Prinzipien ausgewählt worden zu sein, nur nicht dem, daß Kosmetik vor allem auch der Pflege von Haut und Haaren zu dienen habe.

Nun haben auch heute nicht alle Rohstoffe der dekorativen Kosmetik auch pflegende Eigenschaften. Allerdings dürfen sie auf keinen Fall schaden. Trotz aller Bedenken, die wir auf den vorhergehenden Seiten geäußert haben, muß man sagen, daß darüber heute staatliche Instanzen wachen. Allerdings ist diese Kontrolle noch mit vielen Lücken behaftet, so daß es durchaus einen Sinn hat, sich selbst daran zu beteiligen. Dabei möchten wir Ihnen mit diesem Buch helfen.

Wo es möglich ist, haben wir bei unseren Rezepten das Schönmachende und das Pflegende miteinander in Einklang gebracht. So haben wir zum Beispiel das Make-up zu einer Make-up-Creme erweitert, bei der es nicht mehr nötig ist, zunächst eine Basiscreme und erst dann das eigentlich tönende Make-up aufzutragen. Ähnliches gilt für Lippenstifte, Lip gloss usw., ja sogar für unsere Theater- und Karnevalsschminken.

Natürliche Farben

Farben spielen für den Menschen, aber auch für andere Lebewesen eine äußerst wichtige Rolle. Sie können Signale zum Beispiel für das Zusammenfinden von Männchen und Weibchen sein, aber auch der Tarnung dienen. Pflanzen nutzen zum einen die Farben, um Insekten anzulocken, die bei der Befruchtung helfen. Zum anderen unterstützen Farben die Pflanzen auch bei der rationellen Umwandlung von Sonnenlicht in Wachstumsenergie. Das für unser Auge weiße Sonnenlicht ist ein Farbengemisch von Rot bis Violett. Daß Blätter grün sind, hat etwas damit zu tun, daß das Chlorophyll das weiße Licht einfängt und es dann direkt in chemische Energie umwandelt. Die grüne Farbe wird dabei offenbar nicht so sehr benötigt und wieder reflektiert. Die rötlichen oder gelben Karotine haben eine ähnliche interessante Eigenschaft. Sie wirken wie Antennenmoleküle nur für bestimmte Lichtwellen, aus denen die Pflanzen – wieder mit Hilfe des Chlorophylls – Energie gewinnen und Pflanzenmasse aufbauen.

Aus diesen Gründen sind es vor allem Organismen, die unsere Welt so farbenfroh gemacht haben. Es gibt zwar auch Mineralien – also anorganische Substanzen – die bunte Farben bilden; nur leider sind viele der herrlichsten davon extrem giftig. Wir sind darauf schon eingegangen. Bei organischen Naturfarben ist dies in der Regel seltener der Fall, weshalb sie als Rohstoffe für Kosmetika immer schon sehr begehrt waren. Hier sind ein paar Beispiele:
Alkanna, ein aus der Färberwurzel gewonnener roter Farbstoff (nicht giftig).

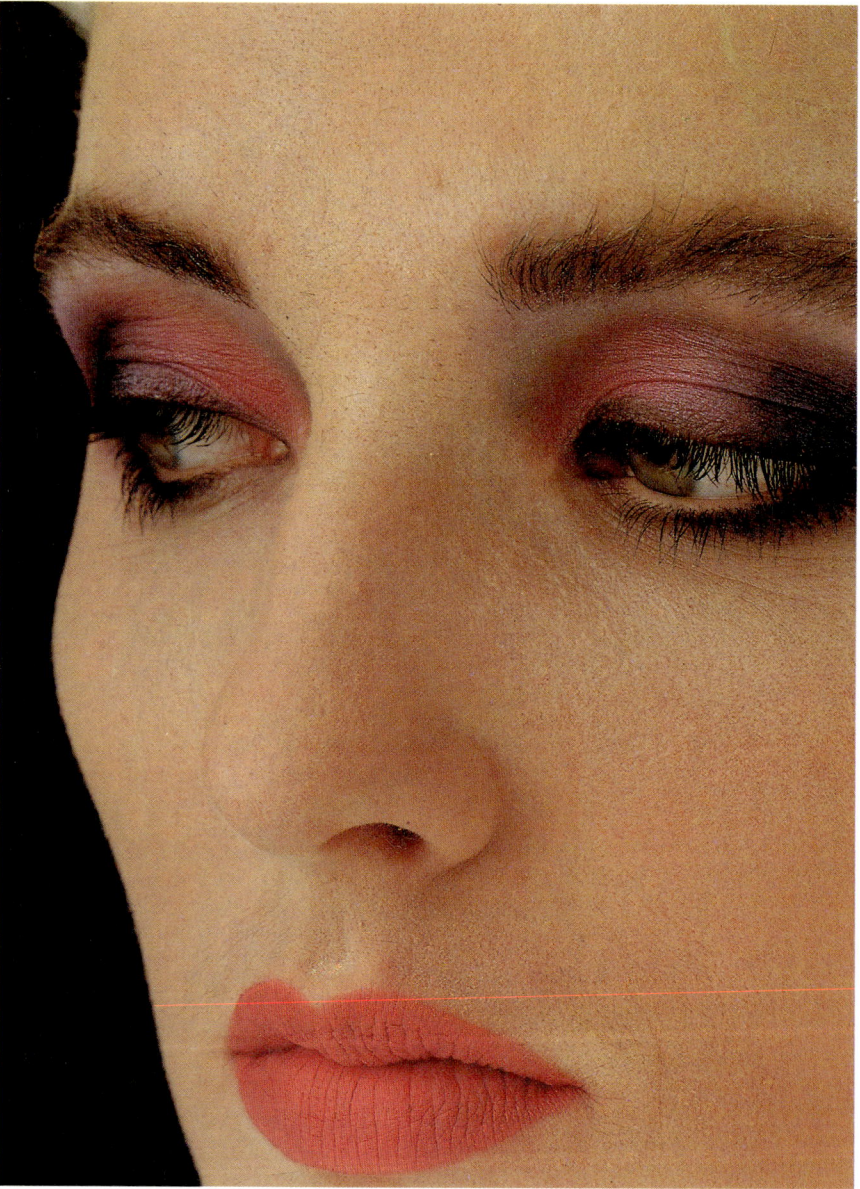

Abb. 23: Wer schön sein will, muß heute nicht mehr leiden.

Blauholz, ein blauer Farbstoff aus dem Holz eines in Mexiko beheimateten Baumes (Campechianom). Es ist leider nicht harmlos, was nur wenige wissen. Es hat vor allem mutagene Eigenschaften, das heißt, es kann Erbanlagen von Zellen beeinflussen, was beim Embryo zu Mißbildungen führen kann. Irrtümlicherweise wird es immer wieder zum Ostereier-Färben empfohlen, was eigentlich verboten ist.

Curcuma, ein aus der Curcumawurzel gewonnener gelber Farbstoff. In Indien als Safran bezeichnet, ist er ein problemloser Stoff. Auch als Speisefarbe geeignet, aber leider sehr teuer.

Orseille, ein aus verschiedenen Flechtenarten gewonnener roter bis blau-violetter Farbstoff. Seit 1979 in Lebensmitteln verboten.

Quercitron, ein gelber Auszug aus der Rinde der amerikanischen Färbereiche Quercus tintoria, der meist zum Färben von Wolle, Seide und Baumwolle verwendet wird.

Rotholz, ein Farbstoff, der aus Rothölzern wie Pernambuckholz, Sappanholz gewonnen wird.

Saflor, ein gelblicher Farbstoff aus den Blüten der Färberdistel, oft auch falscher Safran genannt (ungiftig). Häufig zum Färben von Seide verwandt. Aus den Samen wird Distelöl gewonnen.

Sandelholz, wird auch zum Parfümieren von Seife oder in Teemischungen verwendet.

Krapp, ein aus der Krappwurzel gewonnener roter Farbstoff, der vom Mittelalter bis zur Neuzeit eine große Rolle spielte. Die Färberröte, so der deutsche Name der Pflanze, wächst im Mittelmeerraum und in Vorderasien. Gering giftig.

Karotin, ein gelblich-roter Farbstoff in vielen Pflanzen wie Möhre, Tomate, roter Paprika usw. Spielt als Lichtfänger eine Rolle. Die bekannten Arten sind Beta-Karotin und Canthaxanthin. Ungiftig.

Daneben gibt es auch noch eine Fülle anderer pflanzlicher Farbstoffe (vgl. dazu auch *Seite 133*).

Tierischen Ursprungs sind: *Cochenille,* auch *Karmin* genannt, wird aus Cochenillenschildläusen hergestellt. Die weiblichen Läuse werden getötet, getrocknet und mit Wasser extrahiert. Diesen Ausgangsstoff läßt man verdunsten, und zurück bleibt das Farbpulver.

Ursprünglich war Karmin ein sehr wertvoller Farbstoff zum Färben von Wolle

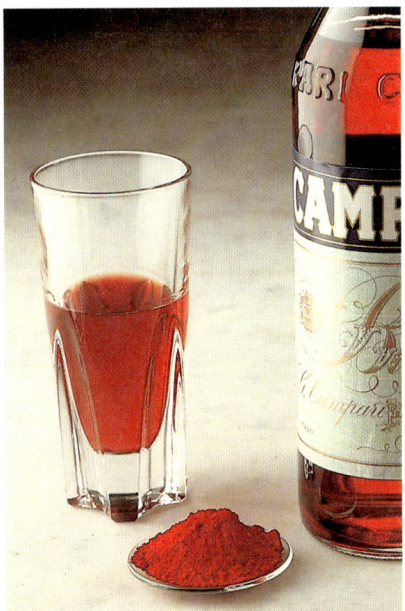

Abb. 24: Campari ist mit echtem Karmin gefärbt; der Farbstoff ist also eßbar. Wir verwenden es in unseren Kosmetika.

und Seide. Die Azteken kannten ihn schon, und die Spanier brachten ihn schließlich nach Europa. Mit Zinnbeize wurde aus dem Karmin das Scharlachrot, das den Königen vorbehalten blieb. Zur Herstellung von echtem Karmin müssen etwa 3 Millionen Schildläuse gesammelt werden. Kein Wunder, daß dieser Farbstoff sündhaft teuer ist. Er ist allerdings völlig ungiftig und für Lebensmittel zugelassen (er färbt zum Beispiel Campari).

Kermes, ein ebenfalls roter Farbstoff, der wie Karmin aus einer Schildlaus gewonnen wird, der sogenannten Kermes-Schildlaus, die bestimmte in Südeuropa und Kleinasien wachsende Eichenarten befällt. Oft wird die Farbe auch als *Karmesinrot* und fälschlich als Karmin bezeichnet. Kermes bzw. Karmesinrot ist ebenfalls ungiftig.

Die „magischen Sechsecke" der farbigen Natur

Farbstoffe waren seit jeher ein beliebtes Forschungsobjekt der Chemiker. Kein Wunder; denn manche von ihnen waren teurer als Gold. Was den Alchimisten bei der Suche nach Methoden für die Goldgewinnung nicht gelang, das gelang den Chemikern mit etwas Glück bei der Suche nach künstlichen Farben. Man kann sogar sagen, daß die Farbenherstellung die Grundlage der modernen chemischen Industrie bildet. Fast alle europäischen Chemiekonzerne sind aus Farbenfabriken hervorgegangen.

Die größte Konzerngruppierung der Chemie in der Zeit des deutschen Nationalsozialismus nannte sich *IG Farben.*

Die Blüte der Farbenfabriken und die Entwicklung der modernen Chemie begannen eher zufällig in der Mitte des vorigen Jahrhunderts, als der Engländer *W. H. Perkin* aus einem damals noch nicht sehr bekannten Stoff mit dem Namen *Anilin* künstlich *Chinin* herstellen wollte. Das natürliche Chinin aus der Chinarinde war damals ein wichtiges Medikament zur Bekämpfung von Infektionskrankheiten. Bis in die 20er Jahre unseres Jahrhunderts war es das einzige Mittel gegen Malaria.

Perkins Versuche erbrachten zwar kein Chinin; sie bildeten aber die Grundlage der heutigen Farbchemie. Perkin erhielt bei seinen Experimenten eine schwarzbraune, schmutzige Masse, aus der er zu seiner eigenen Verblüffung einen violetten Farbstoff gewinnen konnte, der sich hervorragend zum Färben von Seide eignete. Das geschah im Jahr 1855. Dann ging es Schlag auf Schlag. Wie Goldgräber stürzten sich die Chemiker auf dieses Anilin, das sich offenbar hervorragend als Rohstoff zur Farbengewinnung eignete. Die theoretischen Wissenschaftler nahmen sich des Themas an, und so begann man allmählich die Farbentstehung zu verstehen. Kein Wunder also, daß die Palette der künstlichen Farben bald bunter und vielfältiger war als die der Natur.

Ein scharfsinniger Forscher mit dem Namen *A. Kekulé* dachte sich sogar eine mögliche Struktur für die Anordnung der Atome im Anilinmolekül aus. Um die Genialität dieser Entdeckung richtig einschätzen zu können, darf man nicht vergessen, daß Kekulé noch nicht die Apparate zur Verfügung hatte, die heute selbst in einfachen chemischen Labors gang und gäbe sind. Eine Meisterleistung also; denn bis heute hat sein Modell allen Überprüfungen standgehalten. Es ist lediglich in ganz geringem Umfang präzisiert worden.

Kekulé wußte, daß Anilin, aber auch Toloul, Phenol, Benzoesäure und Benzol hauptsächlich aus Kohlenstoff- und Wasserstoffmolekülen aufgebaut sind; aus Bestandteilen also, die man aus Kohle oder Ölteer gewinnen konnte. Kekulé kannte auch die geheimnisvolle Fähigkeit des Kohlenstoffatoms, sich in ungeheurer Vielfalt mit sich selbst oder mit anderen Elementen zu verbinden. Auf diese Verbindungsvielfalt ist im Prinzip die lebende Natur zurückzuführen.

Kohlenstoff kann vor allem in Verbindung mit Wasserstoff sehr lange Ketten bilden. In unserem Buch „Cremes und sanfte Seifen" haben wir diese Eigenschaft schon bei den Emulgatoren, Fettsäuren und Seifen beschrieben. In *Abbildung 25* stellen wir das noch einmal dar.

Die Genialität von Kekulé liegt aber vor allem darin, daß er erkannt hat, daß der Kohlenstoff auch Ringe bilden kann. Der einfachste Vertreter einer solchen Verbindung ist das *Benzol,* weshalb man auch von Benzolringen spricht. Gebildet wird ein Sechseck aus Kohlenstoffatomen, wie es in *Abbildung 26a* gezeigt wird.

Da Kohlenstoff vierwertig ist – also 4 andere Atome halten kann –, müssen von jedem C-Atom 4 Arme ausgehen. Bei der grafischen Darstellung vereinfacht man sich den Benzolring ein wenig, in-

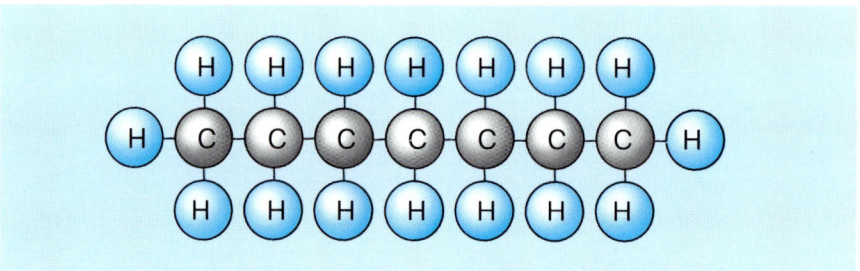

Abb. 25: Kohlenstoff kann lange Ketten bilden.

dem man ihn nur mit Strichen wiedergibt, wie Sie es in *Abbildung 26b* sehen.

Man kann die Vereinfachung sogar noch weitertreiben und auch die Wasserstoffatome weglassen, und man erhält dann eine Darstellung wie in *Abbildung 26c.* Interessant ist nun, daß sich an den Ecken weitere Atome anlagern können. So wird zum Beispiel aus Benzol die chemische Verbindung *Toloul,* wenn sich – wie in *Abbildung 27* dargestellt – noch ein weiteres C-Atom und zwei H-Atome anlagern.

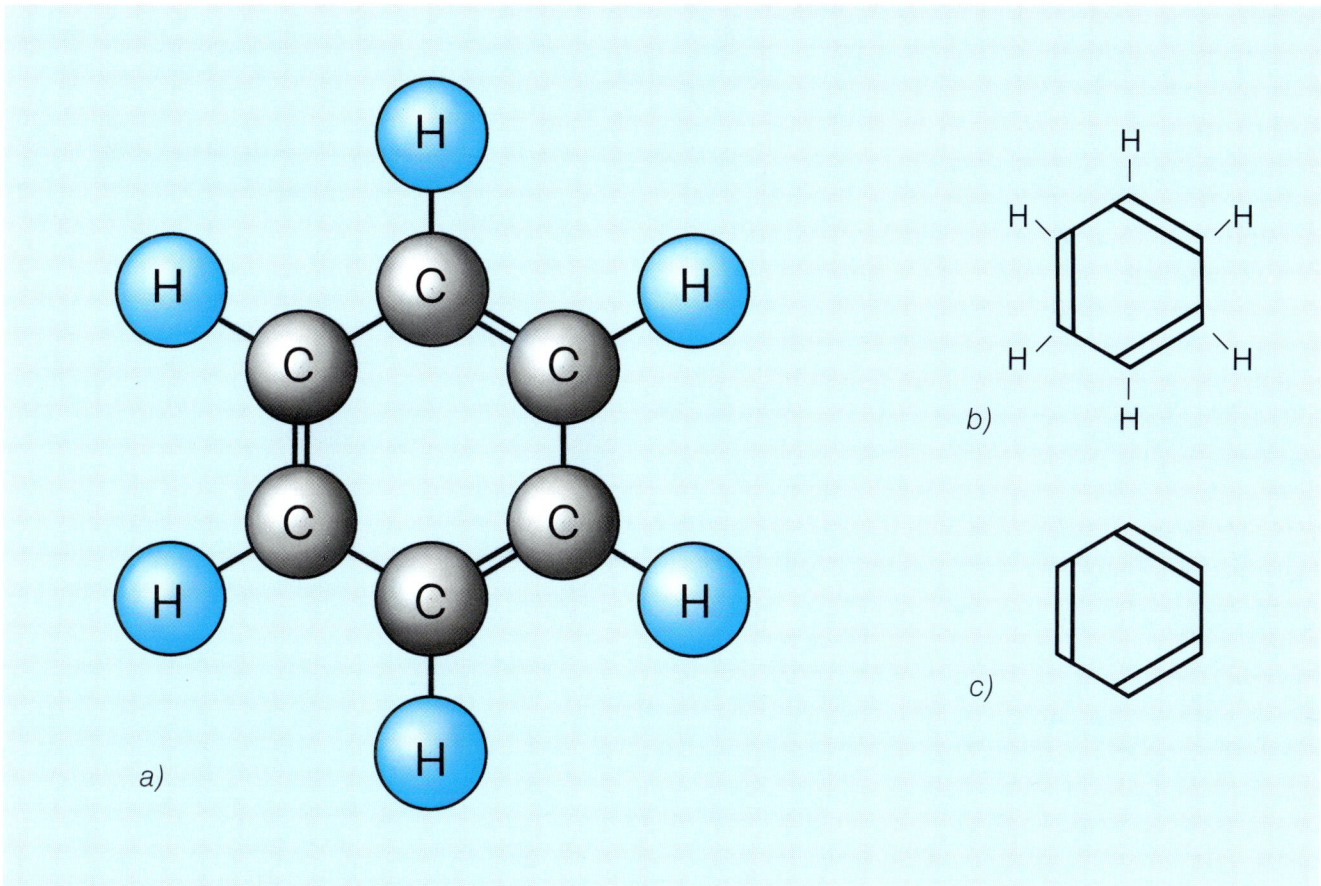

Abb. 26: Solche aus Kohlenstoffatomen gebildete Sechsecke nennt man Benzolringe *(a)*. Bei der grafischen Darstellung vereinfacht man den Benzolring *(b)*. Bei weiterer Vereinfachung läßt man die Wasserstoffbindungen weg *(c)*.

Beim Phenol hängt sich an das C-Atom ein Sauerstoffatom an (vgl. *Abb. 28*). Und beim Anilin sind es schließlich ein Stickstoff- und ein Wasserstoffatom (vgl. *Abb. 29*). Alle diese Substanzen nennt man *aromatische Kohlenwasserstoffe,* weil sie neben ihren optischen Eigenschaften einen charakteristischen Geruch haben.

Aus diesen Bausteinen kann man nun eine große Zahl von Kombinationen herstellen. So können sich zum Beispiel viele Ringe aneinanderlagern, wie zum Beispiel beim Graphit (vgl. *Abb. 30*).

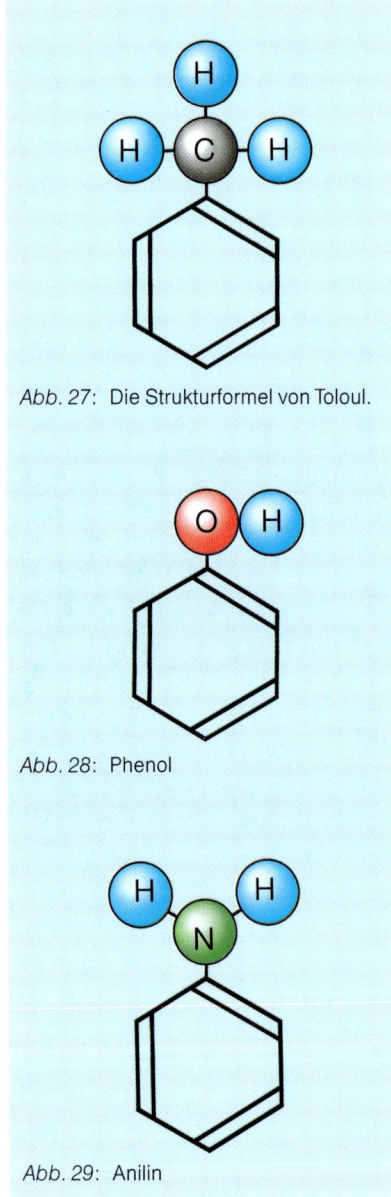

Abb. 27: Die Strukturformel von Toloul.

Abb. 28: Phenol

Abb. 29: Anilin

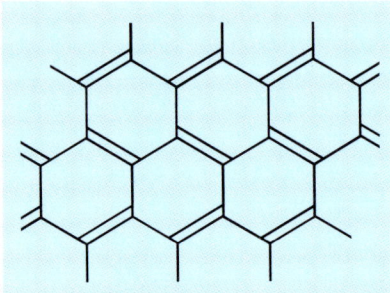

Abb. 30: Beim Graphit lagern sich viele Ringe aneinander.

Ein wenig Farbchemie

Sie werden vielleicht fragen, was hat denn Graphit mit Farbe zu tun? Der ist doch tief schwarz. Genau um diese Eigenschaft geht es hier. Schwarz ist ein Körper, der sämtliches Licht schluckt, das auf ihn fällt. Physikalisch betrachtet bedeutet das, daß er die gesamte Lichtenergie absorbiert. Nichts der einfallenden Energie wird mehr reflektiert. Deshalb ist eine schwarze Fläche schwarz,

und deshalb wird sie in der Sonne auch sehr heiß, im Gegensatz etwa zu einer weißen, die die meiste Lichtenergie wieder reflektiert.

Graphit, Naphthalin und Anthrazen sind anorganische Substanzen. Der Natur ist es jedoch gelungen, ebensolche Ringe wie in anorganischen (unbelebten) Stoffen durch systematischen Aufbau auch im organischen (belebten) Bereich zu nutzen. Dies wird dazu benutzt, die Substanz von Lebewesen aufzubauen, andererseits auch dazu, Licht einzufangen.

Die meisten natürlichen organischen Farbstoffe besitzen ähnliche Strukturen. Allerdings sind die Ringe oft durch Elemente wie Sauerstoff, Stickstoff, Phosphor oder Schwefel miteinander verbunden, die für die Lebewesen äußerst wichtig sind. Manchmal sind die Ringe eng miteinander verknüpft – wie zum Beispiel beim Karminrot; in anderen Fällen sind die Ringe durch Kohlenwasserstoffe weit von einander getrennt – wie etwa beim Karotin (vgl. *Abb. 31*). Beim Karminrot liegen sie eng zusammen (vgl. *Abb. 32*).

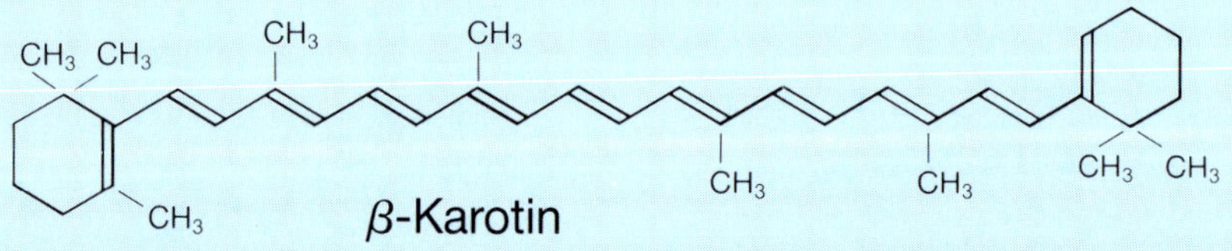

β-Karotin

Abb. 31: Beim Karotin sind die Ringe durch Kohlenwasserstoffe weit voneinander getrennt.

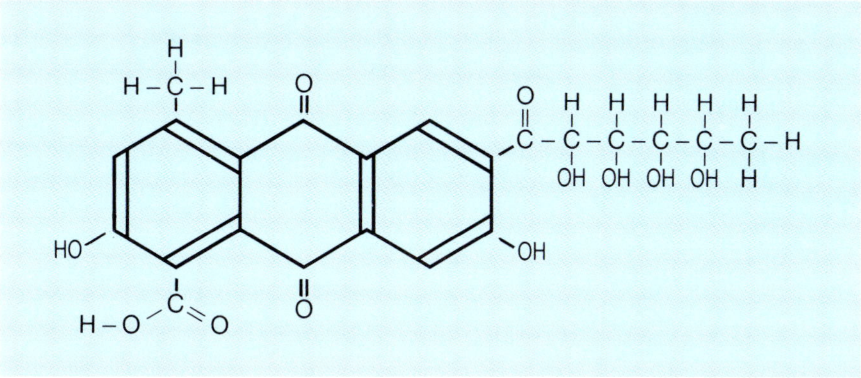

Abb. 32: Karminrot

herrührt. Dann würde *dieses* Licht absorbiert werden. Anderen Photonen gelingt das nicht. Wenn weißes Licht – in dem die ganze Fülle von Farben (entsprechenden Photonen) gemischt ist – auf ein solches Farbpigment fällt, dann wird das blaue Licht herausgefiltert, und die Fläche, die mit diesem Farbpigment bestrichen ist, reflektiert nicht mehr weißes Licht, sondern die Komplementärfarbe von blau. Und das ist gelb.

In der folgenden Tabelle haben wir einmal die Wellenlängen des Lichts und die Komplementärfarben zusammengestellt.

Auch die Physik klärt farbig auf

Bleibt die Frage, weshalb gerade diese chemischen Strukturen derart ausgeprägte Farben erzeugen. Die Antwort können uns die Physiker geben.

Moleküle der beschriebenen Art besitzen – vereinfacht gesagt – einige vagabundierende Elektronen, die nicht mehr an den einzelnen Atomkern gebunden sind, sondern das gesamte Molekül – bildlich gesprochen – umkreisen (vgl. Abb. 33).

Wenn nun Lichtstrahlen (Photonen) auf dieses Molekül fallen, dann können diese die vagabundierenden Elektronen relativ leicht beeinflussen. Photonen mit einer bestimmten Energie können zum Beispiel diese Elektronen auf eine höhere Umlaufbahn bringen, d.h. auf ein anderes Energieniveau. Insgesamt bedeutet das: das Farbmolekül nimmt Energie auf.

Nehmen wir einmal an, es handelte sich um ein Photon, das von blauem Licht

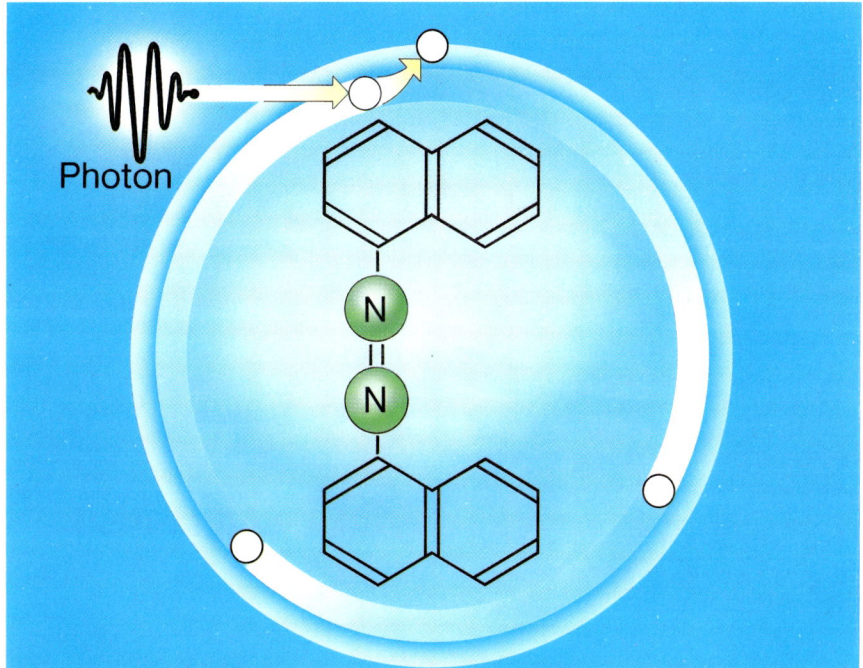

Abb. 33: Vagabundierende Elektronen umkreisen wie Planeten viele Atome der Moleküle. Sie werden in ihrer Umlaufbahn vom Licht in Form von Photonen beeinflußt, was Rückwirkungen auf die Farbbildung hat (vgl. den nebenstehenden Text).

Absorbiertes Licht		Gestreutes und reflektiertes Licht
Wellenlängenbereich (nm)	zugehörige Farbe	diese Farbe sieht man
400–440	violett	gelbgrün
440–480	blau	gelb
480–490	grünblau	orange
490–500	blaugrün	rot
500–560	grün	purpur
560–580	gelbgrün	violett
580–595	gelb	blau
595–605	orange	grünblau
605–750	rot	blaugrün
750–800	purpur	grün

Künstliche Farben mit den Mitteln der Natur

Der chemischen Forschung ist es gelungen, durch Kombination der unterschiedlichsten Ringbausteine und Molekülketten eine schier unbegrenzte Fülle von Farben zu erzeugen. Durch Einbettung dieser Farbpigmente in entsprechende Trägersubstanzen ergibt das Farben für Anstriche, Textilfarben und auch Farben für Kosmetika.

Die künstlichen Farben für Kosmetika werden besonders scharf von Toxikologien (Giftsachverständigen) und von Hautärzten unter die Lupe genommen. Ja, man kann sogar sagen, daß chemisch hergestellte Farben intensiver geprüft werden als Naturfarben. Es gibt ein von der staatlichen *Deutschen Farbstoffkommission* herausgegebenes dickes *Ringbuch* „Kosmetische Färbemittel", in dem alle Farben mit ihren Nebenwirkungen, Gefahrenmomenten und ihrer chemischen Zusammensetzung aufgeführt sind. Aus diesem Ringbuch haben wir die unbedenklichsten herausgesucht.

Sie können davon ausgehen, daß diese von uns ausgesuchten Farbpigmente praktisch frei von giftigen Nebenstoffen sind, was man leider von manchen natürlichen Erdfarben nicht sagen kann. Wir haben weiter vorn schon beschrieben, daß sie als Nebenstoffe Blei, Cadmium, Quecksilber usw. enthalten können. Gerade bei Tönungen von Schwarz bis Braun oder Ocker besteht bei Naturfarben diese Gefahr. Deshalb haben wir auf chemisch hergestellte, naturidentische Erdfarben zurückgegriffen. Sie sind einfach „sauberer". Trotzdem können allergische Reaktionen nie ganz ausgeschlossen werden. Im Zweifelsfall hilft auch hier der Allergietest (vgl. *Seite 36*).

Was ist eigentlich Farbe?

Bevor wir auf die in unseren Rezepten verwendeten Farben eingehen, müssen wir kurz den Begriff *Farbe* präzisieren. Im Gegensatz zur englischen oder französischen Sprache unterscheidet die deutsche Alltagssprache nicht zwischen der Farbe, die man sieht, und der Farbe, die man auftragen oder mit der man anstreichen kann. Aber es gibt noch ein zweites Problem. Es ist nämlich ganz wichtig, zu unterscheiden zwischen Farbstoffen und Farbpigmenten. *Farbstoffe* sind in Wasser oder Öl lösliche Farben, d.h. sie färben die Flüssigkeit rot, grün oder blau. Ein Tropfen Lebensmittelfarbe oder Tinte verteilt sich gleichmäßig in Wasser, das trotzdem durchsichtig (transparent) bleibt.

Farbpigmente hingegen sind im allgemeinen unlöslich. Hier handelt es sich um mikroskopisch kleine Puderkörnchen. Wenn man sie in Farbträger wie Öl, Wasser, Emulsionen, Cremes usw. mischt, dann verteilen sie sich beim Rühren bestenfalls mehr oder weniger gleichmäßig. Aber sie bleiben, was sie sind: unlösliche Pigmente. Selbst die Lösungsmittel in Anstrichfarben lösen sie nicht auf. Diese Lösungsmittel unterstützen nur den Anstrich und den Härtungsprozeß der Farbhaut, die sich später bildet. Wäre das nicht so und würden sich die Farbpigmente lösen, dann blieben auch diese Farben transparent wie ein getönter Klarlack; sie würden also keine deckende Farbschicht bilden.

Abb. 34: Farbpigmente – der Grundstoff vieler unserer Kosmetika.

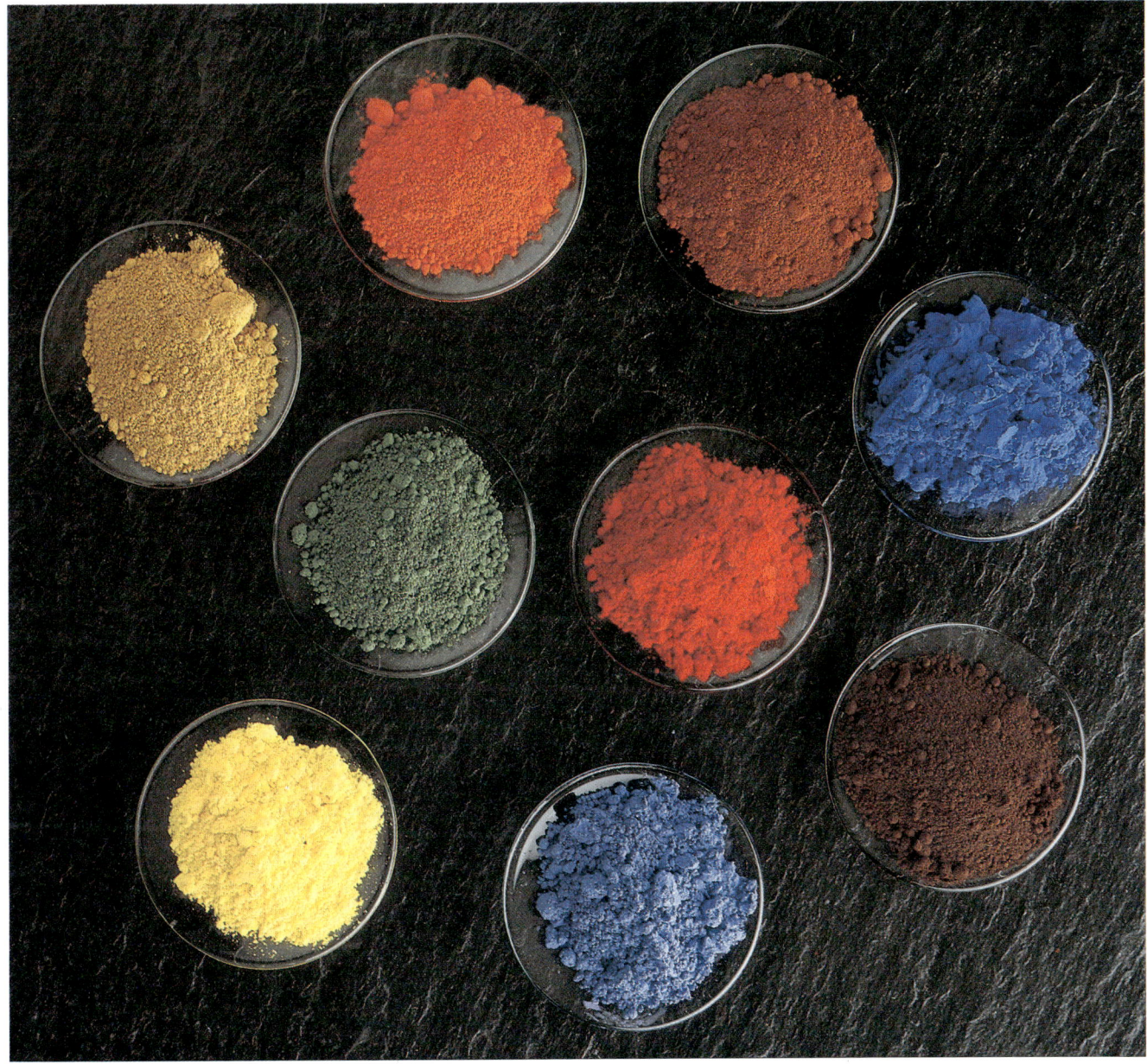

Halten wir noch einmal fest: Farbpigmente sind unlösliche Puderkörnchen. Je mehr Puderkörnchen im Farbträger sind und je dicker die Farbschicht ist, um so deckender ist sie. Der deckende Effekt kann durch Zusatz von weißen Pigmenten verstärkt werden. Auch wir nutzen diesen Trick, und wir verwenden dafür das völlig ungiftige *Titandioxid* (vgl. *Seite 49*). Durch Beimischung von Weiß wird die Farbtönung allerdings etwas heller. Der Fachmann sagt: die Farbsättigung nimmt ab. Beim Make-up ist das manchmal erwünscht oder sogar nötig. Bei Lippenstiften und Lip gloss würde dies jedoch stören. Deshalb nehmen wir dort die reinen Farbpigmente. Und nun unsere Farben im einzelnen. Wir beginnen mit der Beschreibung der normalen Pigmente.

Normale Pigmente

Bei unseren Rezepten benötigen wir hauptsächlich die unlöslichen Pigmente. Eine Ausnahme bilden eigentlich nur die Haarfärbestoffe, auf die wir ab *Seite 129* eingehen.

Wir haben ausschließlich solche Pigmente ausgewählt, die von der offiziellen Farbstoffkommission unter der *Gruppe C* klassifiziert wurden. Sie sind dann für fast alle kosmetischen Mittel zugelassen; sie können also auch auf Schleimhäuten und Halbschleimhäuten verwendet werden – was für Lippenstift und Augenmake-up wichtig ist –, ja sogar zur Mund- und Zahnpflege. Bei der Verwendung am Auge hängt die Eignung eines Pigments auch noch von seiner Korngröße ab. Wenn Pigmentteil-

chen zu groß sind, kann es zu Augenreizungen kommen.

Im Ringbuch *„Kosmetische Färbemittel"* der *Deutschen Farbstoffkommission* und in der Kosmetikverordnung können Sie die Daten der von uns verwendeten Pigmente nachprüfen. Jedes Pigment und jeder zugelassene Farbstoff hat darin eine *Indexnummer*. Zu Ihrer Orientierung geben wir diese Nummer jeweils ebenso an wie die offizielle Farbbezeichnung. Natürlich nennen wir auch die wichtigsten chemischen Daten und gegebenenfalls Anwendungseinschränkungen.

Rot
Index-Nr.: 73360
Farbbezeichnung: C Rot 28
Organischer Farbstoff. Strukturformel:

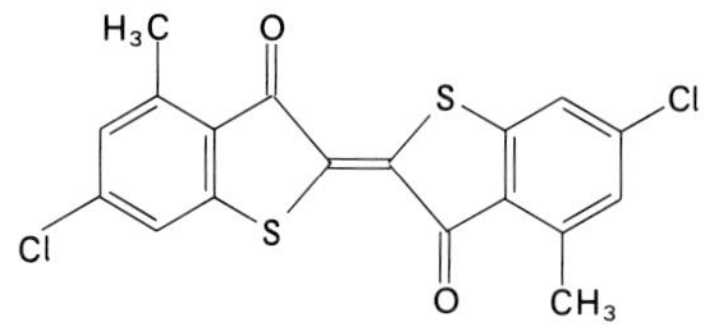

Anwendung: Vor allem in Lippenstiften, aber auch in allen anderen kosmetischen Präparaten. Keine Anwendungs-Beschränkungen, sogar in Ausnahmefällen in Zahnpasten.

Gelb
Index-Nr.: 47005
Farbbezeichnung: C Gelb 11
Organischer Farbstoff. Strukturformel:

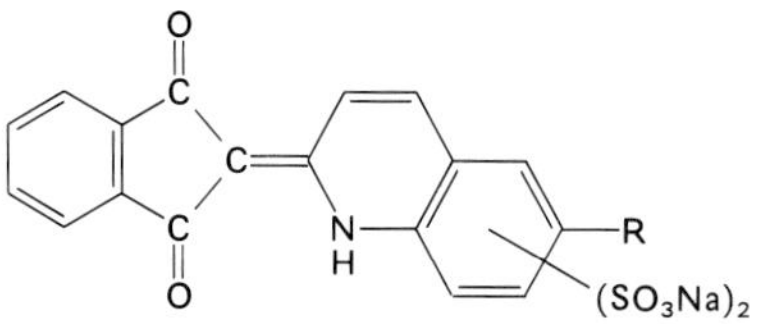

Dieser Farbstoff ist eigentlich wasserlöslich und unter der E-Nummer 104 als Lebensmittelfarbstoff zugelassen, was Ungiftigkeit beweist. Für kosmetische Zwecke wird aus ihm ein wasserunlösliches Pigment hergestellt. Man nennt es dann Lack. Daher auch die offizielle Bezeichnung *Chinolingelblack*.
Anwendung: Für Lippenstifte und andere kosmetische Präparate. Keine Anwendungs-Beschränkungen.

Orange
Index-Nr.: 12075
Farbbezeichnung: C Orange 18
Organischer Farbstoff. Strukturformel:

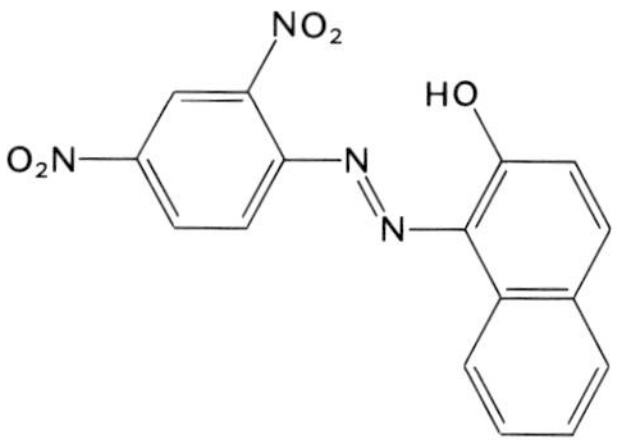

Anwendung: Vor allem für Lippenstifte und Make-up. Wegen der Korngröße nicht zur Anwendung am Auge geeignet. Keine sonstigen Begrenzungen.

Abb. 35: Die von uns verwendeten Pigmente ergeben besonders intensive Farben.

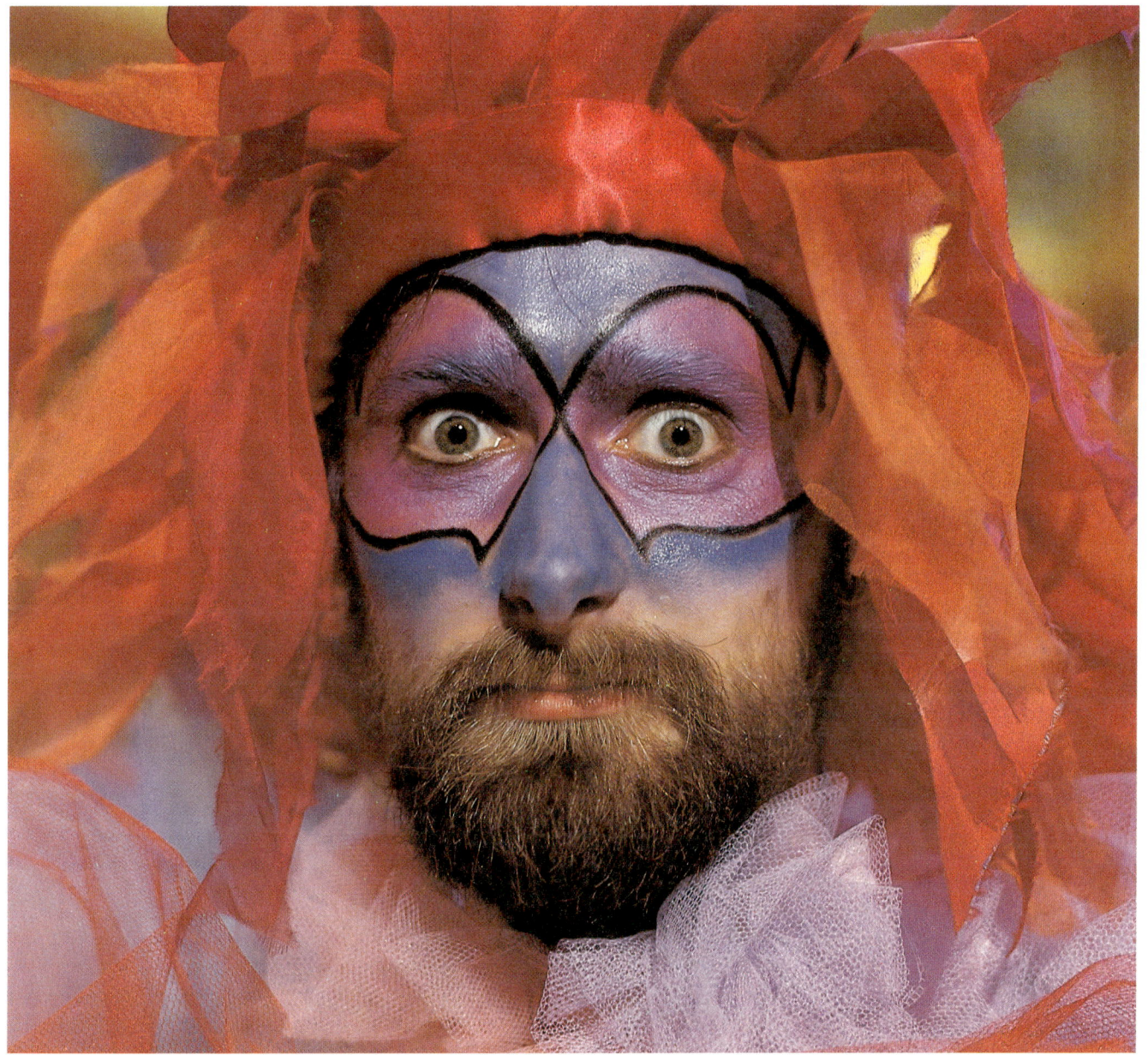

Grün

Index-Nr.: 77288
Farbbezeichnung: C Grün 9
Anorganischer Farbstoff: Chromoxid (Cr_2O_3)
In Wasser und Laugen unlöslich, in Säuren schwer löslich. Das an sich giftige Chrom kann nicht frei werden; daher ist das Pigment ungiftig.
Anwendung: Vor allem in Make-up, Puder, auch am Auge verwendbar. Keine Anwendungs-Beschränkungen.

Blau

Index-Nr.: 77007
Farbbezeichnung: C Blau 16
Anorganisches, mineralisches Pigment. Nicht wasserlöslich. Eine Verbindung von Aluminium und Natrium in Kieselsäure. Kommt in der Natur als Halbedelstein vor (Lapislazuli). Synthetisch hergestellt nennt man den Stein Ultramarin. Kommt in unterschiedlicher, vor allem aber violetter Färbung vor.
Chemische Formel: $Na_8Al_6Si_6O_{24}S_2$
Anwendung: Vor allem für Augenmake-up-Puder. Keine Anwendungs-Beschränkungen.

Violett

Index-Nr.: 77007
Alle sonstigen Daten entsprechend der Beschreibung von Blau (C Blau 16).
Die folgenden Pigmente stammen aus den sogenannten Erdfarben. Sie basieren vor allem aus Verbindungen von Eisen und Sauerstoff.

Rotbraun

Index-Nr.: 77491
Farbbezeichnung: C Rot 45
Anorganisches, mineralisches Pigment, nicht wasserlöslich. Es besteht aus fast reinem Eisen-Oxid. Es kommt in der Natur am häufigsten vor, und es färbt die Erde rot bzw. braun. Allerdings ist unser Pigment auf chemischem Wege synthetisch gewonnen worden, weil es auf diese Weise viel reiner als das natürliche Pigment ist (vgl. *Seite 34*). Es ist als völlig unbedenklicher Lebensmittelfarbstoff (E 172) zugelassen. Keine Anwendungs-Beschränkungen.
Chemische Formel: Fe_2O_3
Anwendung: Vor allem in Make-up-Puder, das auch auf Lippen und am Auge verwendet werden kann. Keine sonstigen Einschränkungen.

Schwarz

Index-Nr.: 499
Farbbezeichnung: C Schwarz 5
Anorganisches, mineralisches Pigment, nicht wasserlöslich. Es besteht aus fast reinem Eisen-Oxid. Im Gegensatz zum Rotbraun-Pigment binden hier 3 Atome Eisen 4 Atome Sauerstoff. Auch hier haben wir uns aus Reinheitsgründen für das synthetische Produkt entschieden. Das Pigment ist ebenso wie Fe_2O_3 als völlig unbedenklicher Lebensmittelfarbstoff zugelassen (E 172).

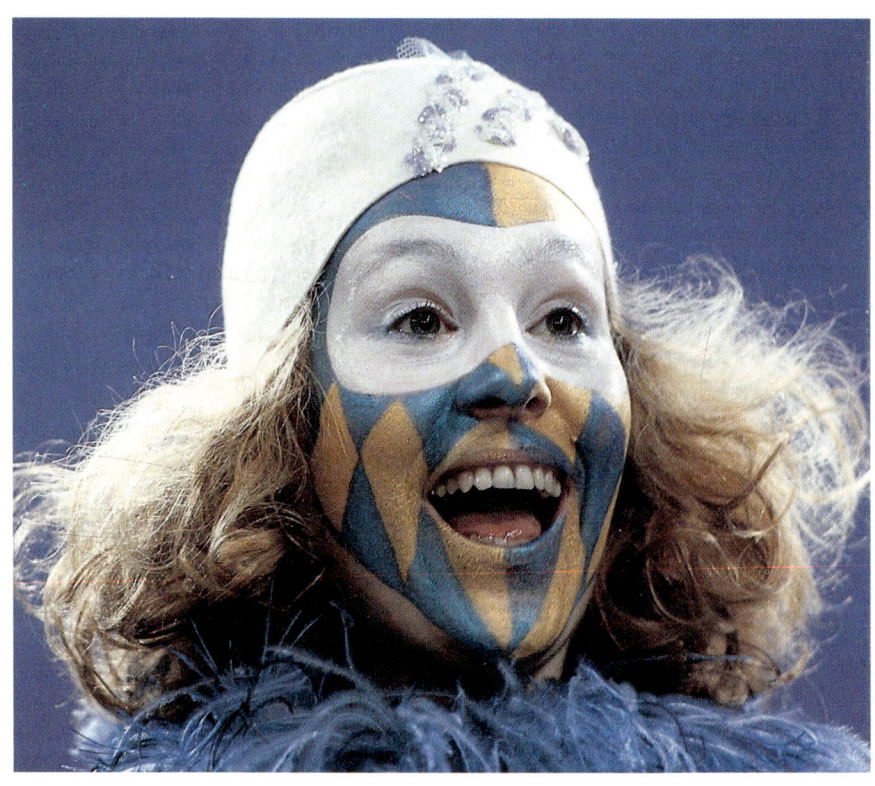

Abb. 36

Chemische Formel: Fe_3O_4
Anwendung: Für alle kosmetischen Produkte, vor allem Make-up-Puder, auch auf Lippen und Auge geeignet. Keine Anwendungs-Beschränkungen.

Braun

Dieses Pigment ist eine Mischung von C Rot 45 (Index-Nr.: 4491) und C Schwarz 5 (Index-Nr.: 77499). Für sämtliche Eigenschaften gilt, was unter den genannten Pigmenten gesagt worden ist.

Ocker

Index-Nr. 77492
Farbbezeichnung: C Braun 3
Anorganisches, mineralisches Pigment; nicht wasserlöslich. Es besteht aus einem Eisenoxid, verbunden mit einem Hydrat.
Chemische Formel: Fe_2O_3FeOOH
Anwendung: Hier gilt, was zu Rotbraun (C Rot 45) gesagt wurde. Keine Anwendungs-Beschränkungen.

Das weißeste Weiß: Titandioxid

Titandioxid ist ein äußerst begehrter Rohstoff, und zwar nicht nur für kosmetische Zwecke, sondern auch bei den Herstellern von Anstrichfarben. Es besitzt nämlich eine ausgezeichnete Deckkraft, wenn es zu feinem Pulver gemahlen und in einem Farbträger eingebettet ist. Selbst in Kunststoffen sorgt es für blütenweiße Flächen.
Im Gegensatz zum früher verwendeten Bleiweiß ist Titandioxid völlig ungiftig. Sogar als Lebensmittelfarbe und in Medikamenten ist es zugelassen. Deshalb findet man es im Zuckerüberguß zum

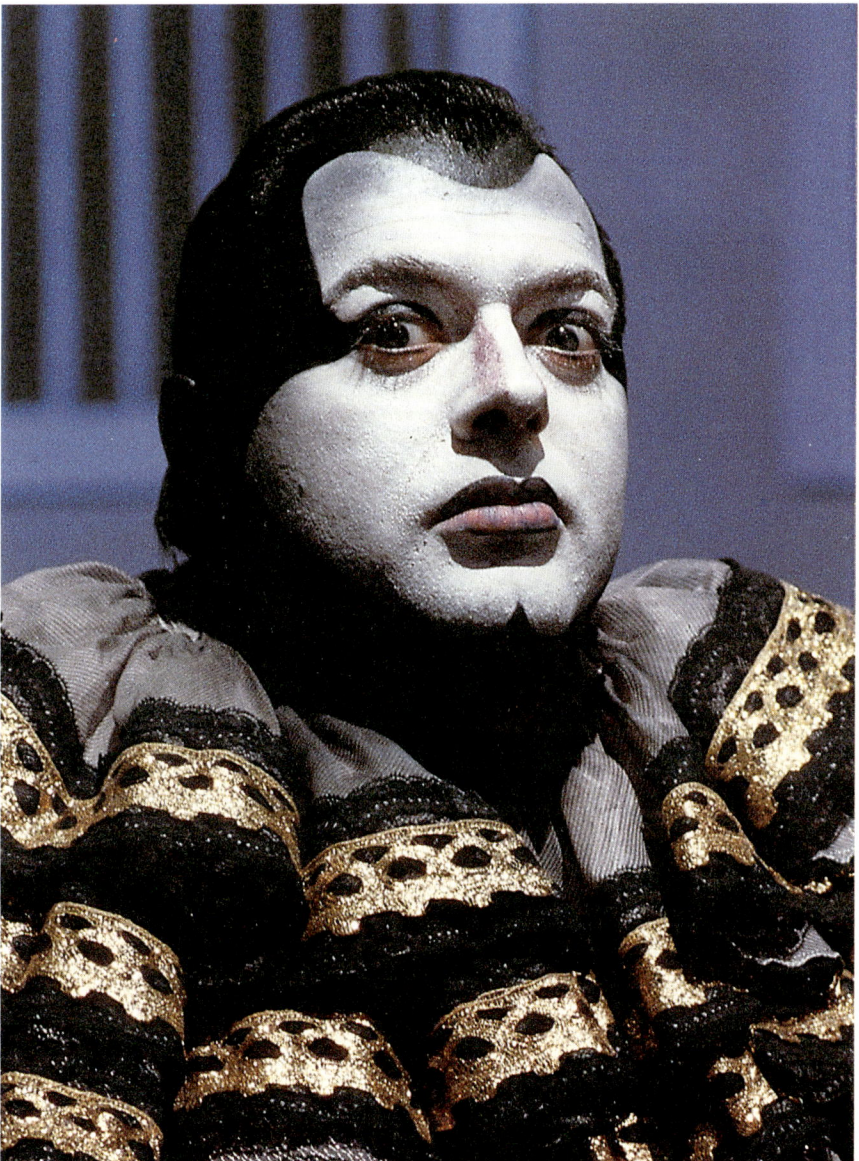

Abb. 37: Titandioxid ist besonders wichtig für Karnevals- und Theaterschminken.

49

Beispiel von Kaugummi und Dragees. Diese neutralen Eigenschaften machen Titandioxid zum idealen Rohstoff für die dekorative Kosmetik. Bereits kleine Mengen garantieren hohe Deckkraft.

Der einzige Nachteil dieses ansonsten so vorteilhaften Rohstoffs liegt in der Herstellmethode begründet. Die bei der Produktion anfallende sogenannte Dünnsäure wurde bisher meist im Meer „verklappt". Das heißt, sie wurde mit Spezialschiffen einfach in die Nordsee gekippt. Die deutsche Herstellerfirma hat inzwischen verbindlich erklärt, daß sie Verfahren entwickelt habe, bei denen diese schädliche Dünnsäure nicht mehr anfällt. Das ist wohl nicht zuletzt dem Druck von Umweltschützern zu verdanken. Erstaunlich ist ja immer wieder, daß sich umweltfreundlichere Verfahren durchaus finden lassen, wenn man sie nur finden will.

Leider gibt es aber immer noch ausländische Firmen, die ihre Brühe weiterhin ungehindert ins Meer laufen lassen. Dazu gehört eine Firma in der Nähe von Boulogne an der französischen Kanalküste. Man kann die Firma rechts sehen, wenn man mit dem Hovercraft-Boot nach England übersetzt. Hier gäbe es für den europäischen Gesetzgeber eine Aufgabe.

Die Metamorphose vom tiefschwarzen Titan-Erz (Ilmnit) zum weißen Titandioxid ist verblüffend, wie in *Abbildung 38* zu sehen ist.

Titan ist auch als Metall begehrt, weil es fast so fest wie Stahl, aber leichter als Aluminium ist. Kein Wunder, daß es in der Flugzeug- und Weltraumtechnologie nicht mehr wegzudenken ist.

Wir verwenden Titandioxid in Make-up, Abdeckstift, Puder, Lippenstift, Karnevalsschminke usw.

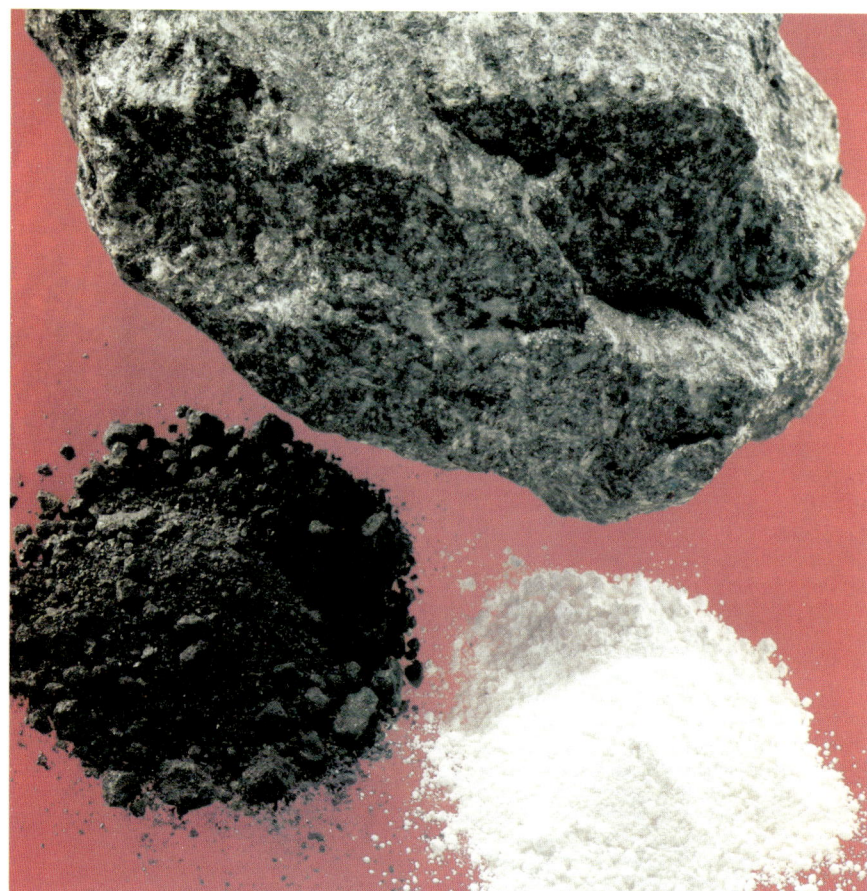

Abb. 38: Tiefschwarzes Titanerz wird zu weißem Titandioxid.

Perlglanzpigmente

Perlglanzfarben sehen phantastisch aus. Trotz ihres metallenen Effektes sind sie absolut harmlos und ungiftig, ja man könnte sie notfalls sogar essen, ohne Schaden zu nehmen.

Die Wirkung dieser Farben beruht auf einem Effekt, dem auch die Perle, das Perlmutt der Muschel oder bestimmte Fischschuppen ihren Perlglanz verdanken. Verantwortlich ist physikalisch gesehen der Wellencharakter des Lichts. Licht ist ja eine elektromagnetische Welle; allerdings von kleinster Wellenlänge. Sichtbares Licht hat Wellenlängen von 0,78 Tausendstel (tiefrot) bis 0,38 Tausendstel Millimeter (violett).

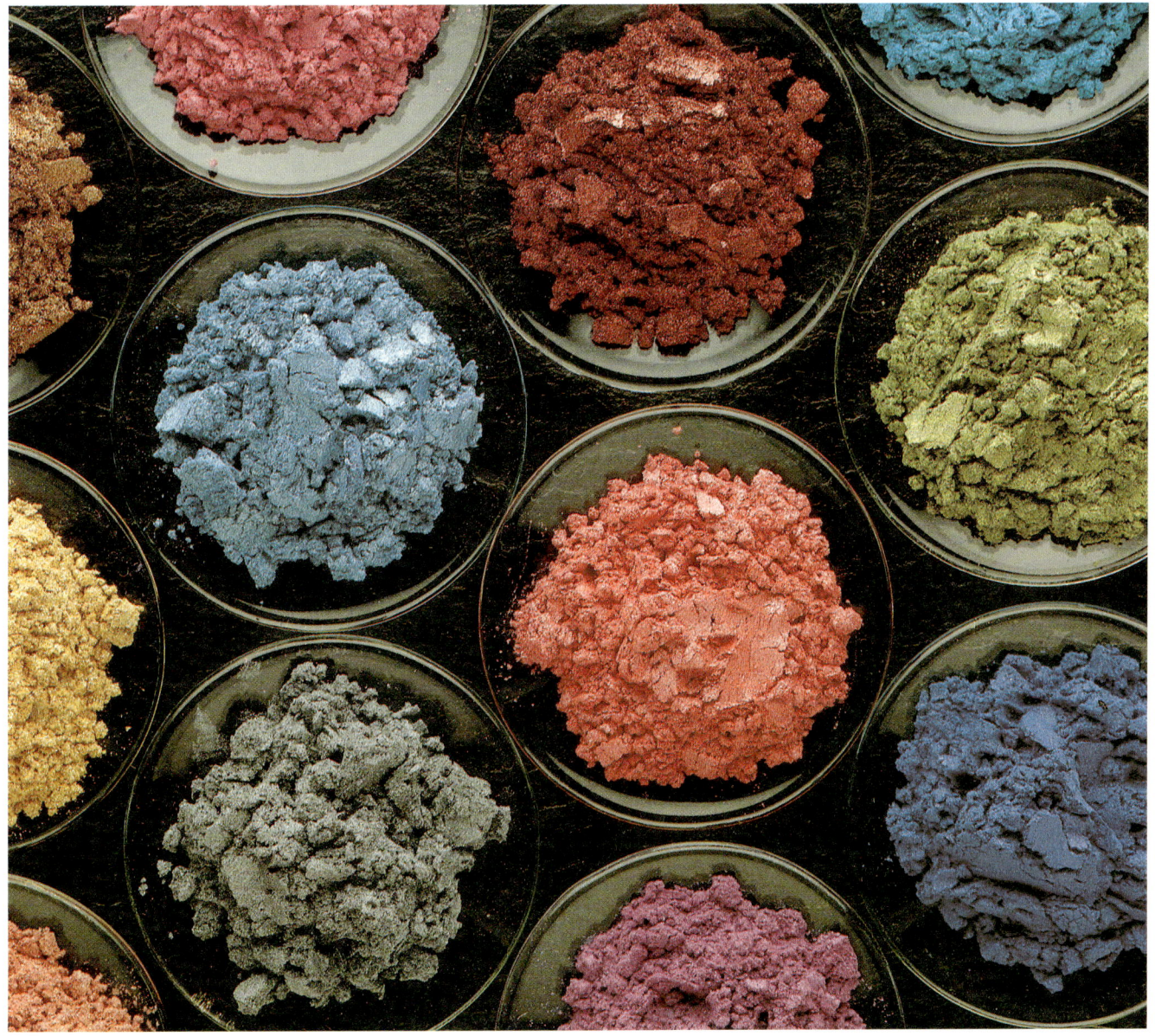

Abb. 39: Perlglanzpigmente

Dazwischen liegen alle Farben des Regenbogens. An mikroskopisch dünnen Schichten wird das Licht gebrochen. Ein Beispiel dafür sind u.a. auch die schillernden Farben der Seifenblasen.

Diese unterschiedlichen Farben entstehen durch Überlagerung der Lichtwellen. Das weiße Licht besteht aus einer Fülle von Farben, wie man am Regenbogen ja immer wieder beobachten kann. Die feinen Regentröpfchen zerlegen sozusagen das weiße Licht in seine verschiedenen Farbbestandteile. An einer hauchdünnen Schicht – vorausgesetzt sie ist feiner als die halbe Wellenlänge des Lichts – passiert Ähnliches. Schauen Sie sich *Abbildung 40* an. Das weiße Licht wird gelblich teilreflektiert, wenn die Schicht zwischen 60 und 100 Nanometer dick ist. Das sind 60 bis 100 Millionstel Millimeter. Zwischen 80 und

100 Millionstel Millimeter wird es rötlich, zwischen 100 und 140 Nanometer wird der Reflexionsteil bläulich, und zwischen 120 und 160 Nanometer erhält er einen grünlichen Schimmer.

Die genaue Dicke hängt übrigens von dem Brechungszahlunterschied zwischen dem einen und anderen Medium ab, zum Beispiel zwischen Luft und dem durch die Seifenfolie eingeschlossenen Wasser.

Nun werden Sie sagen, wie kann man denn derart hauchdünne beständige Folien überhaupt herstellen; eine Seifenblase zerplatzt ja im Nu. Nun, die Natur macht es uns vor: an der Perle oder am Perlmutt der Muschel.

Perlmutt ist schichtweise aufgebaut. Auf eine mikroskopisch dünne, transparente Kalkschicht folgt eine noch dünnere Eiweißschicht, die deshalb eben-

falls durchsichtig ist, und schließlich kommt wieder eine Kalkschicht usw. Die Farbbildung entsteht durch Lichtbrechung an den dünnen Schichten, oder genauer ausgedrückt: durch Überlagerung der verschiedenen Lichtfarben; durch sogenannte *Interferenz*. Wären alle Schichten gleich dünn, dann würde die Oberfläche gleichmäßig gefärbt erscheinen. Derart gleichmäßige Schichten gelingen der Natur in Perlmutt aber nicht, und deshalb kommen diese changierenden Farben zustande, die im übrigen auch noch vom Betrachtungswinkel abhängen. Obwohl diese Schichten nicht verspiegelt sind, reflektieren sie das Licht sehr stark. Im Perlmutt sind also keine Farbstoffe enthalten, sondern die Farbeffekte werden nur durch Lichtüberlagerung erzeugt. Man spricht daher auch von *Interferenzfarben*.

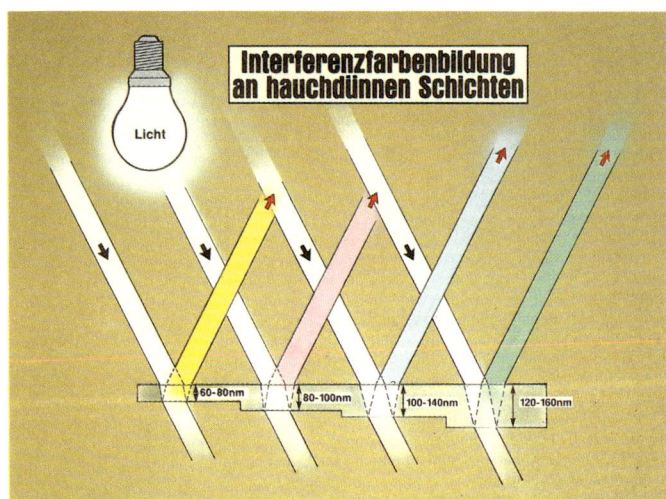

Abb. 40: Wie Interferenzfarben entstehen, können Sie auf dieser Seite nachlesen.

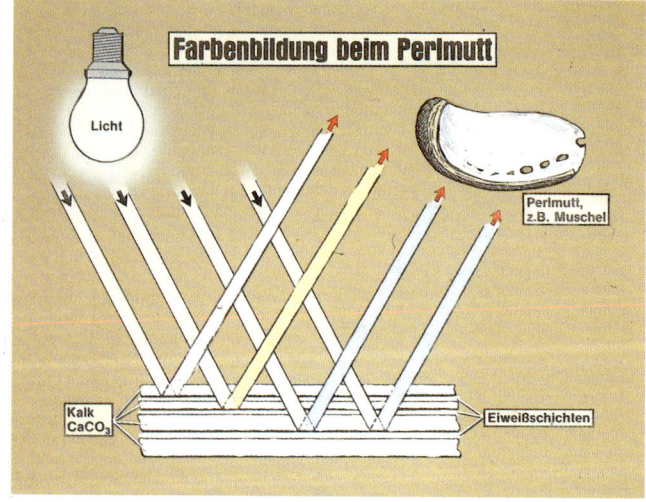

Abb. 41: Der geschichtete Aufbau einer Muschelschale bewirkt das schillernde Farbenspiel.

So etwas reizt natürlich die Techniker zur Nachahmung. Nach langen Versuchen kam es schließlich zu einem vielbeachteten Patent. Der raffinierte Trick, mit dem man heute Perlmutt-Effekte künstlich erzeugt, besteht darin, daß man anstelle des Kalks im Perlmutt ein anderes Mineral verwendet: den Glimmer. Das ist ein Naturstoff, der häufig in der Erde vorkommt. In besonders reiner Form findet man ihn in Indien und in Südamerika. Er ist sehr beständig gegen Säuren, Basen und sonstige chemische Einflüsse und Verwitterung. Das ist auch der Grund, weshalb Glimmer völlig ungiftig ist.

Aber der größte Vorteil von Glimmer besteht darin, daß er aufgrund seiner Kristallstruktur immer in dünnen Platten bricht. Zunächst in größere, und dann in immer kleinere. Die Plättchenform bleibt bis in die mikroskopischen Bereiche erhalten, selbst dann, wenn er bis zu einer Plättchengröße von fünf Tausendstel Millimeter und kleiner gemahlen wird.

Leider reicht das aber noch nicht aus, um Glitzereffekte in Farben zu erzielen. Glimmer hat nämlich eine zu kleine Lichtbrechungswirkung, d.h. der Lichtbrechungsunterschied zwischen der Flüssigkeit, mit der man die Pigment-Teilchen auftragen will, und Glimmer ist zu klein. Diesen Nachteil haben die Erfinder dieser Glitzerpigmente durch eine geniale Idee überwunden. Sie überziehen die feinen Glimmerplättchen hauchdünn mit einem anderen, sehr robusten Material, das eine viel stärkere Lichtbrechung besitzt: mit *Titandioxid* (Lichtbrechungsindex = ca. 2,6). Bei den Glitzerpigmenten schlägt man Titandioxid jedoch nicht als weißes Pulver, sondern auf chemischem Wege – in einem flüssigen Medium – kristallin als feine durchsichtige Schicht auf den Glimmerplättchen ab. Durch dieses – übrigens deutsche – Patent gelingt es, den Überzug in einer derart exakten und gleichmäßigen Schicht aufzutragen, daß man – im Gegensatz zur Natur – die Reflexionsfarben sogar genau festlegen kann.

Wenn der Lichtstrahl auf die beschichteten Glimmerplättchen trifft, wird durch Reflexion an der dünnen Titandioxidschicht die Farbänderung bewirkt. Dabei kommt durch die unterschiedliche Dicke der Platten ein ähnlicher Effekt zustande wie beim Perlmutt. Die Wirkung einer Gruppe dieser Pigmente beruht ausschließlich auf dieser Farbüberlagerung, also Interferenz. Auch hier sind also keinerlei sonstige Farbsubstanzen im Spiel.

Deshalb sehen die reinen Pigmentpulver auch fast nur weiß aus. Erst wenn man sie als dünne Schicht aufträgt, kann man die unterschiedlichen Farben erkennen. Das sind natürlich keine kräftigen Farben; aber gerade das macht einen gewissen Reiz aus.

Diese Perlglanzpigmente können Sie wie alle anderen auch bestellen unter den Farbbezeichnungen:

Silberweiß
Perlgold
Perlblau
Perlrot
Perlgrün

Sie können wie alle anderen unserer Pigmente z.B. in die Karnevalsschminkcreme eingearbeitet werden (vgl. *Seite 107 ff.*). Auf helle Haut aufgetragen erscheinen diese Farben sehr zart und pastellig, auf dunkler Haut wirken sie jedoch sehr leuchtend und farbintensiv.

Andere kräftige Farben erzeugt man mit einem zusätzlichen Überzug auf das Glimmerplättchen, beispielsweise durch eine dünne Schicht *Eisenoxid,* einer ebenfalls völlig giftfreien Substanz. Eisenoxid gibt es in roter, brauner, gelber und schwarzer Farbe. Diese zusätzliche Schicht wirkt wie ein Lichtfilter und färbt die Pigmente stärker an. Dadurch entstehen herrliche Goldtöne, die vom echten Gold kaum zu unterscheiden sind. Aber auch Bronze-, Kupfer-, Altsilber- und Altgoldtöne sind möglich. Im Gegensatz zu früher, wo man häufig unter gesundheitlichen Gefahren mit Metallpigmenten färbte, sind diese Schminken heute völlig harmlos, ja sogar eßbar.

Die von uns empfohlenen Perlglanzpigmente mit Eisenoxidfarben sind:

Bronze
Kupfer
Perl-Siena
Feingold
Altgold
Altsilber

Weitere Farbtöne werden produziert durch andere Überzüge, die – wie uns die Herstellerfirma versicherte – ebenfalls giftfrei und gesundheitlich völlig unschädlich sind. Die Pigmente werden sowohl nach EG-Normen als auch nach der deutschen Kosmetikverordnung als völlig unbedenklich eingestuft. Dazu gehören die Perlfarben:

Himmelblau
Superblau
Pinkperl
Himbeerperl
Veilchenperl

Außerdem gibt es noch eine weitere Gruppe: *die changierenden Farben.* Sie wechseln je nach Betrachtungswin-

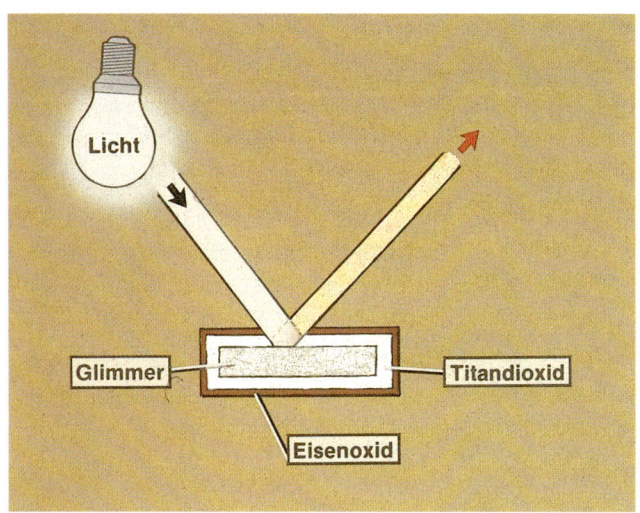

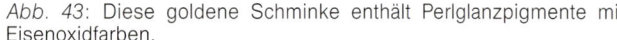

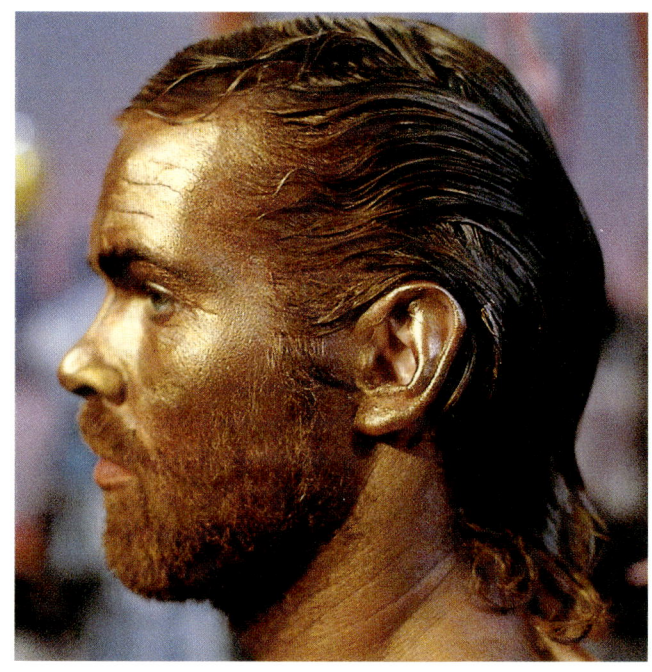

Abb. 42: Durch einen zusätzlichen Überzug – beispielweise mit Eisenoxid – kann man die Glimmerplättchen in kräftigen Farben leuchten lassen.

Abb. 43: Diese goldene Schminke enthält Perlglanzpigmente mit Eisenoxidfarben.

kel zwischen Grün und Gold, Rot und Gold, Blau und Grün, Rot und Grün usw. Wir haben diese Pigmente *Flipperl* genannt:

Flipperl rot-gold, Flipperl grün-gold, Flipperl rot-grün, Flipperl blau-grün.

Zum Schluß noch ein wichtiger praktischer Tip für die *Verarbeitung* der Perlglanzpigmente. Es gibt besonders gut deckende Farben, die sich völlig problemlos auftragen lassen, und andere, die bei der Anwendung leider nicht so gleichmäßig und farbintensiv wirken. Besonders empfehlenswerte stark deckende Perlglanzpigmente: Bronze, Kupfer, Perl-Siena, Feingold, Altgold, Altsilber, Himmelblauperl und Flipperl grün-gold.

Perlglanzpigmente, die auch sehr schöne Farben erzeugen, aber nicht ganz so gut decken: **Superblau, Pinkperl, Veilchenperl, Flipperl rot-gold, Flipperl blau-grün, Flipperl rot-grün.** Für sämtliche Eigenschaften gilt das, was unter den genannten Pigmenten gesagt worden ist.

Hier noch einmal kurz die wichtigsten Daten unserer Perlglanzpigmente aus dem Ringbuch *Kosmetische Färbemittel.*

Alle Perlglanzpigmente bauen auf Glimmer auf. Er hat die Index-Nr. 77019 und ist völlig ungiftig, nicht hautreizend und ohne Einschränkung für alle kosmetischen Zwecke zu gebrauchen. Hinzu kommen die jeweiligen Zusatzsubstan-

zen, die den Farbstoff erzeugen und ebenfalls absolut unschädlich sind.

Bei den Pigmenten **Perlgold, Perlblau, Perlrot, Perlgrün, Silberweiß** wird dieser Effekt ausschließlich durch den Überzug durch *Titandioxid* erreicht. Diese Pigmente haben deshalb zusätzlich die Index-Nr. von Titandioxid (77891). Keine Anwendungs-Beschränkungen.

Die Perlglanzpigmente **Bronze, Kupfer, Perlsiena** erzeugen ihren Farbeffekt auf den Glimmerplättchen durch einen Überzug aus Titandioxid, über das noch einmal eine Schicht aus *Eisenoxid* gelegt ist. Die Kennziffern dieser Pigmente lauten deshalb: 77019 (Glimmer), 77891 (Titandioxid), 77491 (rotes

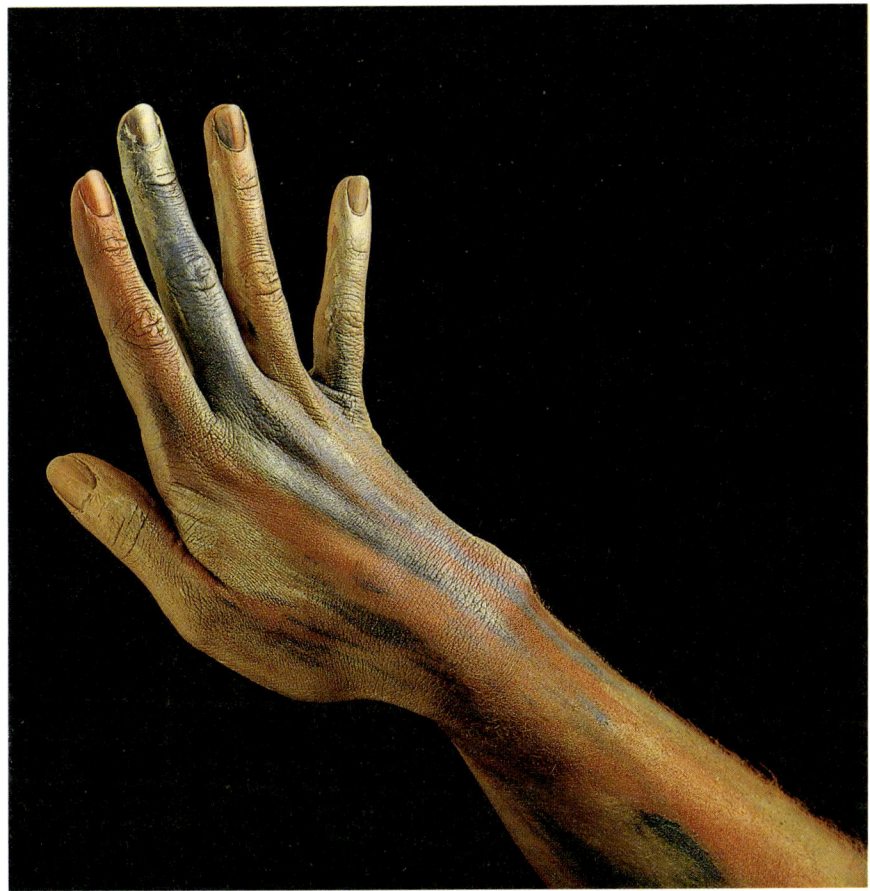

Abb. 44: Hier haben wir einmal auf der Hand die Wirkung verschiedener Perlglanzfarben ausprobiert.

Cyanblau vorliegt, sind sie aber ungiftig. Selbst von Magen- und Darmenzymen oder Säuren können sie nicht gelöst werden. Das Bundesgesundheitsamt hat keine Bedenken gegen die Anwendung und Cyanblau sogar für Lippenstifte zugelassen (vgl. die Kosmetikverordnung vom 23. Juli 1986, lfd. Nr. 145, Anlage 3). Keine Anwendungs-Beschränkungen.

Die Perlglanzpigmente **Pinkperl, Veilchenperl** erzielen ihren Farbeffekt aus einer Beimischung von echtem *Karminrot* aus der Cochenille-Schildlaus, daher der relativ hohe Preis. Dieser natürliche Farbstoff hat die Index-Nr.: 75470. Die Farbbezeichnung: C Rot 50. Unter der Nummer E 120 ist es auch als Lebensmittelfarbstoff zugelassen. Keine Anwendungs-Beschränkungen.

Das Perlglanzpigment **Himbeerperl** entsteht durch Beimengung eines organischen Farbstoffs (Thioindigo), der auch unter dem Handelsnamen *Indanthren* bekannt ist. Index-Nr.: 73360. Farbbezeichnung: C Rot 28. Es ist für alle Kosmetika ohne Einschränkung zugelassen, sogar für Zahnpasta.

Die Perlglanzpigmente **Flip-Perl-rotgold, Flip-perl-rot-grün** setzen sich aus Glimmer, Titandioxid und echtem Karminrot zusammen. E-Nr.: 120.

Beim Perlglanzpigment **Flip-Perl-blaugrün** kommen zu Glimmer, Titandioxid, schwarzes Eisenoxid (77499) sowie Cyanblau (77510).

Das Pigment **Seidenweiß** besteht aus reinem, feingemahlenen Glimmer (keine Anwendungs-Beschränkungen). Das Pigment **Seidenschwarz** besteht aus Glimmer und schwarzem Eisenoxid Fe_3O_4 (keine Anwendungs-Beschränkungen).

Eisenoxid Fe_2O_3). Für Lebensmittel unter E 171 zugelassen.
Bei den Farbglanzpigmenten **Feingold, Altsilber** kommen zu 77019 (Glimmer) und 77891 (Titandioxid) nicht das rote Eisenoxid Fe_2O_3, sondern das *schwarze Eisenoxid* Fe_3O_4 mit der Index-Nr. 77499. E-Nr. 172.

Die Perlglanzpigmente **Himmelblau, Superblau** verdanken ihren Farbeffekt einer Beimischung des anorganischen Mineralpigments *Cyanblau* mit der Index-Nr. 77510. Cyanide sind Verbindungen von Kohlenstoff und Stickstoff, und sie sind normalerweise sehr giftig. In der Verbindung mit Eisen, die beim

Für die Pigmente brauchen wir einen Farbträger

Für die genannten Pigmente brauchen wir für die verschiedensten Anwendungsarten auch geeignete Träger, in die sie hineingemischt werden. Beim Make-up und unserer Schminke ist das eine *Hautcreme;* beim Lidschatten eine Pudermischung, die die Pigmente auf der Haut festhält; beim Lipgloss ist es ein *Öl;* beim Lippenstift und beim Kajalstift eine Mischung aus *Wachsen* und *Öl.*

Kommen wir zunächst zum *Make-up* und zu den *Schminken:*
Für sie brauchen wir eine *Cremebasis.* In unserem Buch „Cremes und sanfte Seifen" haben wir in allen Einzelheiten beschrieben, daß bei einer Creme Wasser und Fette irgendwie zusammengebracht werden müssen.
Das geschieht mit Hilfe von

Emulgatoren

Wir wiederholen hier noch einmal in Zusammenfassung, was wir zu diesem Thema in „Cremes und sanfte Seifen" detailliert beschrieben haben.
Emulgatoren sind Stoffe, die Öl bzw. Fett und Wasser miteinander verbinden. Für jede Creme, die eine Mischung aus Wasser und Fett ist, sind Emulgatoren also ein wichtiger Bestandteil. Sie lösen das Fett nicht, sondern sorgen dafür, daß es in feinsten Tröpfchen im Wasser sozusagen in der Schwebe bleibt.
Wir haben uns für zwei äußerst milde Emulgatoren entschieden, die sogar für Lebensmittel zugelassen sind, und zwar in höherer Konzentration, als wir sie für unsere Cremes brauchen. Es sind die Emulgatoren *Lamecreme* und *Tegomuls* (näheres dazu in „Cremes und sanfte Seifen", *Seite 33).* Beide Emulgatoren sind fettähnliche Substanzen, die aus Glyzerin und Fettsäuren zusammengesetzt sind. Um als Emulgatoren funktionieren zu können, müssen sie auf 70 °C erhitzt werden.
Aber wir haben auch Emulgatoren gefunden, die kalt angerührt werden können. Der eine – Mulsifan – ist ebenfalls in „Cremes und sanfte Seifen" ausführlich beschrieben. Der andere Emulgator heißt *Holan.* Er ist – wie Mulsifan – eine klare, ölähnliche Flüssigkeit, mit der hervorragende Hautpflegemittel auch von Laien hergestellt werden können. Dieser Emulgator hat eine sehr große Emulsionskraft, so daß damit sogar Kaltemulsionen möglich sind. Teilweise reichen nur 1% Emulgatorsubstanz im Endprodukt. Bei anderen Emulgatoren sind diese Anteile viel höher.

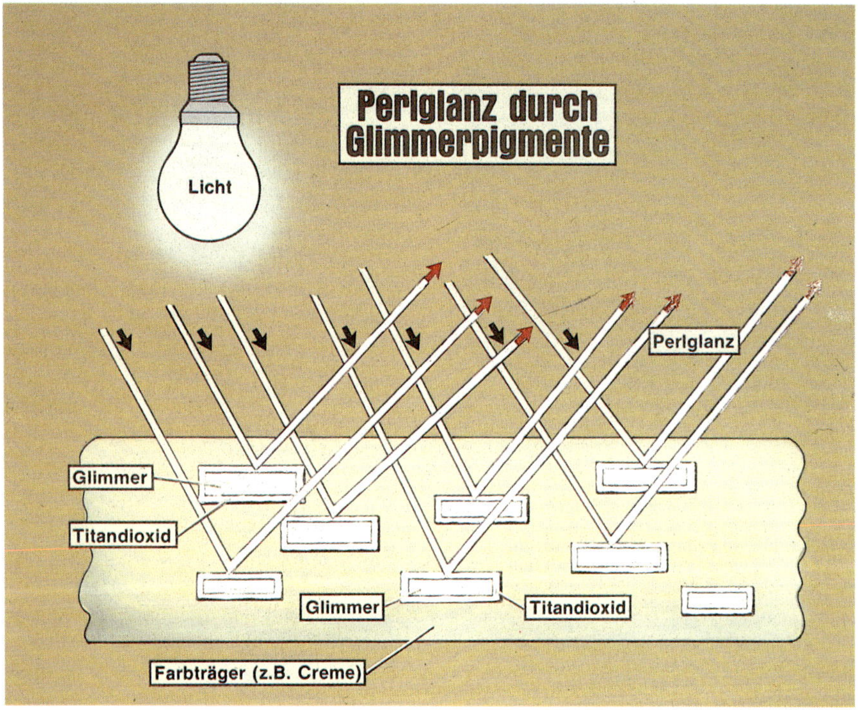

Wasser

Für die Emulsion unserer Basiscreme braucht man natürlich auch Wasser. Wir

Abb. 45: Schematische Darstellung von Glimmerpigmenten, die in eine Cremegrundlage eingebettet sind.

empfehlen *destilliertes* oder zumindest *entmineralisiertes Wasser.* Das gilt besonders für unser Gel, weil der Gelbildner sehr empfindlich gegen hartes Wasser ist. Wichtig ist, daß es völlig keimfrei ist, weshalb Sie es zur Sicherheit aufkochen sollten. Füllen Sie es noch heiß am besten in eine gut verschließbare braune Apotheker-Flasche, dann kann man es mehrere Monate aufheben. Vergessen Sie nicht, diese – wie alle anderen Flaschen und Töpfchen – exakt zu etikettieren, damit es nicht zu Verwechslungen kommt.

Öle, Fette, Wachse

Für alle selbstgemachten Kosmetika empfehlen wir ausschließlich *natürliche Pflanzenöle* – vom preiswerten Sonnenblumenöl, Weizenkeim-, Soja-, Erdnuß- und Mandelöl bis zum Avocado- und Jojobaöl. Letzteres ist eigentlich gar kein Öl, sondern ein flüssiges Wachs (vgl. „Cremes und sanfte Seifen", ab *Seite 33*). Jojobaöl wird bei niedrigen Temperaturen zähflüssig bis fest. Es hat zu einigen Fragen von Lesern geführt, die glaubten, daß ihr Öl schlecht geworden sei. Das Gegenteil ist der Fall; durch Festwerden zeigt sich nur, daß es sich um ein hochwertiges Öl handelt.

Rizinusöl

Für Lippenstifte und Lipgloss ist Rizinusöl unerläßlich, weil nur dieses Öl einen feinen Glanz erzeugt. Vergessen Sie, daß es auch als Abführmittel gebraucht wird. Auf der Haut hat es nur angenehme Wirkungen; es kann auch

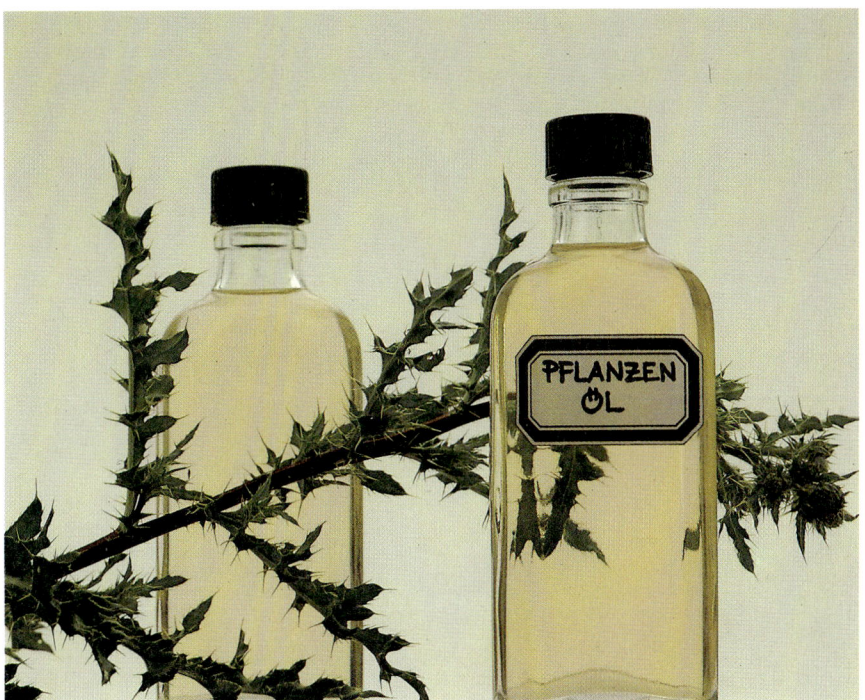

Abb. 46: Zu den Rohstoffen unserer Kosmetika gehören ganz normale Pflanzenöle.

nicht durch Eindringen zu Durchfall führen. Abgesehen davon, daß auch heute noch Rizinusöl zu den sanftesten Abführmitteln gehört, die man ja hin und wieder einmal brauchen kann.

Bei Verwendung in der Kosmetik haben die Pflanzenöle fast alle einen kleinen Nachteil: Sie können ranzig werden. Eine Ausnahme bildet eigentlich nur das Jojobaöl, weil es ein Wachs ist.

Durch Zugabe von *Vitamin E* läßt sich das Ranzigwerden jedoch verlangsamen. Noch wirksamer ist ein Mittel, das wir *Antiranz* getauft haben und auf das wir auf *Seite 67* näher eingehen.

Neben Fetten, Wasser und Emulgatoren kommen in unseren Basiscremes auch

besondere *Konsistenzgeber* vor, die einer Creme erst die nötige Festigkeit verleihen. Besonders bewährt hat sich da

Schibutter

Es handelt sich um ein Pflanzenfett, das aus den Früchten des Schinußbaumes gewonnen wird. Es enthält sogenannte unverseifbare Bestandteile, die besondere pflegende Eigenschaften für die Haut haben (Näheres wieder in „Cremes und sanfte Seifen"). Sie können Schibutter sowohl im Lippenstift, im Lippenpflegestift wie auch im Make-up verwenden.

Wachse

Wachse haben eine große Ähnlichkeit mit natürlichen Fetten und Ölen. Ein wesentlicher Unterschied besteht darin, daß unser Magen sie nicht verdauen kann.

In „Cremes und sanfte Seifen" haben wir gezeigt, daß Speiseöl oder Fett meist aus drei Fettsäuren besteht, die durch eine Brücke aus Glyzerin oder andere höherwertige Alkohole gebildet wird. Man spricht dann von einem Ester.

Der Schwanz der jeweiligen Fettsäuren besteht in der Regel aus einer Kette von 8 bis 24 Kohlenwasserstoffkombinationen (vgl. *Abb. 47*).

Bei den Wachsen ist dieser Schwanz überaus lang. Er beginnt bei 30 Kohlenstoffatomen und kann bis zu 50 besitzen, die sich mit den Wasserstoffatomen zu einer Kette aneinanderreiben. Da der Schmelzpunkt eines Wachses mit zunehmender Kettenlänge steigt, sind Wachse bei Normaltemperatur in der Regel fest.

Bienenwachs

Es enthält Ester aus zum Teil ungesättigten Fettsäuren von 18, 30 und 34 Kohlenstoffatomen (vgl. *Abb. 48*).

Bienenwachs schmilzt bei etwa 61–65 °C und es ist in heißem Alkohol (Weingeist, Spiritus), Benzin, Aceton und sogar in ätherischen Ölen löslich. Das bedeutet, daß man Bienenwachs duftend machen kann, was man sich bei sogenannten Duftkerzen zunutze macht. Bienenwachs hat auch schon

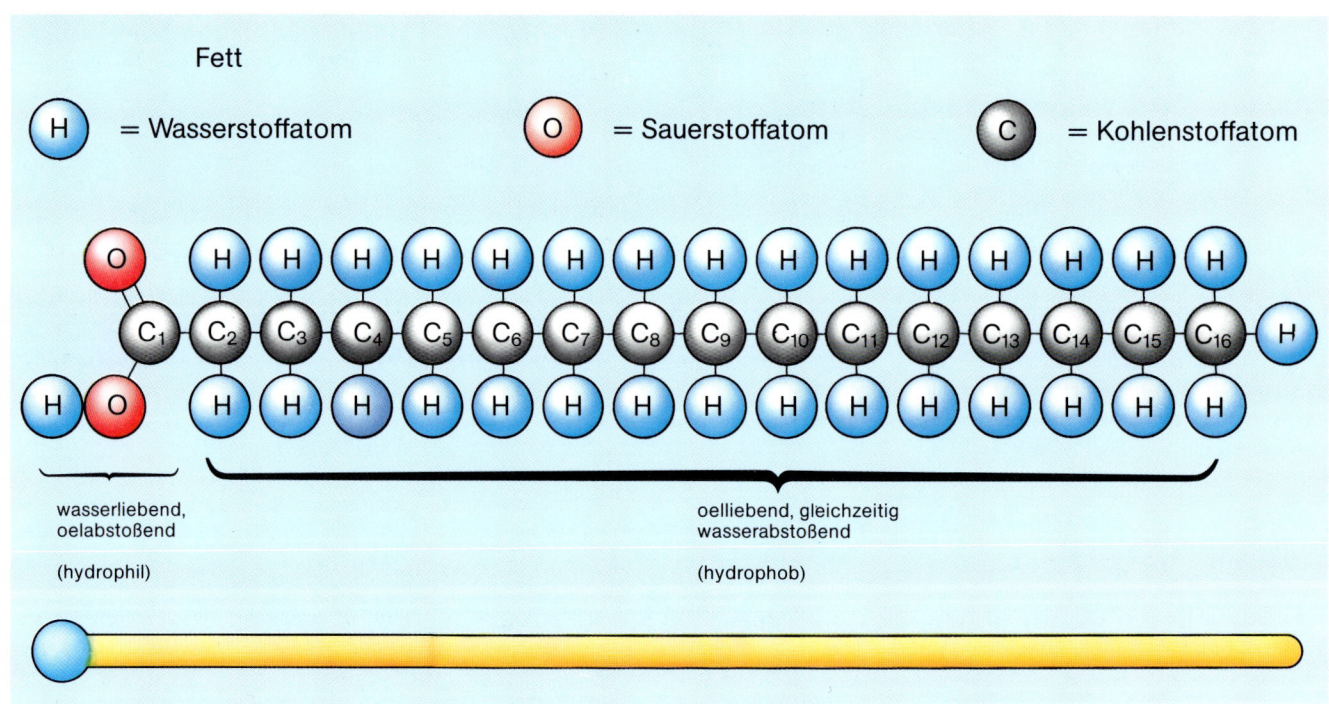

Fett

H = Wasserstoffatom O = Sauerstoffatom C = Kohlenstoffatom

wasserliebend, oelabstoßend

(hydrophil)

oelliebend, gleichzeitig wasserabstoßend

(hydrophob)

Abb. 47: Molekül der Palmitin(Fett)säure [darunter das vereinfachte Modell mit dem kleinen, wasserliebenden Kopf (hydrophil) und der langen wasserabstoßenden (hydrophoben), dafür aber ölliebenden Kette von Kohlenwasserstoffen]. Wir sprechen abgekürzt vom „Schwanz" der Fettsäuren.

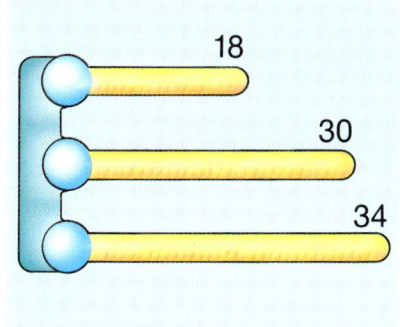

Abb. 48: Struktur des Bienenwachses.

Bienenwachs ist hautfreundlich. Allerdings müssen sich bestimmte Allergiker vorsehen, weil Restbestände von Pollen enthalten sein können. Allergisch reagieren manche auch auf gebleichtes Bienenwachs, das wir in unseren Rezepten empfehlen. Wer damit Probleme hat, kann auch ungebleichtes nehmen.

Carnaubawachs

Es stammt von einer besonderen, nur in Südamerika (Brasilien) wachsenden

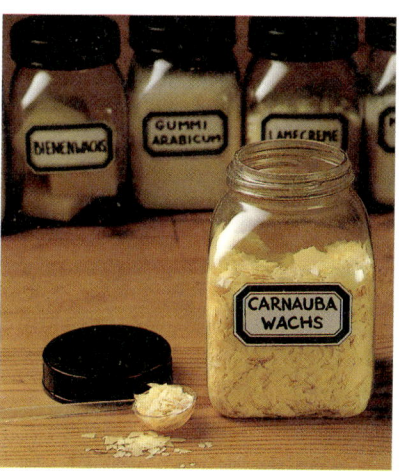

Abb. 50: Das harte Carnaubawachs wird in Form von schuppenartigen Plättchen geliefert.

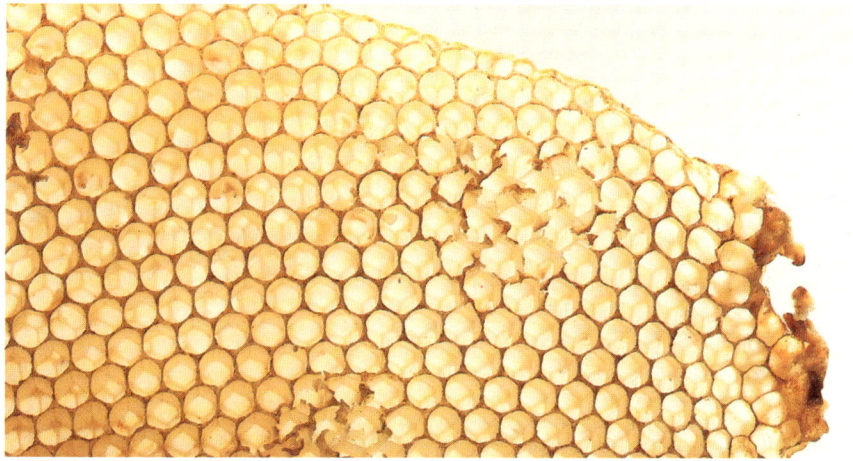

Abb. 49: Das Wachs der Bienenwaben ist ein wichtiger Rohstoff in einigen unserer Kosmetika.

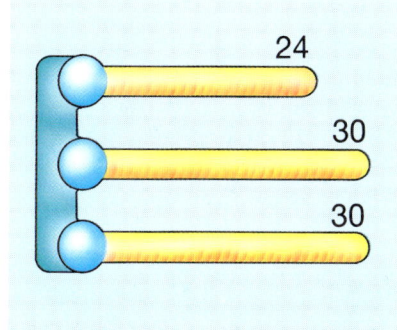

Abb. 51: Die Struktur von Carnaubawachs.

von Natur aus einen ganz charakteristischen Duft, der ebenfalls durch ätherische Öle hervorgerufen wird.

Bienenwachs ist als Zusatz für Nahrungsmittel zugelassen, obwohl es nicht verdaut werden kann und chemisch völlig unverändert wieder ausgeschieden wird. Es ist aber absolut ungiftig.

Palme. Dort schützt es die Oberfläche der jungen Blätter vor dem Austrocknen. Es ist ein sehr hartes Wachs, das erst bei 82 bis 86°C schmilzt. Der Grund dafür ist, daß es vorwiegend aus gesättigten höheren Fettsäuren gebildet ist (vgl. Abb. 51).

Carnaubawachs ist wie Bienenwachs ungiftig und hautfreundlich. In der phar-

mazeutischen Industrie wird es zum Beispiel als Poliermittel für Dragees benutzt, die damit regelrecht gebohnert werden. Auch für sogenannte Filmtabletten verwendet man es, die sich nicht im Magen, sondern erst im Darm auflösen. Auch in Bohnerwachs und Schuhcreme spielt es eine Rolle.

Bei kosmetischen Produkten entwickelt Carnaubawachs hervorragende Eigenschaften vor allem in Lippenstiften und Maskarastiften. Hier sorgt es für Stabilität selbst bei sommerlicher Hitze. Beim Testen unserer Rezepte haben wir Lippenstifte bei 45 °C über 3 Tage lang im Wärmeofen gelassen, ohne daß die Stifte zerliefen oder sonstwie an Qualität einbüßten.

Wir empfehlen die helle Qualität, weil sie die Lippenstiftfarbe am wenigsten beeinflußt.

Gummi arabicum

Diese Substanz wird zwar schon seit Jahrtausenden genutzt – sogar in Nahrungsmitteln –, in der Kosmetik ist sie aber weitgehend in Vergessenheit geraten, weil synthetische Mittel für die Industrie einfacher zu verarbeiten sind. Gummi arabicum hat jedoch als Filmbildner und Stabilisator derart gute Eigenschaften, daß wir froh sind, es für Kosmetika sozusagen wiederentdeckt zu haben.

Der Name Gummi arabicum täuscht vielleicht ein wenig; denn man denkt unwillkürlich an etwas Dehnbares; auf jeden Fall nicht an etwas Eßbares. Dabei handelt es sich selbst bei Gummi (Kautschuk) zunächst einmal um nichts anderes als um Harze. Auch der Naturkautschuk ist ein Baumsaft, ein Harz also. Dazu gehören aber auch Weihrauch, Myrrhe usw. Harze sind Säfte von Bäumen und Sträuchern, die aus Verletzungen der Rinde austreten und an der Luft hart werden.

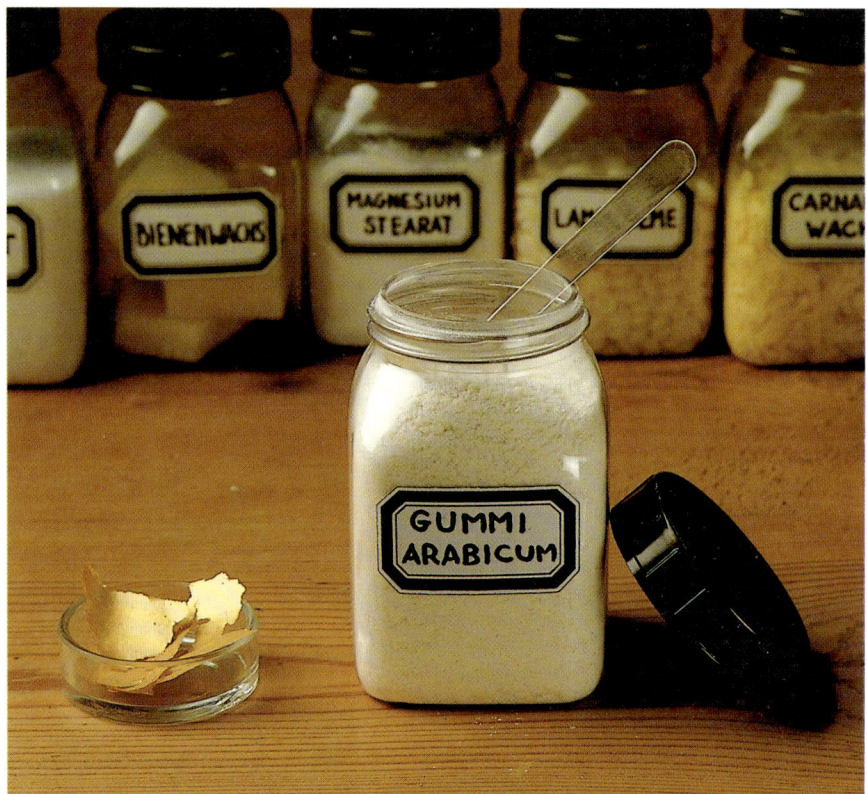

Abb. 52: In aufgearbeiteter Form ist *Gummi arabicum* ein weißes Pulver. *Links* im Bild sehen Sie eine dünne Folie aus *Gummi arabicum,* die mit goldenem Perlglanzpigment gefärbt ist.

Genaugenommen handelt es sich beim Gummi arabicum aber nicht um ein Harz. Er enthält nämlich hauptsächlich eine besondere Art von Stärke – Galactose und Glucuronsäure –, die unser Organismus sehr gut verdauen und verwerten kann.

Gummi arabicum ist der Pflanzensaft einer genügsamen Akazienart, die in sehr trockenen Gegenden Arabiens bis hin in die afrikanische Sahelzone wächst.

Zur Ernte werden die Sträucher angeritzt. Der austretende Saft bildet beim Trocknen Klumpen. Die Einheimischen verwenden diese Klumpen als Nahrungsmittel und für vielerlei andere Zwecke. Auf dem Weltmarkt ist Gummi arabicum ein begehrtes Produkt, das für Lebensmittel, Klebstoffe, Arzneimittel, Farben usw. verwendet wird. Durch seine Eigenschaft, feste Oberflächenfilme zu erzeugen, ist es ein hervorra-

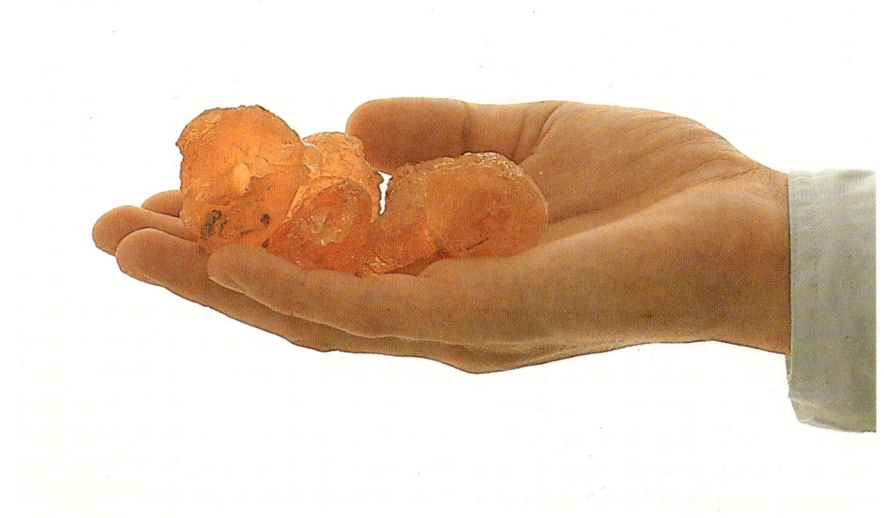

Abb. 53: In solchen Klumpen wird *Gummi arabicum* als Rohstoff geliefert.

gendes Glasierungsmittel und Verdik-kungsmittel. Außerdem ist es ein schwacher Emulgator. Und schließlich verhindert es das Auskristallisieren von Zucker. Ein äußerst vielseitiger Stoff also.

Der in Klumpen angelieferte Rohstoff wird gereinigt, keimfrei gemacht und als Pulver verkauft. In unseren Rezepten nutzen wir diese besonders saubere Lebensmittelqualität, und wir nehmen dafür die bei etwa 100 °C walzengetrocknete Ware, die sich in Wasser sehr gut auflösen läßt.

Es gibt zwei Arten: Ein *feingemahlenes Pulver* und eine *gröbere Qualität*. Die gröbere Sorte läßt sich leichter unterrühren und verklumpt nicht so schnell. Gummi arabicum haben Sie bestimmt schon einmal gegessen. Oder lieben Sie keine Gummibärchen? Auch im Überzug von Dragees, im Kaugummi, in Fertigkuchenmischungen und vielen anderen Lebensmitteln wird es verwendet. Gummi arabicum muß nicht deklariert werden; trotzdem wird es meist mit einer E-Nummer vermerkt. Achten Sie einmal auf die Nummer E 414. Allerdings können auch hier wieder einige Menschen leichte Allergiereaktionen zeigen. Das trifft allerdings nicht für das Auftragen auf die Haut zu. Wenn Sie gefährdet sind, können Sie ja einen Allergietest machen, bevor Sie zum Beispiel unsere Karnevalsschminke auftragen.

Gelbildner für Haut und Haar

Haargele kennt man seit etwa 30 Jahren. Sie dienen vor allem dazu, das Haar zu formen, ohne daß dazu ölhaltige Substanzen nötig wären. Die „Schmalztolle" früherer Tage war das Ergebnis dieses Ölgehaltes in Pomade.

Leider ist auch die Geschichte der Haargele – wie der Haarkosmetika überhaupt – nicht frei von problematischen Kapiteln. In Fragen der Verträglichkeit ist man hier offenbar immer schon recht großzügig nach dem Prinzip umgegangen, daß nicht sein kann, was nicht sein darf. Vielleicht glaubte man, daß Haarpflegemittel nicht mit der Haut in Berührung kommen und deshalb auch nicht schaden könnten. Anders ist nicht zu verstehen, daß wir bei unseren Recherchen auf einen Gelbildner stießen, der in hohem Maße Stoffe enthielt, die eindeutig als gesundheitsschädlich bezeichnet werden müssen. Auf unser äußerst hartnäckiges Nachfragen gestand eine Herstellerfirma schließlich – sie ist bei diesem Produkt weltweit der Marktführer –, daß ca. 2000 ppm (d.h. 0,2%) Benzol in ihrem Produkt enthalten sein können.

Dabei handelt es sich um eine aromatische Verbindung, die eindeutig als krebserregend erkannt ist. Man sagte uns, daß der Anteil dieses Stoffes in Zukunft wesentlich reduziert werden würde; ja, man verfüge sogar schon länger über einen anderen Grundstoff, der frei von dieser Verbindung sei und der auch für medizinische Zwecke verwendet werde. Allerdings wäre dieser Stoff etwas teurer. Mit anderen Worten: man kann, wenn man nur will.

Wir haben einmal nachgerechnet, wie sich dieser teurere, schadstofffreie Grundstoff im Preis des Endprodukts ausdrücken würde, wenn man ihn verwendet. Am Ende wären es pro 100 g nur wenige Pfennige! Völlig unverständlich ist, daß im Deutschen Arzneimittelbuch dieser Benzolgehalt toleriert wird. Damit steht es eindeutig im Widerspruch zur Kosmetikverordnung, in der Benzol verboten ist. Das Gesundheitsamt sollte sich darum einmal kümmern. Es ist selbstverständlich, daß wir auf einem solchen Gelbildner für unsere Rezepturen verzichtet haben – einmal abgesehen davon, daß das Anrühren für einen Laien schwierig oder sogar gefährlich sein kann. Voraussetzung ist nämlich eine Neutralisation dieses Mittels, und dazu müssen Stoffe wie zum Beispiel Triethanolamim verwendet werden, die ebenfalls nicht frei von Problemen sind.

So hatten wir bei unseren Versuchen diesen Bereich der Haargele eigentlich schon ad acta gelegt, als wir einen guten Tip bekamen:

Eine andere Firma hat einen Gelbildner entwickelt, der alle eben beschriebenen Probleme nicht hat. Er braucht weder neutralisiert zu werden, noch enthält er Benzol, Toluol oder andere aromatische Verbindungen.

Was ist ein Gel?

Gele lassen sich mit natürlichen Stoffen wie *Gelatine* (eine Art Kollagen), *Pectin* und *Gummi arabicum* vergleichen. Wenn diese Stoffe in wäßrigen oder alkoholischen Flüssigkeiten aufgelöst werden, dann ordnen sich die Moleküle zu langen Ketten wie Perlen auf einem Faden. Gleichzeitig kommt es zu einer

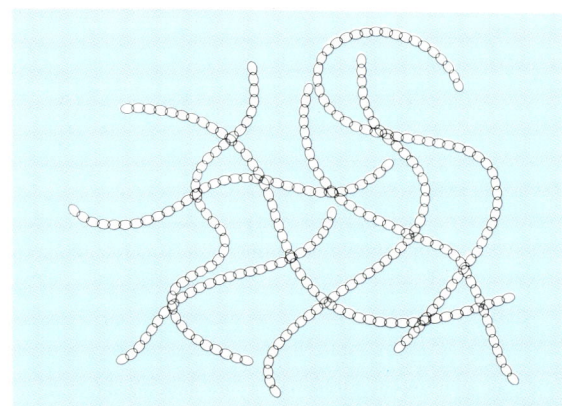

Abb. 54: Ein Gel wird durch ein Netzwerk von langen Molekülfäden zusammengehalten.

Vernetzung dieser Ketten. Das heißt, es bildet sich ein Netzwerk von vielen kürzeren oder längeren Molekülfäden (vgl. *Abb. 54*). Die Flüssigkeit, in der diese Gelbildner aufgelöst worden sind, wird in den Zwischenräumen dieser Ketten gebunden. Diese Bindung ist nicht so stabil, daß ein fester Körper entstehen würde, sondern mehr in der Art eines Wackelpuddings.

Erstaunlich ist, wie *viel* Flüssigkeit gebunden werden kann. Oft reichen 0,5% Gelbildnersubstanz aus. Das heißt, 5 g davon können etwa einen Liter binden! Das ist schon ganz erstaunlich; denn praktisch besteht ein solcher Wackelpudding so gut wie komplett aus Flüssigkeit.

Leider haben wir auch hier wieder die Erfahrung gemacht: mit natürlichen Substanzen erreicht man nicht immer die besten Ergebnisse. Sie verkleben Haut und Haare oder bilden harte Oberflächenfilme. Bei unserer Theater- und Karnevalsschminke haben wir uns das allerdings zunutze gemacht, indem wir *Gummi arabicum* darunter mischten.

Der Gelbildner PN 73

In dem Gelbildner *PN 73* haben wir eine Substanz gefunden, die nach allen unseren Nachforschungen ohne irgendwelche gesundheitsschädlichen Nebenwirkungen äußerst hautfreundlich ist. Verschiedene medizinische Hauttests haben dies bestätigt. Wir haben eine ausführliche Testreihe von Professor Tronnier vorliegen, nach der sogar Allergiker PN 73 vertragen. Und schließlich haben wir etwa ein halbes Jahr lang die Substanz an uns selbst, vielen unserer Mitarbeiter und deren Freunden getestet.

Die Substanz ist auch nach der Kosmetikverordnung völlig unbedenklich.

Hier die Beschreibung von PN 73:

Sie besteht in ihrem Grundbaustein aus zwei Molekülen, und zwar aus *Arcrylsäure* und aus *Acrylamid* (vgl. *Abb. 55*). Als Einzelmoleküle sind diese Stoffe nicht unproblematisch. Wenn sie aber zu Ketten zusammengeführt werden – der Fachmann nennt das polymerisieren –, dann verlieren sie ihre Agressivität. Die Bereitschaft, sich zu verbinden, haben diese Stoffe von Natur aus, so daß die Wahrscheinlichkeit sehr gering ist, daß freie Acrylsäure und Acrylamid übrig bleiben. Die Herstellerfirma hat uns versichert, daß dies ständig und streng überwacht werde.

Übrigens: Polymere aus Acrylbausteinen bilden die neben Leinöl wohl umweltverträglichsten Lacke und Farben. Sie kennen sie vielleicht unter der Bezeichnung *Acrylfarbe* oder auch *Dispersionsfarbe,* bei denen man ohne oder nur mit geringem Lösungsmittelanteil auskommt. Chemisch sind diese Ketten

außergewöhnlich stabil; ein Beispiel dafür ist das sehr widerstandsfähige Acrylglas. Diese Stabilität bedeutet zugleich, daß chemische Reaktionen mit der Haut nicht stattfinden können und deshalb keine Irritationen oder Allergenwirkungen auftreten.

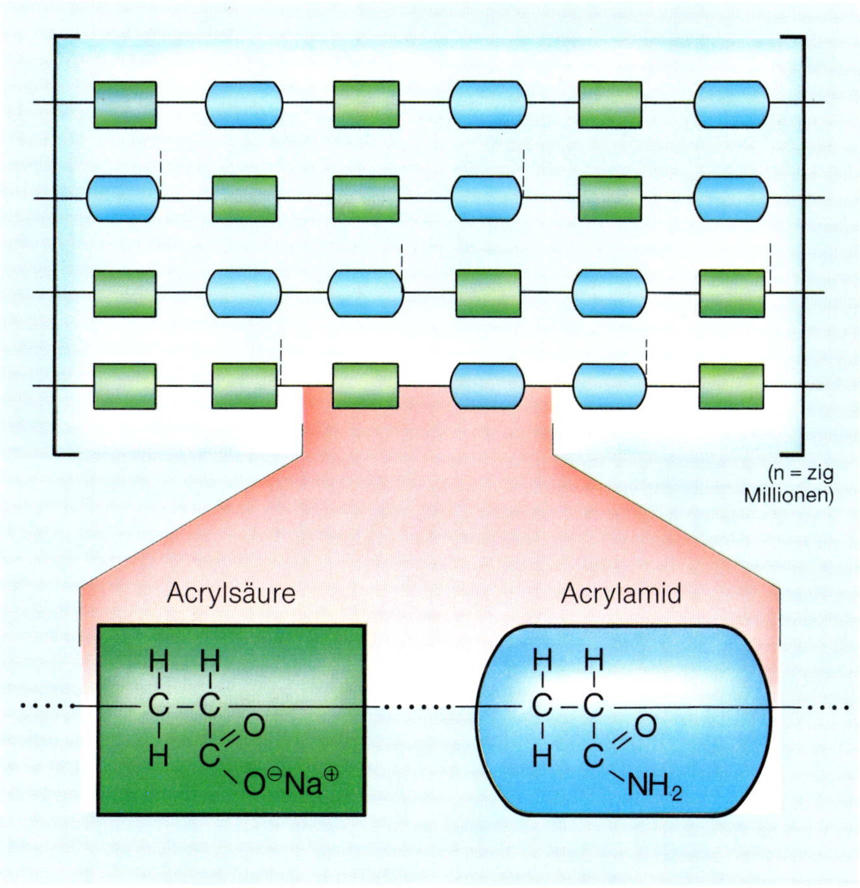

Außerdem sind die Molekülketten so groß, daß sie niemals in die Hautporen eindringen können. Darin gleichen sie dem Kollagen. Auch verstopfen können die Hautporen nicht. Sie bleiben also atmungsaktiv.

PN 73 speichert die Feuchtigkeit; es hält also die Haut – ähnlich wie natürliches Kollagen – länger feucht. Das ist auch ein Grund, weshalb wir es in unsere Sonnenschutzmilch und Creme mischen.

Schließlich stabilisiert PN 73 jede Emulsion auch dann, wenn sie kalt gerührt wird.

Wir haben oben schon beschrieben, daß 0,5% bis 1% Trockensubstanzen dieses Gelbildners für die Bindung von Wasser ausreichen. Wenn ein solches Gel verdunstet, bleibt also praktisch nichts mehr übrig, was vor allem bei einer Anwendung im Haar sehr angenehm ist. Die Rückstände sind derart minimal, daß man sie kaum noch feststellen kann.

Im Gegensatz zu Haarspray, das die Haare oft spröde werden läßt, bewährt sich dieses Gel zugleich auch als Festiger, mit dem man das Haar leicht formen kann.

Wen Öl oder eine Emulsion auf Haut und Haar stören und wer trotzdem nicht auf einen Sonnenschutz verzichten möchte, der kann ihn sich mit Hilfe von PN 73 leicht verschaffen. Entsprechende Rezepte finden Sie im Rezeptteil (ab *Seite 123*).

(n = zig Millionen)

Acrylsäure

Acrylamid

Abb. 55: *PN 73* besteht aus den beiden Grundbausteinen *Acrylsäure* und *Acrylamid.* Sie bilden zusammen ein Polymer.

Darüber hinaus können Sie jede Creme und Pflegemilch, die wir in unserem Hobbythek-Buch „Cremes und sanfte Seifen" vorgestellt haben, mit PN 73 stabilisieren und dadurch temperaturunanfälliger machen. Rühren Sie dazu in die heiße Fettphase etwa 0,5% des Gewichts der fertigen Creme PN 73 ein. In Zahlen umgerechnet bedeutet das: pro 30 g Creme kommen 0,15 g (= ½ Meßl. oder eine Messerspitze) PN 73 hinzu. (Ein gestrichener Meßlöffel zu 2,5 ml entspricht 0,5 g PN 73.)

PN 73 verteilt sich in Fett relativ leicht. Rühren Sie aber so lange, bis sich alle Klümpchen aufgelöst haben, und geben Sie dann tropfenweise das heiße Wasser hinzu. Sie erhalten dadurch nicht nur eine Creme, die in ihrer Konsistenz verbessert ist, sondern einen zusätzlichen Feuchtigkeitsfaktor.

Achtung: Nur destilliertes oder entmineralisiertes Wasser verwenden, sonst brauchen Sie von dem gegen Salze empfindlichen PN 73 die zwei- bis dreifache Menge.

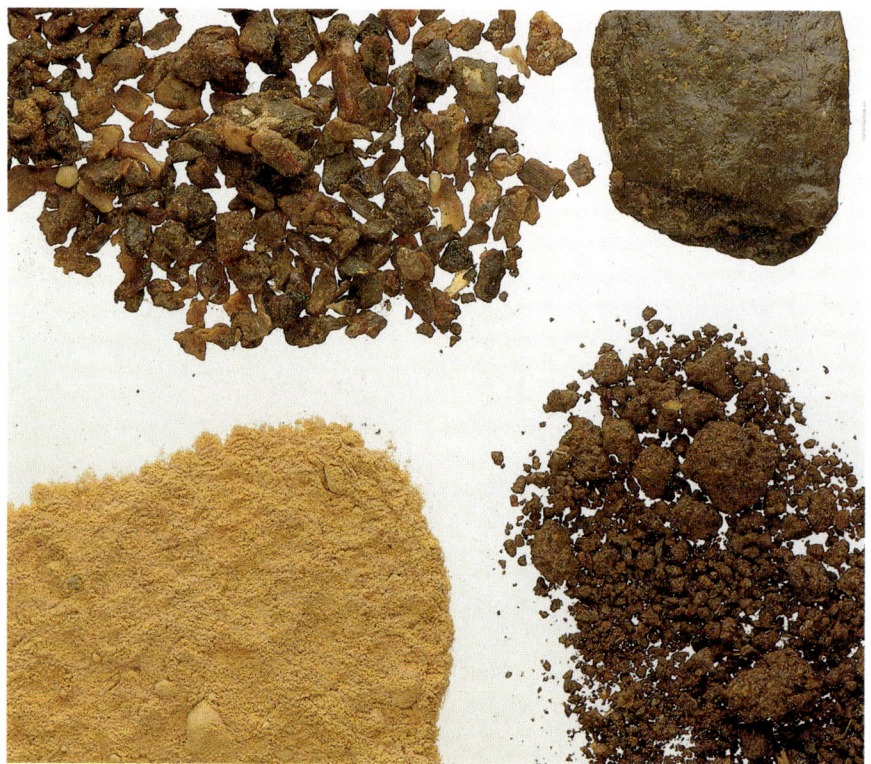

Abb. 56: Rohpropolis in verschiedenen Korngrößen und *links unten* als gelbes Extraktpulver.

Wirksubstanzen

Bei Wirksubstanzen in kosmetischen Produkten ist Vorsicht angebracht. Sehr leicht wird die Schwelle zum Arzneimittel überschritten, was nach der Kosmetikverordnung verboten ist. Hinzu kommt, daß bestimmten Stoffen oft Wirkungen zugeschrieben werden, die wissenschaftlich nicht oder nur schwer zu beweisen sind. In vielen Fällen handelt es sich allenfalls um psychologische Wirkungen nach dem Motto, wer dran glaubt... Man weiß ja, daß Haut und Seele eine sehr enge Beziehung zueinander haben.

Andererseits hat sich die Schulmedizin mit der Wirkung vieler natürlicher Substanzen noch nicht ausreichend oder manchmal auch nur widerwillig beschäftigt. Die Schwierigkeit bei den aus der Natur gewonnenen Substanzen liegt nicht zuletzt darin, daß es oft schwer ist, die Wirkstoffe zu standardisieren. Meist sind sie eine Mischung diverser Stoffe.

Es gibt aber einen Erfahrungsschatz aus der Volksmedizin, den wir nicht unterschätzen, sondern unbedingt nutzen sollten.

Propolis

Auch Propolis ist im weitesten Sinne ein Harz, das die Bienen produzieren. Sie benutzen ihn als eine Art Kitt, mit dem sie ihren Bienenstock gegen Zugluft und Feuchtigkeit abdichten. Auch ihre Waben bessern sie damit aus. Als Rohstoff verwenden sie den harzigen Leimüberzug von Baumknospen – besonders gut zu beobachten an Knospen von Kastanien –, den sie zusammen mit körpereigenen Drüsenausscheidungen zum braunen, äußerst klebefähigen *Propolisharz* verarbeiten.

Wissenschaftler haben festgestellt, daß die Bienen sich mit Propolis auch Eindringlinge vom Hals halten. Das betrifft nicht nur Insekten, die sie damit zum Teil regelrecht einbalsamieren; wichtiger noch ist der Schutz gegen Mikroben. Wirksam werden da bestimmte Inhaltsstoffe des Propolis (vermutlich ätherische Öle und Flavonoide). Propolis hat also keimtötende Wirkung. Ganz erforscht ist dieser Komplex aber noch nicht; aber gegen bestimmte Bakterien und sogar gegen Pilzbefall scheint Propolis zumindest vorzubeugen.

Weniger bewiesen ist seine abtötende Wirkung gegen bestimmte Viren (wie Herpes), obwohl einige Anwender darauf schwören. Außerdem soll Propolis das zu schnelle Ranzigwerden von Fetten verhindern.

Propolis ist schon in früheren Zeiten gegen Fieber und zur Wundbehandlung angewendet worden. Auch heute sind viele Naturheilkundige der Überzeugung, daß Propolis beim Menschen tatsächlich krankheitsverhindernde und heilende Eigenschaften entfalten kann. Selbst wenn dies nicht oder nur zum Teil zutreffen sollte, können Sie davon ausgehen, daß Propolis völlig ungiftig ist. Allerdings sollten Menschen, die allergieanfällig sind, bei diesem Mittel äußerst vorsichtig sein. Erst kürzlich wurde festgestellt, daß Kontaktallergien auf Propolis immer häufiger zu beobachten sind. Wir empfehlen daher, auf jeden Fall einen Allergietest (vgl. *Seite 36*).

Zur Stärkung des Immunsystems werden bei innerlicher Anwendung pro Tag 3 bis 5 Gramm Rohpropolis empfohlen. In dieser Dosis soll es auch Erkältungskrankheiten verhüten helfen.

Propolis gibt es in verschiedenen Formen:

als *Rohpropolis* in Form von Granulat;
als *Propolistinktur* in 90%igem Weingeist;
als *Flüssigextrakt* in Propylenglycol;
als konzentriertes *Propolisextraktpulver* zum Einnehmen (empfohlen werden dreimal täglich 1 g).

Leider gibt es auch beim Propolis ein Problem, das für Bienenprodukte generell gilt. Bienen sammeln Honig, Nektar und Pollen von Pflanzen und Blüten. Wenn diese mit Insektenvernichtungsmitteln behandelt sind, können Spuren davon auch in Honig, Bienenwachs und das Klebeprodukt Propolis geraten. Ein Nachweis ist recht schwierig. In Uruguay gibt es ein Institut, das sämtliche Bienenprodukte auf Schadstoffgehalt untersucht. Fachleute haben uns daher empfohlen, nur Produkte aus Uruguay zu nehmen. Soweit wollen wir aber nicht gehen; denn es ist damit ja nicht zugleich gesagt, daß Produkte aus China, Südamerika oder aus Deutschland nicht genauso unbedenklich sind wie diejenigen aus Uruguay. Vor allem in Deutschland wird die Imkerei sehr sorgfältig betrieben. Leider gibt es aber aus deutscher Produktion nicht genügend Rohstoff, und außerdem ist er wesentlich teurer (Bezugsquellen weisen wir im Anhang nach). Wenn Sie aber einen Imker kennen, dann können Sie von ihm Propolis vielleicht direkt beziehen und auch noch einiges mehr über diesen äußerst interessanten Stoff erfahren.

Wir verwenden Propolis in unseren Pflege- und Lippenpflegestiften und als Zahnfleischpflegemittel in der Zahnpasta (das Rezept finden Sie auf *Seite 128*). Dort soll es gegen Pickel, Hautun-

reinheiten, bei leichten Hautverletzungen und wunden Stellen helfen.

Heilende und die Ausbreitung von Bakterien verhindernde Wirkungen haben aber auch *ätherische Öle* (vgl. *Seite 70* und das Hobbythek-Buch „Cremes und sanfte Seifen"). Wir beschränken uns hier auf einige interessante Wirkstoffe, die Sie in alle Rezepte der dekorativen Kosmetik einarbeiten können, wodurch zum Beispiel aus einem Make-up eine Pflegecreme und aus einem ganz normalen Lippenstift ein Lippenpflegestift wird.

D-Panthenol

Ein *Vitamin,* das zur B-Gruppe gehört. Die B-Vitamine haben durchaus Wirkung auf Haut und Haar. D-Panthenol ist wasserlöslich und sehr dickflüssigklebrig. Deshalb empfehlen wir eine 50%ige Lösung, die sich tropfenweise dosieren läßt und gleichzeitig auch in Öl löslich ist. Lösungsstoff ist *Propylenglycol* (nicht zu verwechseln mit dem Diethylenglycol des Weinskandals). Propylenglycol ist eine hautfreundliche Substanz, die für Kosmetika schon immer ohne Probleme verwendet wurde. Deshalb kann man es zum Beispiel auch in den Lippenpflegestift geben. D-Panthenol sollte bei der Verarbeitung nicht über 60 °C erhitzt werden.

Daß D-Panthenol durch die Haut aufgenommen wird, scheint nachgewiesen. Es wird sogar in Heilsalben eingesetzt. Wir haben gute Erfahrung damit gemacht. Wenn es die Haut durchdrungen hat, kann sich *Pantothensäure* bilden, die das Zellwachstum beschleunigt; d.h. die Haut erneuert sich rascher. Die

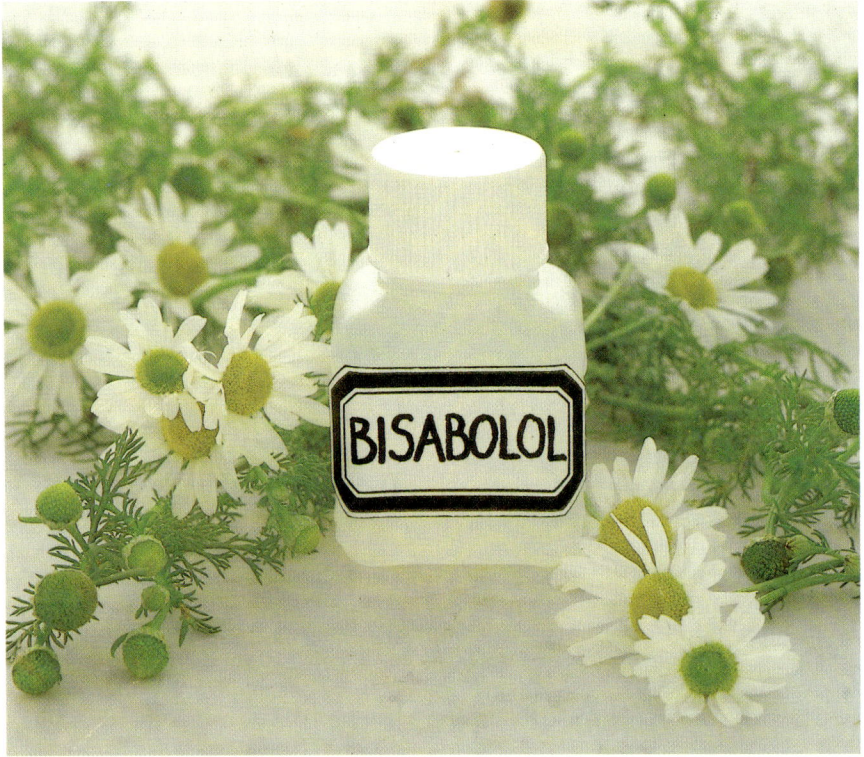

Abb. 57: Bisabolol ist der Hauptwirkstoff der Kamille.

Wirkung ist um so größer, je weniger Pantothensäure der Körper ursprünglich enthielt. Für Kosmetika wird ein Zusatz von 1% empfohlen.

alpha-Bisabolol

Das alpha-Bisabolol ist der Hauptwirkstoff aus der *Kamille,* auch im echten Kamillenöl ist es enthalten. Leider ist dieses Öl sehr teuer. Es kann aber synthetisch hergestellt werden und ist dann erschwinglich.

Bisabolol hat eine entzündungshemmende Wirkung, die allerdings erst nach 24 Stunden spürbar wird. Und das ist gut; denn die natürlichen Körperfunktionen, die bei jedem Entzündungsprozeß ablaufen, sollen nicht vorschnell unterbrochen werden.

Wichtig ist die richtige Konzentration des Bisabolols. Die optimale Wirkung ergibt sich bei einem Zusatz von 0,8%. Zu hohe Dosierungen von 2 bis 3% – nach der leider allzu häufig zu beobachtenden Vorstellung: „viel hilft viel!" –

führen in diesem Fall sogar zu einer *Verringerung* der Wirksamkeit.

Bisabolol ist geeignet für Lippenpflegestifte, Lippenstifte, Make-up, Abdeckstifte usw. und natürlich auch für unsere Cremes und Seifen. alpha-Bisabolol ist öllöslich und ohne allergene Wirkung.

Vitamine

Die Wirkung von Vitaminen auf der Haut ist umstritten. Einige Wissenschaftler meinen, es gäbe keinerlei Effekt, weil die Haut nur von innen ernährt und also mit Vitaminen versorgt werden könnte. Wir wollen uns in diesen Wissenschaftlerstreit nicht einmischen. Wir glauben aber, *Vitamin E* empfehlen zu können, weil es einen interessanten Nebeneffekt hat.

Bei Vitamin E handelt es sich um ein fettlösliches Vitamin, das in der Fachsprache *Tocopherol* heißt. Vitamin E hat für die Kosmetik eine nachgewiesene günstige Eigenschaft: es *verzögert das Ranzigwerden* von Fetten und Ölen. Schon ein Zusatz von nur 0,1% reicht für diese Wirkung aus. Wenn Sie Tocopherol in ein Glaspipettenfläschen abfüllen, können Sie es gut dosieren. 35 Tropfen wiegen 1 Gramm. Für 100 Gramm Öl genügen also 3 bis 4 Tropfen. Allerdings lohnt sich das nur bei frischem Öl; bei älterem läßt sich der bereits begonnene Prozeß des Ranzigwerdens nicht mehr aufhalten.

Tocopherol gibt es in zwei Formen: einmal als reines *Tocopherol* und zum anderen als Tocopherol-Acetat, ein Salz des Tocopherols. Das Ranzigwerden verhindert am besten reines Tocopherol. Allerdings ist es nicht so wirksam wie das Mittel „Antiranz", obwohl es zu einem großen Teil aus Vitamin E besteht. Im übrigen ist Tocopherol absolut unschädlich.

„Antiranz"

Leider werden alle natürlichen pflanzlichen Öle und Fette ebenso wie die tierischen Fette im Laufe der Zeit ranzig. Man erkennt das sehr leicht am unangenehmen Geruch. Der Chemiker nennt diesen Vorgang *Oxidation*; d.h. das Öl wird ranzig, weil es mit dem Sauerstoff reagiert. Zwischenprodukte beim Ranzigwerden können sogar Krebs auslösen. Deshalb nie ranziges Öl essen! Als Vorsorgemaßnahme sollte man deshalb Öl stets in gut verschlossenen Flaschen dunkel aufbewahren, die möglichst wenig Luft enthalten, also bis oben hin gefüllt sind. Ein weiterer Faktor, der zum Ranzigwerden beiträgt, ist das Licht. Sachgemäße Flaschen zur Aufbewahrung sind deshalb dunkelbraun. Man kann die Flaschen auch in einen dunklen Schrank stellen. Trotzdem beginnt das Öl spätestens nach einigen Monaten ranzig zu werden. Und das kann gerade dann eintreten, wenn wir es in unsere Cremes einrühren. Ein zusätzliches Problem sind die Farbpigmente. Sobald man sie zum Fett bzw. Öl hinzufügt, beschleunigen sie den Oxidationsvorgang zum Teil erheblich. Deshalb sollten Sie bei Lippenstiften, Lip gloss, aber auch anderen dekorativen Kosmetika zumindest *Vitamin E* hinzufügen. Dadurch erhöht sich die Haltbarkeit auf mindestens 2 Monate.

Wir haben aber noch ein weiteres Mittel ausfindig gemacht, das wesentlich wirksamer ist. Ein Antioxidationsmittel, das normalerweise das Ranzigwerden von

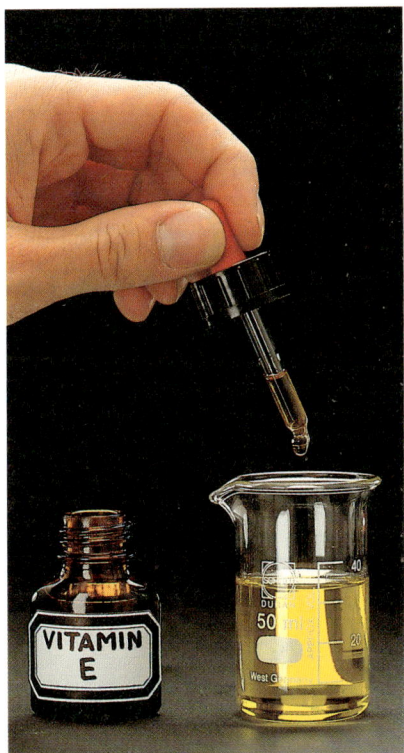

Abb. 58 : Um die Öle in Ihren Kosmetika vor Ranzigwerden zu schützen, brauchen Sie nur wenige Tropfen Vitamin E oder „Antiranz".

Nahrungsmitteln wie Margarine, Salatsaucen, Mayonnaise usw. verhindert. Wir haben es der Einfachheit halber *„Antiranz"* genannt. Es besteht aus Vitamin E, einem Vitamin-C-Abkömmling (*Ascorbylpalmitat,* das im Gegensatz zu Vitamin C fettlöslich ist), Zitronensäure, etwas Lecithin – das u.a. im Eigelb und in Sojabohnen enthalten ist – und einer geringen Menge eines Speise-Emulgators, der auch in unseren Creme-Rezepten enthalten ist. Die Dosierung dieses „Antiranz"-Mittels ist äußerst gering. Nur ein zehntausendstel Anteil genügt. Weil sich solche kleinen Mengen kaum noch messen lassen, haben wir dafür gesorgt, daß das Mittel 1:10 verdünnt angeboten wird. Selbst dann brauchen Sie für 100 g Lippenstiftrohmasse, einschließlich Farbpigmente, nur 4 Tropfen „Antiranz". Damit erreichen Sie eine Haltbarkeit von mindestens 6 Monaten oder länger. Übrigens, von einer höheren Dosierung raten wir ab. Sie verlängert die Haltbarkeit nicht. Obwohl „Antiranz" sehr hautfreundlich ist, sollten Sie – sofern Sie unter Hautallergien leiden – zunächst den Allergietest auf dem Innenarm machen. Einfach wie geliefert auftragen und 24 Stunden nicht abwaschen. Wenn sich keine Rötung zeigt, dann können Sie es ohne Bedenken verwenden. Das ist eben der Vorteil des Selbstrührens, daß man die Bestandteile einzeln prüfen kann. „Antiranz" wird im Kühlschrank aufbewahrt.

Weichmachende Substanzen

Glyzerin

Glyzerin ist eine sirupartige Flüssigkeit, die sich mit Wasser und Weingeist (*Ethylalkohol*) mischen läßt, aber nicht mit Öl. In unsere Cremes kann man es leicht einrühren. Glyzerin ist in begrenztem Umfang als Lebensmittelzusatz genehmigt; zum Beispiel für die Kaugummiherstellung. Glyzerin zieht Wasser an

– es ist hygroskopisch – und bindet es. Auf der wasserbindenden Eigenschaft beruht auch der Feuchthalteeffekt und damit die weichmachende Wirkung für die Haut. Bei zu hoher Dosierung von Glyzerin kann das Wasseranziehungsvermögen die Haut allerdings auch austrocknen. Wir verwenden es für die Karnevalsschminke, um den Gummi arabicum-Film elastisch zu halten. Ohne Glyzerinzusatz würde er von der Haut abbröckeln.

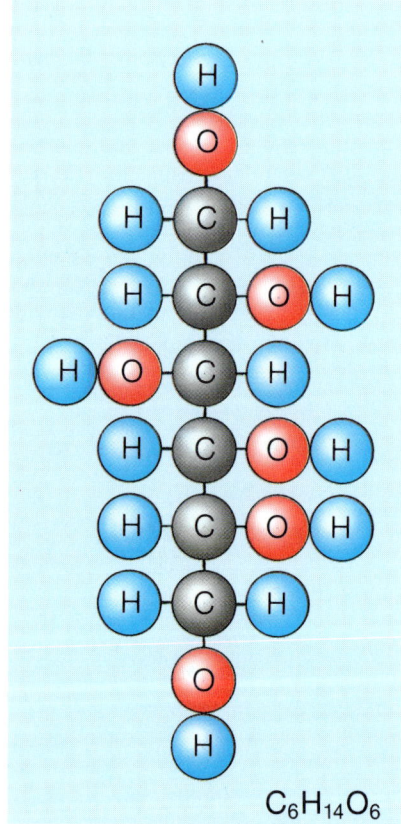

Abb. 59: Die Struktur von Sorbit.

Sorbit

Sorbit ist – wie Glyzerin – eigentlich eine Alkoholart, die allerdings nicht wie Trinkalkohol den Geist vernebeln kann (vgl. Abb. 60). Interessant ist, daß er wie Zucker süßlich schmeckt. Auch normaler Zucker ist im Grunde dem Alkohol sehr verwandt.

In reiner Form bildet Sorbit feine weiße Kristalle. Er findet Verwendung als Zuckeraustauschstoff für Diabetiker, aber auch als Weichmacher in Süßwaren. Er ist also völlig ungiftig. Leider hat er ebensoviele Kalorien wie normaler Zucker. Deshalb sollten Schlankheitsbewußte, die in Sorbit vielleicht eine Alternative zum Zucker sehen, vorsichtig damit umgehen.

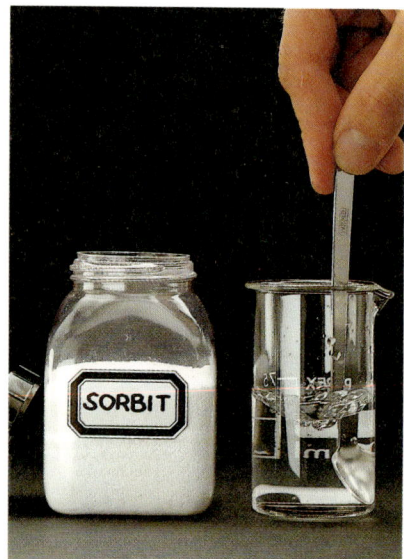

Abb. 60: Sorbit läßt sich leicht in kaltem Wasser lösen.

Sorbit entwickelt in der Kosmetik ähnliche Eigenschaften wie Glyzerin. Deshalb kann er in der Karnevalsschminke statt des Glyzerins eingesetzt werden. Auch für Wimperntusche und den Eyeliner haben wir Sorbit mit Erfolg verwendet. Sorbit löst sich leicht in kaltem Wasser.

Pudergrundstoffe

Talkum

Bei Talkum handelt es sich um ein gemahlenes Mineral (Speckstein). Durch sein natürliches Vorkommen kann es unerwünschte Verunreinigungen aufweisen. Deshalb verwenden wir nur völlig reine Qualitäten, die speziell für kosmetische und pharmazeutische Zwecke produziert werden.

Talkum ist der am meisten verwendete Pudergrundstoff. Manche Baby- oder Körperpuder bestehen fast nur daraus. Talkum gibt dem Puder eine gute Gleitfähigkeit und ist außerdem weich. Reines Talkum haftet aber nicht auf der Haut, und es kann auch kaum Feuchtigkeit speichern. Wie man diese Nachteile beseitigt, verraten wir Ihnen im Rezeptteil.

Magnesiumstearat

Magnesiumstearat ist ein ungiftiges und nichtreizendes Metallsalz (Magnesium an eine Fettsäure gebunden; griech. Stear = Fett). Gemahlen wird es zu einem weißen Pulver. Es zeichnet sich durch eine besondere Haftfestigkeit auf der Haut aus. Der Zusatz von Magnesiumstearat entscheidet, wie stark oder gering ein Puder haftet.

Kieselsäure

Die Kieselsäure ist in der Form, wie wir sie in unseren Rezepten verwenden, ein weißes Pulver, welches aus langen Molekülketten einer Silizium-Sauerstoffverbindung (SiO_2) bzw. einer Wasserstoff-Silizium-Sauerstoffverbindung besteht.

Silizium ist neben dem Kohlenstoff wohl eines der interessantesten Elemente. Es kommt in der Natur außerordentlich häufig vor; nach dem Sauerstoff ist es das meistverbreitete Element auf unserer Erde. Mehr als ein Viertel der uns zugänglichen Erdkruste besteht daraus. Silizium ist in reiner Form der Grundstoff für die Halbleitertechnik und damit die Voraussetzung für den Computer.

Ähnlich wie der Kohlenstoff kann Silizium äußerst viele Verbindungen eingehen.

Siliziumdioxid ist einer der wichtigsten Gesteinsbildner. Quarz ist zum Beispiel reines Siliziumdioxid; ebenso der Bergkristall. Kieselsteine und reiner Sand enthalten zwar Verunreinigungen, bestehen aber immer noch zum überwiegenden Teil aus Siliziumdioxid.

In reiner Form als Kieselsäure darf man es sich nicht wie eine flüssige, ätzende Säure vorstellen. Es handelt sich vielmehr um feste Körper. Der Chemiker nennt sie nur deshalb Kieselsäure, weil sie sich als *Anhydrid* in Verbindung mit Wasser so verhält. Interessant ist, daß Kieselsäure, zu einem feinen Pulver vermahlen, in Flüssigkeiten zu langen Molekülketten zusammenfindet. Sie bildet dann kolloidale Lösungen (von griech. Kolla = Leim). Aufgrund dieser Eigenschaft kann man mit Kieselsäure Gelees bilden. Dies gelingt besonders gut in Verbindung mit Ölen.

Diese Eigenschaft machen wir uns in der Haarkosmetik zunutze. Bei der dekorativen Kosmetik verwenden wir Kieselsäure in Kajalstiften zur Farbintensivierung.

Kieselsäure ist absolut ungiftig; man findet sie von Natur aus in vielen Lebensmitteln. Pflanzen bauen nämlich härtere Teile unter anderem aus Kieselsäuren auf. Wenn Sie sich zum Beispiel an den scharfen Kanten von Grashalmen schneiden, dann sind die Ursache dafür kleine SiO_2-Kristalle.

Silizium ist als Spurenelement für die Ernährung sogar wichtig. Kieselsäure ist deshalb auch unbegrenzt für Nahrungsmittel, für Zahnpasten usw. zugelassen. Sie reizt die Haut nicht, und es besteht auch keinerlei Allergiegefahr.

Kartoffelstärke – auch als Kartoffelmehl bekannt

Das ist eine natürliche Stärke, die sich sehr weich anfühlt; weicher als zum Beispiel Reisstärke. Kartoffelstärke hat ein gewisses Haftvermögen auf der Haut und saugt überschüssige Feuchtigkeit auf. Für kosmetische Zwecke kann ganz normale Speise-Kartoffelstärke verwendet werden.

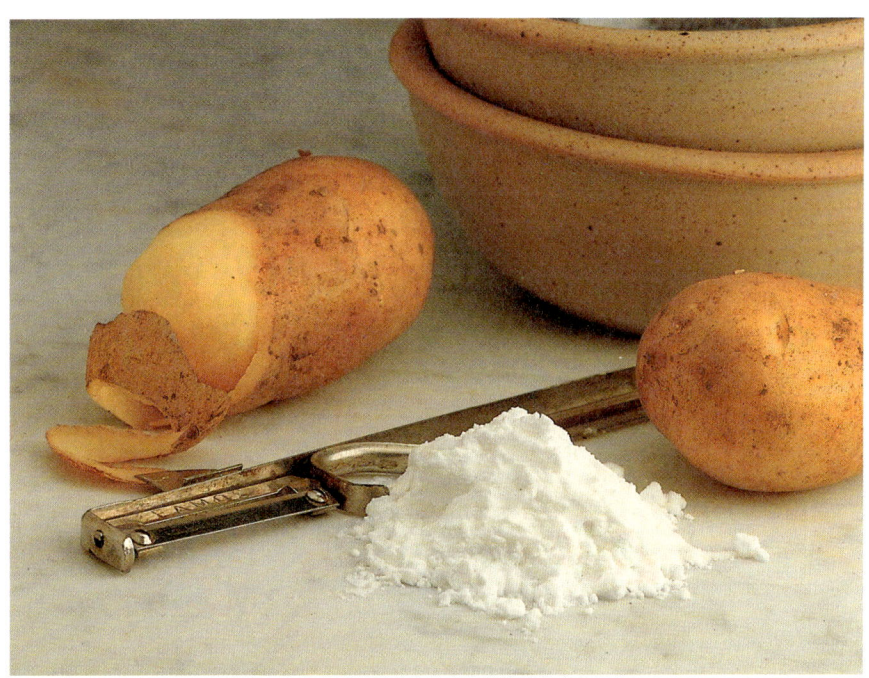

Abb. 61: Einer der Rohstoffe in unseren Puderrezepten ist ganz normale Kartoffelstärke.

Maisstärke

Wir empfehlen hier eine modifizierte, d.h. chemisch umgewandelte Qualität. Sie hat für die Verwendung in Kosmetika besonders günstige Eigenschaften. Sie saugt Feuchtigkeit auf und bindet sie, quillt dabei aber nicht; kann also Poren nicht verstopfen. Maisstärke ist besonders weich und hat eine gute Haftfähigkeit. Die von uns verwendete Type hat einen pH-Wert von 5,3. Sie kann in trockenem Zustand unbegrenzt gelagert werden.

Substanzen zum Parfümieren und ätherische Öle

Sie können Ihre kosmetischen Produkte parfümieren, müssen es aber nicht. Fast alle von uns genannten Substanzen riechen neutral. Nun wird man aber bei der Beurteilung einer Creme oder von Kosmetika eben doch auch von der Nase geleitet – das ist hier nicht anders als beim Essen, wo auch das Auge mitißt –, und so wollen die meisten von Ihnen wohl auch einen angenehmen Duft haben. Auch bei den Duftstoffen können Sie natürlich jeden einzelnen auf seine Verträglichkeit prüfen; denn es gibt Menschen, die auch darauf allergisch reagieren können.

Zur Problematik von Naturstoffen haben wir auf *Seite 35* schon einiges gesagt. Wir wollen es Ihnen überlassen, ob Sie natürliche, naturidentische oder synthetische Stoffe wählen. Bei den synthetischen Düften ist die Auswahl größer;

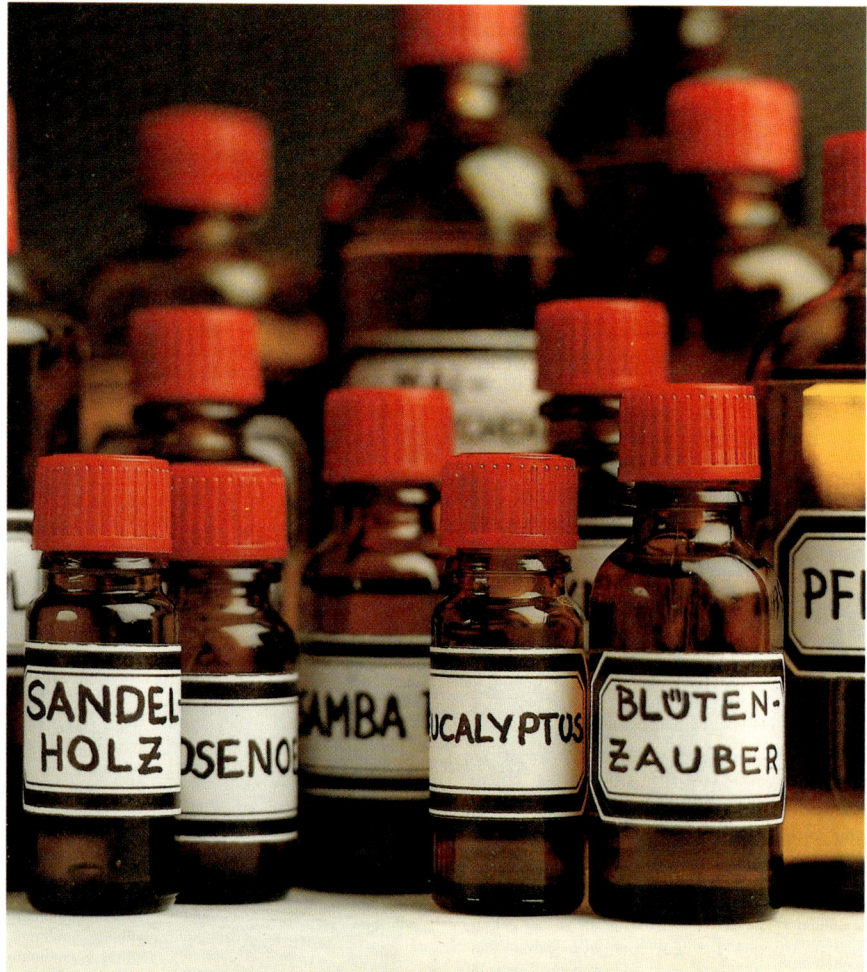

Abb. 62: Suchen Sie sich aus den vielen ätherischen Ölen und Parfüms Ihren ganz persönlichen Duft aus.

sie werden z.T. unter Verwendung von natürlichen ätherischen Ölen hergestellt. Sehr interessant sind auch Duftstoffe und Aromen, die lebensmittelrechtlich zugelassen sind. Bei ihnen sind die Prüfbestimmungen und Kontrollen noch am strengsten. Deshalb empfehlen wir diese Stoffe vor allem zur Parfümierung von Lippenstiften und bei Kosmetika, in denen Liposome enthalten sind (vgl. ab *Seite 28*).

Hier die Liste unserer Duftstoffe:

Ätherische Öle

Bergamotte: duftet herrlich und ist Hauptbestandteil des Kölnischen Wassers 4711 (mit Orangenblütenöl). Bergamotte macht die Haut sonnenlichtempfindlich und beschleunigt den Sonnenbrand

Geraniumöl: sehr süßlicher Duft, Rosen ähnlich

Jasminöl: reines Jasminöl ist zu teuer, daher meist naturidentisches Öl

Lavendelöl: herrlicher, entspannender Duft wie die Lavendelblüten. Soll Insekten vertreiben (3–4 Tropfen)

Mandarinenöl: frischer Duft

Melissenöl: herrlich entspannender Duft

Orangenöl: nicht in Sonnenschutzmitteln verwenden, weil es die Lichtschutzwirkung der Haut vermindert

Orangenblütenöl: meist naturidentisch, weil rein zu teuer

Patschouli: typisch indischer Duft (herb)

Rosenöl: (naturidentisch)

Salbei: heilt gleichzeitig

Sandelholzöl: indisch, milder als Patschouli (2–3 Tropfen)

Thymian: desinfizierend – wie Thymiangewürz. Wer's mag

Zitronenöl: duftet wie ungespritzte Zitronenschale. Nicht in Sonnenschutzmitteln verwenden, weil es die Lichtschutzwirkung der Haut vermindert.

Abb. 63: Zur Konservierung brauchen Sie von *K 400* nur ganz wenige Tropfen.

Parfüms

Apfelblüte, grüner Apfel (wie Apfelblüten bzw. Äpfel); **Flieder, Geisblatt** (süßlich); **Jasmin, Lotos** (süßlich exotisch); **Maiglöckchen, Moschus weiß – Moschus wild** (klassische Parfümgrundsubstanz. Natürlich ist echter Moschus unerschwinglich teuer. Moschus ist der Sexuallockstoff eines an einen übergroßen Hasen erinnernden Kleinhirsches. Er lebt in Himalaja (Tibet) und in einigen chinesischen und sibirischen Hochgebirgen. (Die Chinesen beginnen allerdings, es gezielt in Moschusfarmen zu züchten). **Rose, Orchidee** (Phantasiebezeichnung; relativ frisch duftend); **Veilchen, Magnolie** (angenehm süßlicher Duft), aber auch **Teerose, Erdbeer, Maracuja** und **Zimt.**

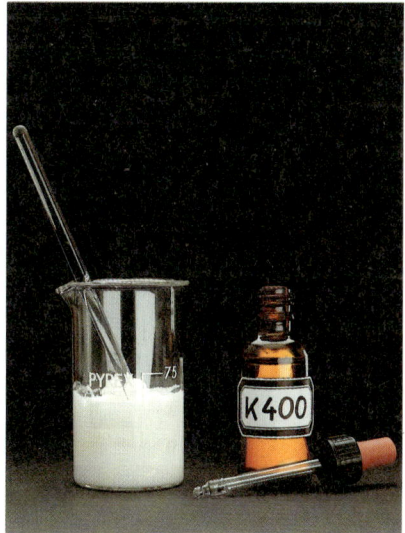

Konservierungsmittel

Zunächst wollen wir noch einmal festhalten, daß alle unsere Präparate auch ohne Konservierungsmittel hergestellt werden können. Allerdings sind sie dann nur etwa eine Woche haltbar. Das kann unbequem sein, und vielleicht nimmt das dem einen oder anderen auch den Spaß an selbsthergestellter Kosmetik. Deshalb machen wir Ihnen das Angebot, es mit einem milden Konservierungsmittel zu versuchen.

Sie können es jederzeit auf Ihre persönliche Verträglichkeit prüfen (vgl. *Seite 36*). Verdünnen Sie dazu die Mittel im Verhältnis 1 : 200; das heißt, 1 Tropfen kommt auf 6 ml Wasser. Tragen Sie diese verdünnte Lösung entsprechend der Beschreibung für unseren AllergieTest auf die Haut auf. Die Konzentration 1 : 200 ist immer noch höher als im Endprodukt der Creme, so daß im Fall einer Empfindlichkeit sicher eine Reaktion zu erwarten wäre. Kommt es nicht dazu, dann können Sie sicher sein, daß Sie das Konservierungsmittel vertragen.

Bereits im Hobbythek-Buch „Cremes und sanfte Seifen" haben wir zwei Konservierungsmittel empfohlen: Aqua conservans und Euxyl K 100.

Aqua conservans hatte den Nachteil, daß man es in destilliertes Wasser einrühren mußte. Diesen Nachteil haben wir nun behoben. Sie erhalten jetzt ein Konzentrat, in dem die Konservierungsstoffe Nipagen und Niposol, die die Wirkung des Aqua conservans ausmachen, bereits so gelöst sind, daß es in Tropfenform in die fertige Creme eingerührt werden kann. Nipagen und Niposol sind in der „Kosmetikverordnung", Anlage 3 unter der Nummer 12 zugelassen.

Mittlerweile hat der Hersteller von Euxyl K 100 ein wesentlich besseres und milderes Produkt entwickelt. Es heißt K 400, und es hat den entscheidenden Vorteil, daß es auch in unverdünntem Zustand nicht direkt gefährlich ist. Für den Laien ist dies ein großer Vorteil, weil selbst unachtsamer Umgang nicht zu Schäden führen kann. Das war bei Euxyl K 100 noch anders. Sie erinnern sich vielleicht, daß dieses Mittel verdünnt angeboten werden mußte, und daß wir trotzdem vor direktem Hautkontakt warnen mußten. Damit wir aber die Mengenangaben von Euxyl K 100 für das Buch „Cremes und sanfte Seifen" beibehalten können, verdünnen wir K 400 so, daß Sie dieses neue Mittel genau so verwenden können, wie in den Rezepten von „Cremes und sanfte Seifen" angegeben ist.

Damit keine Verwechslungen passieren, bezeichnen wir dieses Mittel mit K 104. Es handelt sich um die gleiche Substanz wie bei K 400, nur daß sie stärker verdünnt ist.

In diesem Buch verwenden wir K 400 pur. In einem Selbstversuch habe ich, Jean Pütz, es völlig unverdünnt mehrmals auf die Haut aufgetragen, und es hat sich keine Rötung gezeigt. Das ist absolut ungewöhnlich für ein derart wirksames Mittel. Trotzdem rate ich Ihnen von diesem Versuch ab, weil *Ihre* Haut möglicherweise empfindlicher ist als meine und anders reagiert. Wenn Sie den Allergie-Test machen wollen, dann verdünnen Sie wie oben beschrieben; ein Tropfen K 400 kommt auf 6 ml Wasser.

Erstaunlich ist auch die geringe Menge, die man für Cremes oder andere Kosmetika braucht. 1 bis 2 Tropfen (0,1 bis 0,2 %) in 30 g Creme reichen aus, um sie zu konservieren. Dabei reicht 1 Tropfen für eine Konservierungszeit von etwa einem Monat, 2 Tropfen für über ein Jahr. Die antimikrobielle Wirkung gilt sowohl für Bakterien als auch für Hefen und Pilzsporen.

Allerdings muß man eine kleine Einschränkung in der Anwendung machen. K 400 darf (noch) nicht in Sonnenschutzmitteln verwendet werden. Das habe – wie man uns versicherte – nichts mit vermuteter schädlicher Wirkung zu tun, sondern lediglich mit der noch nicht erteilten Zulassung für diese Art von Anwendung. Mit der Zulassung sei allerdings bald zu rechnen. So müssen wir für Sonnenschutzmittel bis auf weiteres empfehlen, auf Aqua conservans-Konzentrat zurückzugreifen oder gar nicht zu konservieren; denn unsere neuen, kaltgerührten Sonnenschutzpräparate sind wirklich mit allergeringstem Aufwand in 1 bis 2 Minuten herzustellen.

K 400 verdankt seine antimikrobielle Wirkung zwei Grundstoffen, die gemeinsam stärker wirken als einzeln. Man spricht hier von einer *synergetischen Wirkung.* Beide Stoffe sind für sämtliche Kosmetika – außer zunächst noch für Sonnenschutzmittel – uneingeschränkt und ohne zeitliche Begrenzung zugelassen (vgl. Kosmetik-Verordnung vom 31. 7. 1986, Seite 1201, Nr. 29 und 36).

Bereits ein Anteil von 0,1 bis 0,2 % K 400 gewährleistet eine ausreichende Konservierung. Für 30 g fertige Creme benötigt man also 0,03 bis 0,06 g. Damit Sie diese geringen Mengen exakt dosieren können, haben wir die Tropfen, die in der Regel immer gleiche Größe haben, ganz genau gewogen.

| 0,1 g K 400 entsprechen 3 Tropfen |
| 0,03 g K 400 entsprechen 1 Tropfen |

Wie alle Konservierungsmittel der Kosmetik darf K 400 *nicht* in Lebensmitteln verwendet werden, obwohl seine Giftigkeit relativ schwach ist (Giftklasse T_4 = mäßig giftig; vgl. *Seite 136*). Auch in Kosmetika, die Liposome enthalten, sollten Sie K 400 nicht verwenden (vgl. *Seite 26 ff.* und *127*).

Zur Sicherheit haben wir dafür gesorgt, daß Lieferanten nicht mehr als 10 g in einer Flasche mit kindersicherem Verschluß abgeben, damit die Folgen einer Vergiftung durch Unachtsamkeit begrenzt bleiben.

Diese Arbeitsgeräte brauchen Sie

Wenn Sie bereits Cremes und sanfte Seifen nach unseren Rezepten gerührt haben, dann sind Sie mit fast allen Geräten ausgestattet.

Im Prinzip können Sie die meisten Kosmetika mit normalen Küchengeräten herstellen. Trotzdem empfehlen wir, einige praktische Utensilien dazuzunehmen, die Ihnen die Arbeit einfach erleichtern.

Hier ein kurzer Überblick:

2 feuerfeste Bechergläser: Inhalt 50 bis 100 ml, mit Meßskala.
1 Thermometer: Meßbereich 0 bis 100 °C.

1 *Waage:* Entweder eine ganz normale Briefwaage, oder die heute schon recht billigen elektronischen Waagen mit einer 1-g-Einteilung im unteren Meßbereich.

1 *Rührlöffel oder Rührstab:* Ein Eier- oder Cocktaillöffel reicht aus. Profis verwenden einen Speziallöffel aus Cromargan. Aber auch ein gläserner Rührstab für ein paar Pfennige ist gut geeignet.

Verschließbare Gläser: Das können auch Kunststoffdosen diverser Größen sein. Geeignet sind auch kleine Marmeladengläser von 25 bis 500 ml zum Abfüllen der Fettphase, Pigmentmischungen usw.

1 bis 2 *Hobbythek-Meßlöffel:* Sie haben 2,5 ml Inhalt. Gerade für kleine Mengen sind sie äußerst praktisch; in unseren Rezepten arbeiten wir in der Regel damit (ein paar Standardmengen finden Sie auf der nächsten Seite).

1 *Porzellanmörser:* Er muß innen unglasiert sein; die Oberfläche ist dadurch rauh, wodurch die Pigmente sich besser verreiben lassen. Auch der Stößel sollte an seiner Reibfläche rauh und unglasiert sein. Besonders geeignet und auch nicht teuer sind sogenannte Labor-Mörser mit 60 bis 70 mm Außendurchmesser.

Lippenstift-Gießform: Diese Form verdanken wir dem Inhaber Fa. Spinnrad, Peter Krämer, der sie eigens für unsere Zwecke herstellen ließ. Für die Herstellung einer solchen zweiteiligen Form braucht man ein Werkzeug, das immerhin zunächst einmal

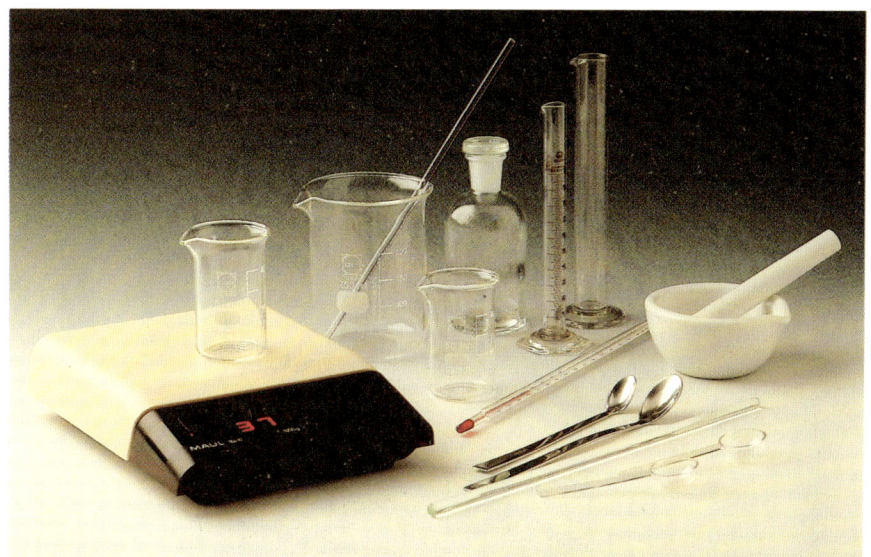

Abb. 63 a: Mit diesen Gerätschaften können Sie sämtliche Kosmetika selbst herstellen.

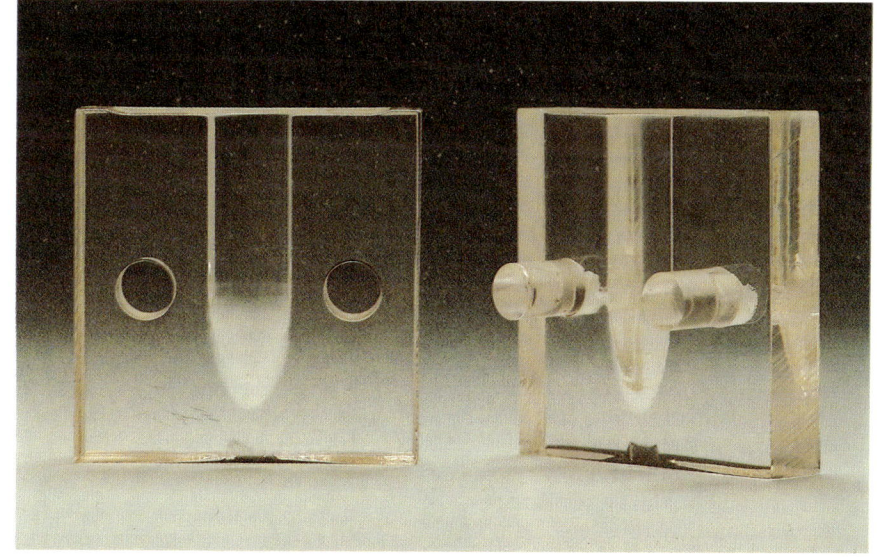

Abb. 63 b: Die zweiteilige Gießform für Lippenstifte (hier geöffnet).

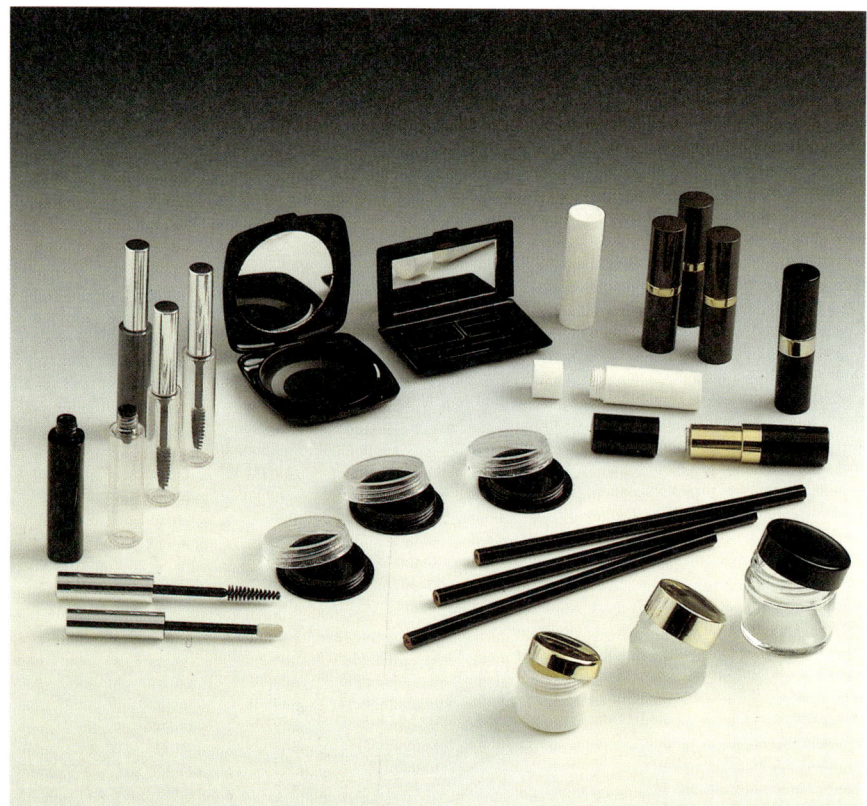

Abb. 64: Im Quellenanhang können Sie nachlesen, wo Sie ein umfangreiches Sortiment an Döschen, Lippenstifthülsen und Kajalstiften bekommen.

Ein paar Standardmengen

In einigen Rezepten werden von bestimmten Substanzen äußerst kleine Mengen gebraucht, bei denen man nur mit Tropfen und anderen kleinen Unterteilungen arbeiten kann. Hier eine Liste, mit der Sie sich weiterhelfen können: Der Meßlöffel faßt 2,5 ml.

1 Meßl.	norm. Farbpigment	= 1 g
1 Meßl.	Perlglanzpigment	= 1 g
1 Meßl.	Titandioxid	= 1,5 g
1 Meßl.	Lamecreme	= 1,5 g
1 Meßl.	Tegomuls	= 1,3 g
1 Meßl.	Gummi arabicum	= 1 g
1 Meßl.	Gelbildner PN 73	= 0,5 g
1 Meßl.	Carnaubawachs (Schuppen)	= ca. 1 g
1 Meßl.	Öl (Rizinus o.ä.)	= 2,3 g
1 Meßl.	Mulsifan	= 2 g
35 Tr.	Mulsifan	= 1 g
1 Meßl.	Holan	= 2,6 g
28 Tr.	Holan	= 1 g
1 Meßl.	Propolis (granuliert)	= 1,4 g
1 Meßl.	D-Panthenol (50%)	= 2,8 g
10 Tr.	D-Panthenol (50%)	= 0,5 g
1 Meßl.	alpha-Bisabolol	= 2,25 g
10 Tr.	alpha-Bisabolol	= 0,3 g
10 Tr.	Vitamin E	= 0,4 g
1 Tr.	„Antiranz" (1:10)	= 0,035 g
1 Meßl.	Glyzerin	= 3,35 g
1 Meßl.	Sorbit	= 1 g
1 Meßl.	Talkum	= 1,3 g
1 Meßl.	Kartoffelstärke	= 2 g
1 Meßl.	Maisstärke	= 1,1 g
1 Meßl.	Reisstärke	= 1 g
1 Meßl.	Magnesiumstearat	= 0,4 g
1 Meßl.	Kieselsäure	= 0,2 g
1 Meßl.	Parsol MXC	= 2,3 g
1 Meßl.	SoFiO	= 1,2 g
1 Meßl.	SoFiW	= 3,5 g
1 Meßl.	DHA	= 1,05 g

20 000,– Mark kostet. Trotzdem können Sie die Form zu einem recht erschwinglichen Preis bekommen. Die Form ist aus Plexiglas, gegen das selbst lebensmittelrechtlich keine Bedenken bestehen. Vor dem ersten Abguß empfiehlt es sich, die Form innen mit Speiseöl abzureiben. Dann löst sich der Lippenstift besser.

Döschen und andere Behälter: Spiegeldosen fürs Make-up, Puderdosen – zum Teil dreiteilig mit Puderschwämmchen –, Lippenstifthülsen, leere bleistiftähnliche Holzstifte für Maskara.

Alle genannten Geräte können Sie auch über die Adressen im Bezugsquellennachweis bekommen.

Tips und Tricks zur Herstellung von Kosmetika

Die Verarbeitung der Farbpigmente

Zunächst zum Allgemeinen:
Sämtliche Perlglanzpigmente sind völlig problemlos zu verarbeiten. Sie werden jeweils zum Schluß der Mischung hinzugefügt, sie lassen sich leicht unterrühren und verteilen sich gleichmäßig. Zuviel Reibung zerstört ihren Glanz; deshalb dürfen die *Perlglanzpigmente* auf keinen Fall in den Mörser.
Ganz anders verhalten sich dagegen die *normalen Farbpigmente.* Man verarbeitet sie meist nicht im trockenen Zustand, sondern vermischt sie zunächst im Mörser mit Öl oder Fett zu einer glatten Farbpaste. Der feine Puder verklumpt nämlich schnell und läßt sich nur im Mörser gleichmäßig verrühren.
Pigmente und Fettmasse werden mit dem Stößel zu einer gleichmäßigen, glatten Farbpaste verrieben. Geben Sie immer nur so viel Fett zu den Pigmenten in den Mörser, daß ein nicht zu dicker Brei entsteht. Das Verreiben muß wirklich sehr sorgfältig geschehen. 10 bis 15 Minuten Zeit sollte man sich schon nehmen; um so besser wird nachher der entsprechende Lippenstift, Puder, das Make-up usw.

Während des Anreibens werden Sie merken, daß die trockenen, noch nicht von Öl oder Fett benetzten Farbpigmente immer wieder schnell zusammenkleben und an der Wand des Mörsers haften bleiben. Deshalb müssen sie zwischendurch vom Rand zum Beispiel mit einem Teelöffel gelöst werden. Das Anreiben der Farbpaste ist aber keineswegs so arbeitsaufwendig, wie dies hier klingt. Im Gegenteil: es macht sogar Spaß, auf diese Weise eigene Farbmischungen herzustellen. Je öfter Sie das gemacht haben, um so mehr Routine bekommen Sie natürlich.
Wenn keine Klümpchen mehr in der Farbpaste sichtbar sind, ist sie fertig.

Farbmischungen

Um einen bestimmten Farbton zu erzielen, mischt man zunächst im Mörser zwei oder mehrere Farbpigmente zusammen.
Wenn Sie sich zum Beispiel für einen Lippenstift einen hellen Pink-Farbton wünschen, so geben Sie in den Mörser Rot und Titandioxid. Beides wird trocken sehr sorgfältig verrieben, bis ein gleichmäßiger Farbton entsteht. Auch hier wird zwischendurch das Farbpigment immer wieder vom Rand des Mörsers losgekratzt. Wenn nötig, korrigieren Sie die Farbe durch Zugabe des noch fehlenden Pigments. Gefällt Ihnen zum Beispiel das blaustichige Pink nicht, so können Sie noch Gelb hinzufügen oder auch Braun usw.
Die gesamte Rotmischung heben Sie dann als trockenes Farbpigment-Pulver in einem verschließbaren Gläschen auf. Die zum Beispiel für einen Lippenstift benötigte Menge Farbpigment geben

Sie in den Mörser und verreiben sie mit der entsprechenden Fettmasse. Wenn Sie einzelne Farben verwenden, brauchen Sie natürlich keine Mischung.
Für alle Arten von Make-up und Gesichtspuder ist die Vorbereitung von Farbmischungen unerläßlich.

Beispiele für Farbmischungen

Um Ihnen für den Anfang eine Starthilfe zu geben, haben wir zwei Farbmischungen für gängige Hauttöne zusammengestellt. Diese Mischungen sind für alle Make-ups und Gesichtspuder geeignet. Die verschiedenen Pigmente werden im Mörser gründlich miteinander verrieben und in einem Gläschen aufbewahrt.

Pigmentmischung A

Sie besteht aus:

1 Meßl.	Rotbraun
1 Meßl.	Dunkelbraun
4 Meßl.	Ocker
7–8 Meßl.	Titandioxid

Diese Mischung enthält den größten Anteil an *Rotbraun.* Sie paßt gut zu leicht sonnengebräunter Haut. Im *transparenten Creme-Make-up* ergibt sie einen relativ dunklen Ton. Im *deckenden Creme-Make-up* wird sie etwas aufgehellt durch den Zusatz von Maisstärke. Für *feste, deckende Make-ups* gibt man auf 1 Meßl. Pigmentmischung, ent-

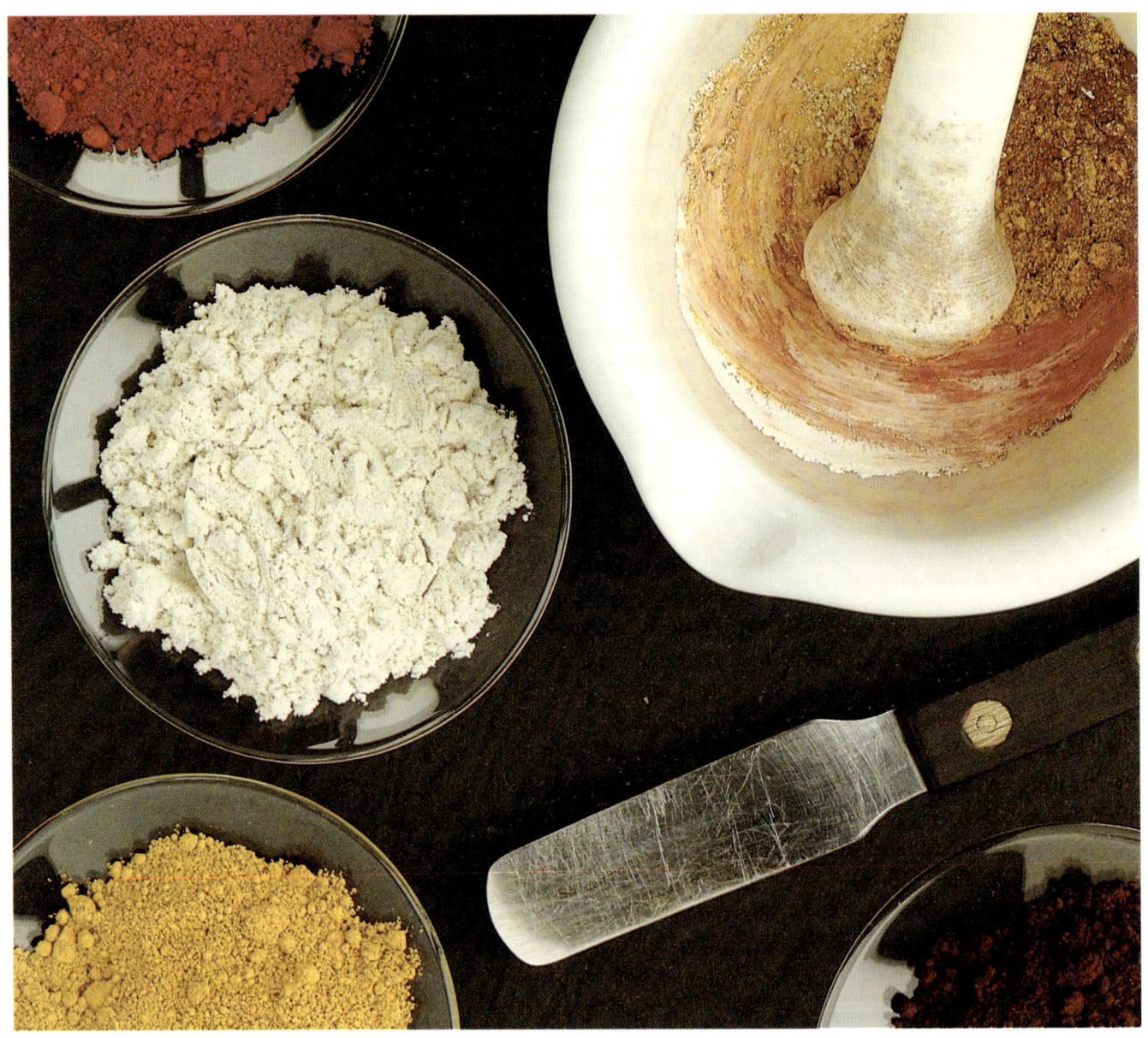

Abb. 65: Normale Farbpigmente müssen im Mörser mit der Trägersubstanz besonders sorgfältig verrieben werden.

sprechend dem Rezept, noch ½ bis 1 Meßlöffel Titandioxid hinzu; je nachdem wie hell oder dunkel der Farbton werden soll.

Der *Gesichtspuder* erhält mit dieser Farbmischung ebenfalls einen dunklen Ton, der gut zu gebräunter Haut paßt. Wenn Sie hellere Töne bevorzugen, können Sie zur Pigmentmischung A noch mehr Titandioxid hinzufügen. Finden Sie den Ton zu rotstichig, geben Sie noch ½ bis 1 Meßlöffel Ocker oder 1 Messerspitze Dunkelbraun hinzu.

Pigmentmischung B

Sie besteht aus:

½ Meßl.	Rotbraun
1 Meßl.	Dunkelbraun
3 Meßl.	Ocker
7–8 Meßl.	Titandioxid

Diese Mischung hat einen geringeren Anteil an *Rot,* ergibt aber eine schöne Farbe. Das *feste, deckende Make-up* kann mit zusätzlichen ½ bis 1 Meßlöffel Titandioxid entsprechend aufgehellt werden. Der *Gesichtspuder* wird in dieser Pigmentmischung ziemlich hell. Will man ein helleres *Creme-Make-up,* so kann auch hier die Mischung mit mehr Titandioxid angesetzt werden.

Wenn Ihnen das fertige Creme-Make-up einmal zu dunkel geraten ist, können Sie es aufhellen, indem Sie eine Creme ausschließlich mit weißem Titandioxid herstellen, von der Sie so lange vorsichtig etwas unterrühren, bis das Make-up hell genug ist.

Rezepte, Rezepte ...

Make-up

Make-up dient hauptsächlich zur Teintgrundierung oder -tönung. Mehr dazu finden Sie ab *Seite 19.* Es gibt eine ganze Palette von unterschiedlichen Präparaten. Angefangen von der *getönten Tagescreme,* die nur einen geringen Anteil an Farbpigmenten enthält und die Haut sehr dezent tönt. Das sogenannte *transparente Make-up* enthält schon mehr Pigmente und gibt dem Teint insgesamt eine frischere Farbe. Mit entsprechenden Zutaten kann es auch leicht deckende Eigenschaften bekommen. Das läßt die Haut sehr gleichmäßig erscheinen.

Die Palette reicht bis hin zum *festen Make-up,* das sehr dünn aufgetragen wird. Aus der gleichen Substanz läßt sich auch ein *Abdeckstift* gießen. Alle Make-ups können in jedem gewünschten Farbton hergestellt werden, den Sie selbst zusammenmischen.

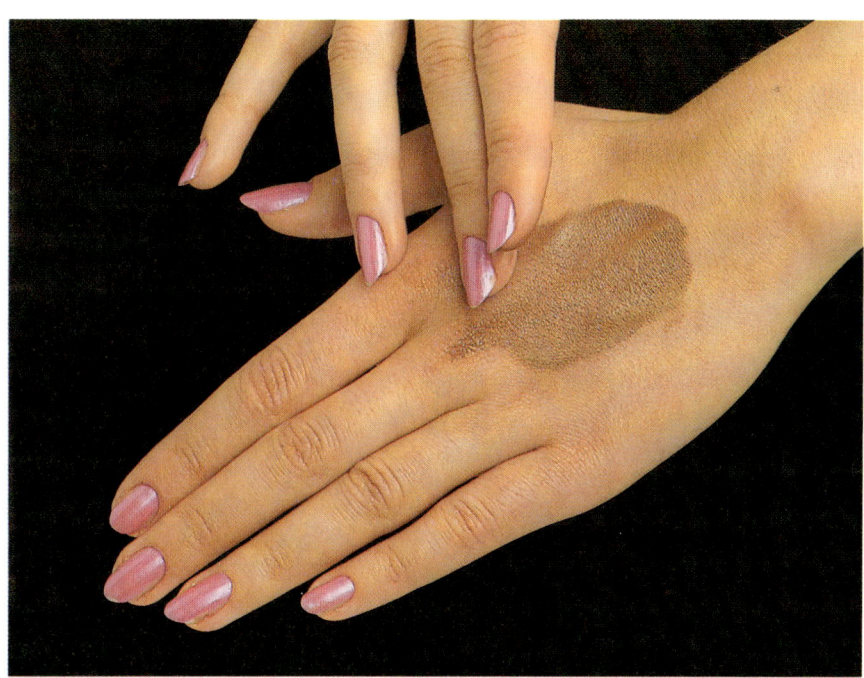

Abb. 66: Probieren Sie selbst aus, ob Sie eine getönte Tagescreme oder ein deckendes Make-up verwenden wollen.

Das Grundrezept für Creme-Make-up

Ähnlich wie bei unseren Cremes gibt es auch für Make-up ein Grundrezept, auf dem dann verschiedene Make-ups mit speziellen Eigenschaften aufbauen.

Hier das Rezept:

Fettphase:

10 g	Lamecreme
40 g	Jojobaöl
evtl. 1 Tr. „Antiranz" od. Vitamin E	

Für ein Make-up brauchen Sie:

10 g	Fettphase
1 Meßl.	Pigmentmischung
20 g	destilliertes Wasser
evtl. 3–4 Tr.	Parfümöl
1–2 Tr.	Konservierungsmittel K 400

Wie bei der Lippenstiftherstellung setzen wir auch hier wieder eine größere Menge Fettphase an; das erleichtert das Abwiegen. Diese Fettphase besteht lediglich aus dem Speiseemulgator *Lamecreme* (vgl. *Seite 56*) und dem besonders haltbaren *Jojobaöl*. Mit diesem Rezept haben wir die besten Erfahrungen für Make-up gemacht. Statt Jojobaöl läßt sich auch Erdnuß-, Sesam-, Weizenkeim- oder Maiskeimöl verwenden. Dann werden der Fettphase aber 1 bis 2 Tropfen „Antiranz" oder 10 Tropfen Vitamin E hinzugefügt, sonst wird das Öl in Verbindung mit den Farbpigmenten zu schnell ranzig.

Lamecreme und Jojobaöl werden in einem feuerfesten Becherglas auf der Herdplatte bei kleiner Flamme geschmolzen, durchgerührt und in ein leeres Marmeladenglas umgefüllt. Darin können Sie die Fettphase im Kühlschrank ein halbes bis ein Jahr, mit Jojobaöl sogar noch länger aufbewahren. Für ein frisch angerührtes Make-up benötigen Sie 10 g dieser *Fettphase*. Diese 10 g werden in einem kleinen Be-

cherglas wiederum geschmolzen. Währenddessen gibt man einen Meßl. der vorbereiteten *Pigmentmischung* (vgl. *Seite 75 f.*) in den Mörser, dazu ein Fünftel des geschmolzenen Fettes. Mit diesem Fett verreibt man die Pigmente sehr sorgfältig, bis eine glatte Paste entsteht. Man kratzt sie mit einem Teelöffel aus dem Mörser heraus, gibt sie in das Becherglas mit dem restlichen Fett und verrührt alles gründlich.

In einem zweiten Becherglas erhitzt man 20 ml *destilliertes Wasser*. Fettphase und Wasserphase sollen jeweils eine Temperatur von 60 bis 70 °C haben, wenn man sie vom Herd nimmt. Das ist die Temperatur, die Fett und Wasser brauchen, um sich mit Hilfe des *Emulgators* innig miteinander zu verbinden. (Ausführliche Erläuterungen finden Sie, wie schon gesagt, im Hobbythek-Buch „Cremes und sanfte Seifen").

Durch das Erhitzen auf 70 °C werden Fett und Wasser zugleich *pasteurisiert,* d.h. viele Bakterien werden bei dieser

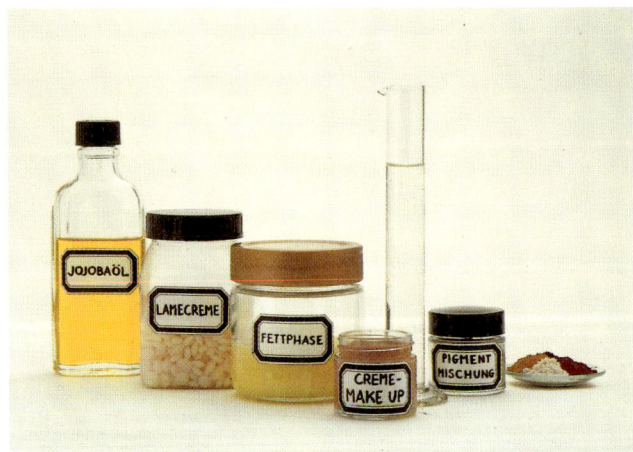

Abb. 67: Die Zutaten für das Grundrezept unseres Creme-Make-ups.

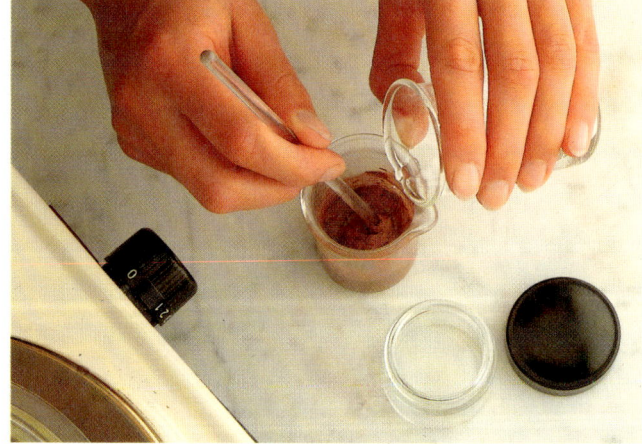

Abb. 68: Das destillierte Wasser wird in die Fettphase gerührt.

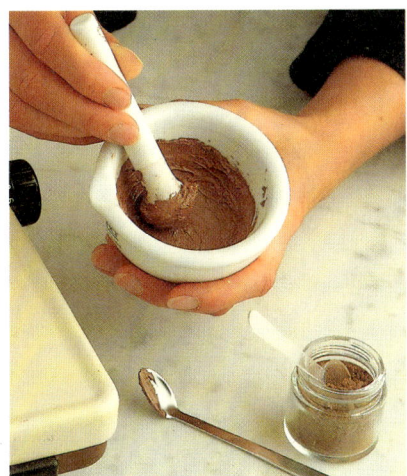

Abb. 69: Im Mörser wird eine innige Mischung aus der Fettbasis und den Farbpigmenten hergestellt.

Temperatur schon vernichtet. Wie bei der Cremeherstellung wird nun das Wasser unter ständigem Rühren langsam in die Fettmischung hineingeträufelt. Sie sehen sofort, wie die Emulsion milchig wird und andickt.

Rühren Sie nicht zu schnell, damit möglichst wenig Luftblasen entstehen. Langsam weiterrühren bis das Creme-Make-up abgekühlt ist. Im kalten Wasserbad läßt sich die Sache beschleunigen. Je nach Wunsch fügen Sie dann noch 1 bis 2 Tropfen *Parfümöl* oder *ätherisches Öl* hinzu. Fertig ist das Make-up.

Allerdings ist dies wirklich „zum alsbaldigen Verbrauch" bestimmt. Unkonserviert hält es sich bestenfalls acht Tage. Also Vorsicht und lieber noch kleinere Mengen anrühren.

Wir haben auf *Seite 71* schon berichtet, daß wir besonders sorgfältig bei der Suche nach milden Konservierungsmitteln

Ausschau gehalten haben. Vom Aqua conservans-Konzentrat nehmen Sie 9 Tropfen, und vom K 400 reichen 1 bis 2 Tropfen. Einfach zum Schluß unterrühren; Ihr Make-up hält sich dann bis zu drei Monaten. Mit zwei Tropfen K 400 sogar ein Jahr.

Stabilisieren können Sie Ihr Make up mit PN 73 (vgl. *Seite 115*).

Hier einige Rezepte für Creme-Make-ups. Als Basis gilt immer das *Grundrezept* für die Fettphase, das wir hier noch einmal wiederholen:

10 g	Lamecreme
40 g	Jojobaöl

Hier noch eine Abwandlung des Grundrezepts:

Creme-Make-up mit Schibutter

Fettphase:

10 g	Lamecreme
35 g	Jojobaöl
5 g	Schibutter

Natürlich können Sie auch andere Cremerezepte mit dem Emulgator *Tegomuls* als Grundrezept anwenden, die Sie im Hobbythekbuch „Cremes und sanfte Seifen" finden. Dort sind auch die weiteren hautpflegenden Zusatzstoffe beschrieben.

Wenn Sie das Creme-Make-up kalt gerührt haben – so bei etwa 30 °C –, können Sie auch pflegende Zutaten wie D-Panthenol, Bisabolol, Kräuterextrakte oder Kollagen hinzufügen (auch dazu gibt es viele Anregungen im Hobbythek-

Buch „Cremes und sanfte Seifen" ab Seite 45).

Und nun die *Rezepte* der verschiedenen getönten Cremes und Make-ups auf der Basis unseres Grundrezepts:

Getönte Tagescreme für trockene Haut

10 g	Fettphase (Grundrezept)
½ Meßl.	Pigmentmischung
15–20 g	dest. Wasser
3–4 Tr.	Parfümöl
1–2 Tr.	K 400

Als pflegende Zusätze empfehlen wir:

10 Tr.	D-Panthenol
10 Tr.	Calendula-Frischpflanzen-extrakt

Getönte Tagescreme für normale Haut

10 g	Fettphase (Grundrezept)
½ Meßl.	Pigmentmischung
20 g	dest. Wasser
3–4 Tr.	Parfümöl
1–2 Tr.	K 400

Als pflegende Zusätze empfehlen wir:

6 Tr.	Aloe vera 10fach-Konzentrat
10 Tr.	D-Panthenol

Aloe vera kann gelegentlich allergische Reaktionen auslösen. Wenn Sie empfindlich sind, verwenden Sie es nicht. Ansonsten gibt es der Haut Feuchtigkeit, und es wirkt auch heilend.

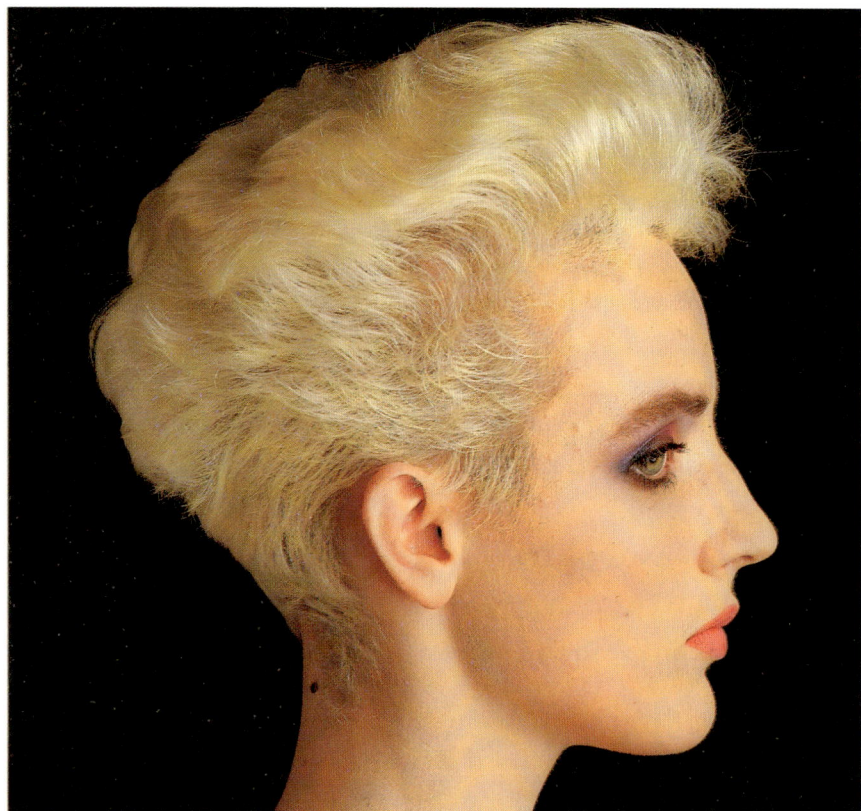

Abb. 70: Hier wurde kein deckendes Make-up, sondern eine getönte Tagescreme verwendet.

Transparentes Make-up für normale Haut

10 g	Fettphase (Grundrezept)
1 Meßl.	Pigmentmischung
20 g	dest. Wasser
3–4 Tr.	Parfümöl
1–2 Tr.	K 400

Als pflegende Zusätze eignen sich:

5 Tr.	Bisabolol
10 Tr.	D-Panthenol

Transparentes Make-up für trockene Haut

10 g	Fettphase (Grundrezept)
1 Meßl.	Pigmentmischung
15–20 g	dest. Wasser
3–4 Tr.	Parfümöl
1–2 Tr.	K 400

Als pflegende Zusätze eignen sich:

10 Tr.	D-Panthenol
6 Tr.	Aloe vera 10fach Konzentrat

Getönte Tagescreme für fette, unreine Haut

10 g	Fettphase (Grundrezept)
½ Meßl.	Pigmentmischung
20 g	dest. Wasser
1–2 Tr.	K 400
3–4 Tr.	Parfümöl

Als pflegende Zusätze eignen sich:

8 Tr.	Bisabolol
1 Msp.	Allantoin

Wir wiederholen noch einmal: Die getönte Tagescreme ist hauptsächlich eine Pflegecreme mit geringem Pigmentzusatz, der die Haut etwas tönt.

Auch das folgende *transparente Make-up* wirkt noch sehr dezent, wenn es dünn aufgetragen wird.

Transparentes Make-up für fette, unreine Haut

10 g	Fettphase (Grundrezept)
1 Meßl.	Pigmentmischung
20 g	dest. Wasser
3–4 Tr.	Parfümöl
1–2 Tr.	K 400
1 Msp.	Kieselsäure

Als pflegende Zusätze eignen sich:

10 Tr.	Bisabolol
1 Msp.	Allantoin

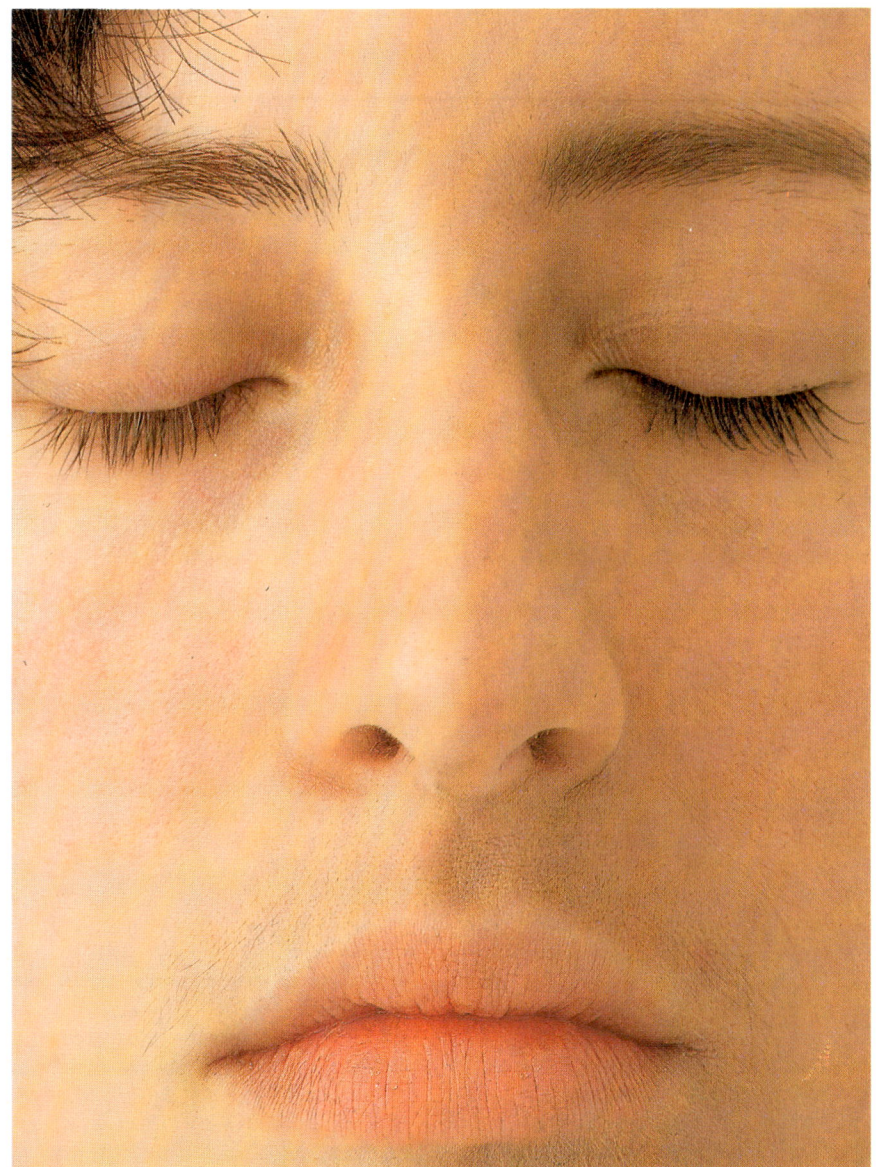

Abb. 71: Die linke Gesichtshälfte ist nicht „zurechtgemacht"; rechts wurde ein deckendes Make-up aufgetragen.

Glitzer-Make-up

Die genannten Rezepte können noch mit einem Glanzeffekt versehen werden, wenn Sie zusätzlich einen viertel bis zu einem halben Meßlöffel Gold- oder Bronze-Perlglanzpigment zum Schluß unter das fertige Make-up rühren. Sie können natürlich auch mehr hinzufügen. Die Perlglanzpigmente geben der Haut einen lebhaften Schimmer. Das ist aber nur möglich bei *getönter Tagescreme* oder *transparentem Make-up*. Bei deckendem Make-up kommen die Perlglanzpigmente nicht zur Geltung.

Deckendes Creme-Make-up

Soll das Creme-Make-up stärker decken, so rühren Sie einfach während der Abkühlphase noch ½ bis 1 Meßlöffel Maisstärke in das Make-up. Der Zusatz von Maisstärke läßt die Haut wesentlich matter erscheinen, ist also besonders auch für fette Haut geeignet. Wichtig für die Deckkraft des Make-up ist außerdem, wieviel Titandioxid sich in der Farbpigmentmischung befindet. Eine helle Mischung enthält mehr Weiß und deckt dadurch stärker als eine dunklere Pigmentmischung.

Festes, deckendes Make-up

Dieses Make-up besteht nur aus einer Fettmasse, die außer Farbpigmenten ziemlich viel Titandioxid und Puderbestandteile enthält. Dadurch wirkt es matt und deckt alle Unregelmäßigkeiten der Haut ab. Damit es sich gleichmäßig dünn verteilen läßt, trägt man es mit einem feuchten Schwämmchen auf. Die Fettmasse enthält außerdem einen Emulgator, wodurch Sie es leichter auftragen und auch leicht wieder abwaschen können. Um dieses Make-up gleichmäßig verteilen zu können, braucht man schon etwas mehr Übung als für das transparente Make-up.

Das deckende ist hauptsächlich für den Abend gedacht; tagsüber kann es leicht unnatürlich wirken. Solche deckenden Make-ups werden auch professionell für Fotos, Film, Theater usw. verwendet. Deckendes Make-up kann man ganz dünn mit dem Finger auf bestimmte Hautpartien auftragen, um Hautrötungen, Pickel, erweiterte Äderchen usw. wirksam abzudecken. Dazu ist natürlich auch der Abdeckstift ganz besonders geeignet.

Man kann zum Beispiel dunkle Augenränder zunächst mit einem hellen Stift abdecken und anschließend das ganze Gesicht gleichmäßig in dem gewünschten Farbton mit deckendem Make-up schminken.

Das Grundrezept für festes, deckendes Make-up

Auch hier wieder beginnen wir mit dem Rezept für die *Fettmasse,* die Sie sich in etwas größerer Menge auf Vorrat zubereiten können, da sie sich im Gegensatz zum fertigen Make-up lange aufheben läßt. Außerdem erleichtert die Zubereitung einer größeren Menge das Abwiegen der einzelnen Zutaten.

Fettmasse:

5 g	Lamecreme
20 g	Jojobaöl oder andere Öle
3 g	Carnaubawachs
evtl. 1–2 Tr.	„Antiranz"

Für ein Make-up brauchen Sie:

14 g	dieser Fettmasse
½ bis 1 Meßl.	Titandioxid
1 Meßl.	Pigmentmischung
3–4 g	Maisstärke
4 Tr.	Parfümöl

Auch hier verwenden wir wieder das haltbare Jojobaöl. Das Rezept läßt sich aber auch mit jedem anderen Pflanzenöl wie Mandel-, Avocado-, Erdnuß-, Soja-, Sesamöl usw. zubereiten. Dann müssen allerdings zur gesamten Fettmasse 2 Tropfen „Antiranz" hinzugefügt werden.

Wie beim Lippenstift ist bei der hier angegebenen Rezeptur *kein Konservierungsmittel* nötig, weil eine wasserfreie Fettmasse nicht so schnell verdirbt.

Wie schon gesagt: das Titandioxid sorgt für starke Deckkraft, hellt aber gleichzeitig auch auf. Möchten Sie ein besonders dunkles Make-up, dann genügt ein Zusatz von ¼ Meßlöffel Titandioxid. Sie können es aber auch ganz weglassen. Um den Verlust an Deckkraft auszugleichen, geben Sie vielleicht etwas mehr Maisstärke hinzu.

Am besten probieren Sie aus, was Ihren Vorstellungen am stärksten entgegenkommt. Sie wissen ja, daß man bei selbstgemachten Kosmetika alles nach eigenen Wünschen beeinflussen kann. Auch der Zusatz von Maisstärke läßt sich variieren. Wir empfehlen eine modi-

fizierte Qualität (vgl. *Seite 70*). Wenn Sie nicht mehr als 3 g Puderbestandteile hinzufügen wollen, können Sie übrigens statt Maisstärke auch Talkum verwenden. Es hat allerdings gröbere Körnchen.

Zurück zur Herstellung:

Zunächst wird wieder die Fettmasse geschmolzen, verrührt und zum Abkühlen stehengelassen. Dann wird die Hälfte davon – also 14 g – wieder geschmolzen. Die Pigmentmischung und das Titandioxid werden im Mörser vermischt. Dazu gießt man etwas von der geschmolzenen Fettmasse und verreibt alles gründlich zu einer glatten Paste. Nach 10 bis 15 Minuten ist sie fertig.

Bei der Herstellung des festen Make-ups ist es wichtig, daß die Fettmasse nicht zu heiß wird, sonst bilden sich Luftblasen, die später in der erkalteten Masse sichtbar sind. Deshalb darf hier *nur im Wasserbad* erwärmt werden! Erhitzen Sie ganz langsam und nur so lange, bis die Fettmasse geschmolzen ist. Fügen Sie dann die Farbpaste aus dem Mörser hinzu, verrühren Sie alles gründlich. Wenn auch die Paste geschmolzen ist, nehmen Sie die Masse sofort aus dem Wasserbad und rühren anschließend die Maisstärke unter das Parfümöl.

Gießen Sie alles sofort in eine *Spiegeldose* oder in die kleinen, runden Kunststoffdöschen mit transparenten Deckeln, die auch für Lip gloss geeignet sind. (In den Preislisten der Lieferanten werden sie als Lidschattendöschen bezeichnet.) Sehr praktisch sind auch die großen Stifthülsen, die Sie im Gebrauch immer weiter herausdrehen können.

Das Make-up läßt sich am besten mit dem feuchten Schwämmchen oder mit dem Finger auftragen.

Möchten Sie einen kleinen *Abdeckstift,* so gießen Sie die Fettmasse direkt in eine Lippenpflegestifthülse. In die Lippenstift-Gießform können Sie sie nicht geben; dazu ist die Masse nicht fest genug. Deshalb hier noch ein weiteres Rezept:

Abdeckstift

Fettmasse:

45 g	Rizinusöl
8 g	weißes Bienenwachs
5 g	helles Carnaubawachs
3–4 Tr.	„Antiranz" oder Vitamin E

Für einen Stift brauchen Sie:

5 g	dieser Fettmasse
½ Meßl.	Pigmentmischung
½ Meßl.	Titandioxid
1 Tr.	Parfümöl

Diese Fettmasse wird in die Lippenstift-Gießform gegeben und nach 2 Stunden für das Aushärten in die Lippenstifthülse gesetzt. Die Fettmasse entspricht genau dem Rezept für Lippenstifte mit normalen Pigmenten. Sie können also einfach 5 g von dieser Lippenstiftmasse für den Abdeckstift verwenden. Sollte der Stift etwas zu hart sein, so können Sie ihn wieder einschmelzen und zusätzlich 3 bis 4 Tropfen Rizinusöl hinzufügen.
Soll der Stift besonders hell werden, so verwenden Sie weniger Farbpigmentmischung und mehr Titandioxid. Für einen besonders dunklen Stift machen Sie es umgekehrt. Wichtig ist, daß Pigmentmischung und Titandioxid zusammen stets einen Meßlöffel voll ergeben, sonst wird der Abdeckstift nicht fest genug oder zu hart.

Puder

Die Damen und Herren der Rokokozeit verwendeten *Reispuder,* um ihre Gesichter und Perücken weiß zu pudern. Stärke spielt als Puderbestandteil immer noch eine Rolle. Allerdings sind die Mischungen heute raffinierter. Denn der Puder soll ja nicht einfach nur abdecken, sondern zugleich auch noch transparent und natürlich wirken. Eine Beschreibung der Puderrohstoffe finden Sie ab *Seite 68.* Wir haben grundsätzlich nur losen Puder hergestellt und zwar als *Gesichts-Puder, Rouge-Puder* und *Lidschatten-Puder.*

Von jeder Sorte gibt es wieder verschiedene Varianten. Sie können sich also Pudersorten mischen, die genau auf Ihre Wünsche abgestimmt sind.

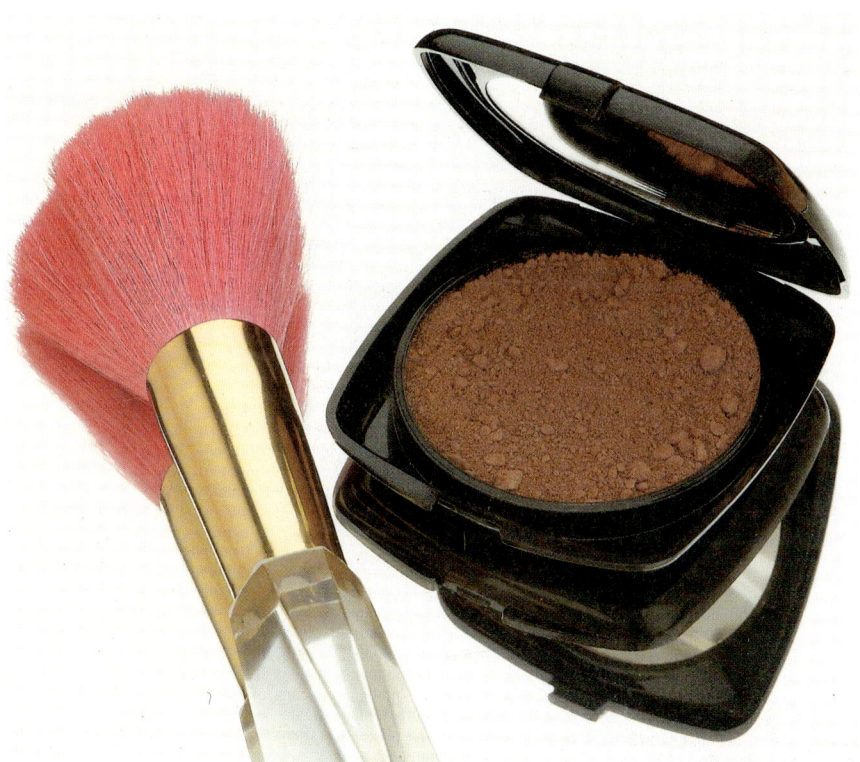

Abb. 72: Zum Auftragen von Puder empfehlen wir Ihnen einen großen weichen Pinsel.

Gesichts-Puder

Zunächst das

Grundrezept für Gesichts-Puder

8 g	Talkum
6 g	Seidenweiß
1 Meßl.	Pigmentmischung
1–2 Meßl.	Magnesiumstearat
1 Meßl.	Jojobaöl
2–3 Tr.	Parfümöl
evtl. 1 Meßl.	Grobgold

Zwei Herstellungsarten haben wir ausprobiert:

1. Herstellungsart

Geben Sie die Pigmentmischung in den Mörser, dazu das Jojobaöl und das Parfümöl. Alles wird gründlich zu einer glatten Paste verrieben.
Talkum, Seidenweiß und Magnesiumstearat werden vermischt. Das geht ganz einfach, wenn Sie die Zutaten in einem zugeschraubten Glas oder in einer Plastiktüte schütteln.
Hierauf gibt man einen Löffel von der Pudermischung in den Mörser zur Farbpaste hinzu und verrührt alles gleichmäßig. Dann kommt weitere Pudermischung dazu, wird verrührt usw. Wird der Mörser zu klein, schütten Sie den Inhalt in eine Schüssel und vermischen Sie den restlichen Puder gründlich.
Zum Schluß haben Sie eine lockere Pudermischung, in der das Parfümöl und das Jojobaöl gleichmäßig verteilt sind. Wenn Sie *Glitzereffekte* wünschen, ge-

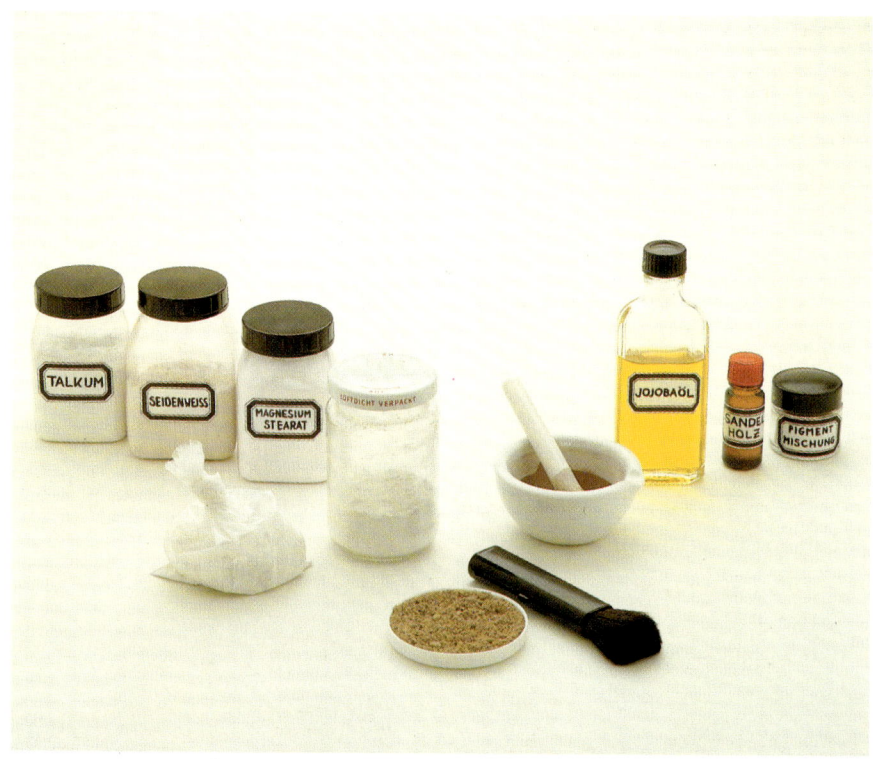

Abb. 73: Die Zutaten für das Grundrezept unseres Gesichtspuders.

ben Sie noch einen Meßl. Grobgold hinzu. Das Jojobaöl wird hinzugefügt, damit der Puder sich nicht zu trocken anfühlt, nicht zu staubig beim Auftragen ist und besser haftet. Die wichtigste Haftsubstanz ist aber das *Magnesiumstearat*. Je nach der Menge, die Sie davon zugeben, können Sie bestimmen, ob Ihr Gesichts-Puder nur sehr leicht haftet oder stärker. Wenn Sie den Puder auf das frische Make-up auftragen, wird er normalerweise schon daran leicht haften; das sollten Sie bei der Herstellung berücksichtigen.

Abgefüllt wird der lose Puder entweder in die dreiteilige Puderdose, die Sie auch in der Handtasche mitnehmen können, oder in einen Cremetopf, der sich ebenfalls gut zuschrauben läßt und aus dem Sie den Puder mit einem großen Pinsel auftragen können.
Denken Sie daran, immer nur wenig Puder auf den Pinsel zu geben, damit er sich besser verteilen läßt. Fürs Bad sind alle möglichen dekorativen Gefäße geeignet, um den Puder aufzubewahren. Er braucht übrigens keine Konservierungsstoffe.

84

2. Herstellungsart

Sie können auch für den Gesichts-Puder zunächst eine größere *Basismischung* herstellen aus Jojobaöl, Parfümöl und allen Puderzutaten, außer den Farbpigmenten. Talkum, Seidenweiß und Magnesiumstearat werden in einem verschlossenen Glas oder in einer Plastiktüte durch Schütteln vermischt. Dann gibt man Jojobaöl und Parfümöl in den Mörser, verrührt beides und fügt etwas von der Pudermischung hinzu. Daraus rührt man einen Brei und gibt nach und nach immer mehr von der Pudermischung in den Mörser. Die so entstandene Puderbasis läßt sich lange aufheben, weil das Jojobaöl nicht ranzig wird.

Wenn Sie einen fertigen Gesichts-Puder herstellen möchten, geben Sie eine beliebige Menge der vorher angerührten Puderbasis in den Mörser und dazu die entsprechend vorgefertigte Farbmischung (vgl. *Seite 75*). Bei dieser Methode läßt sich am besten mit den Farben spielen.

Geben Sie zunächst nur wenig Farbmischung hinzu und testen Sie den fertigen Puder. Gefällt Ihnen der Farbton noch nicht, können Sie noch weiteres Farbpigment hineinrühren. Glitzerpigmente erst zum Schluß hinzufügen und dann nicht mehr reiben, damit die Glimmerpartikel erhalten bleiben. Auf diese Weise können Sie auch kleinere Pudermengen in verschiedenen Farbtönen herstellen.

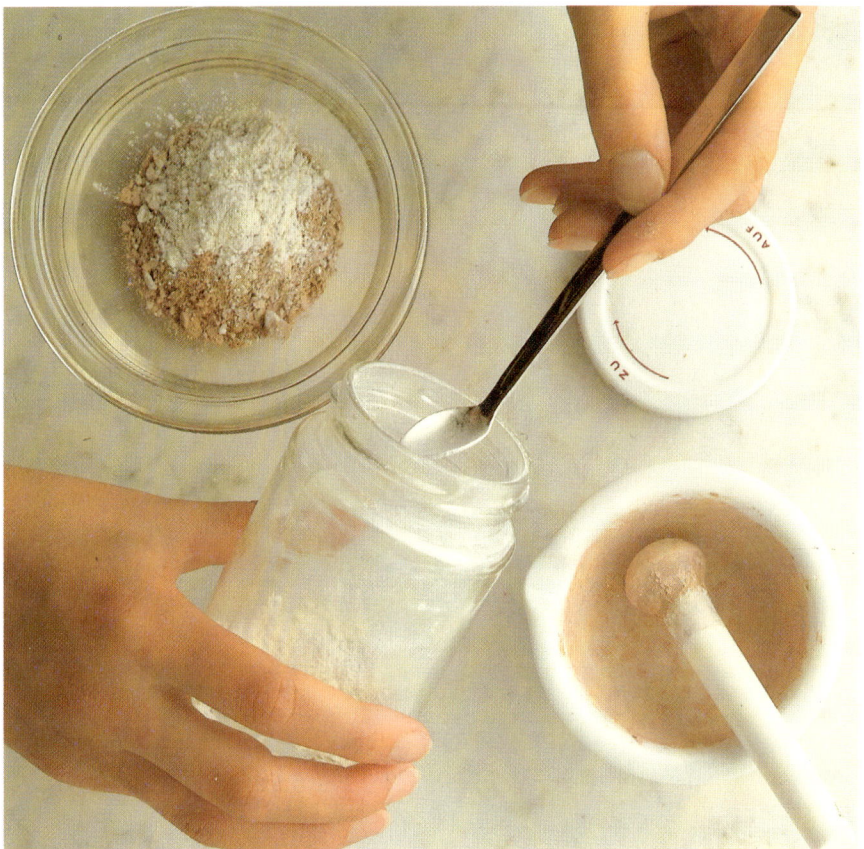

Abb. 74: Im Mörser wird die Pudermischung mit Farbpigmenten zu einer Farbpaste verrieben, die Sie mit weiterer Pudermischung in einer Schüssel zu einem lockeren Puder mischen können.

Rouge-Puder

Auch hier verwenden Sie das Grundrezept für Gesichts-Puder als Basis. Allerdings wird es mit anderen Farbpigmenten gemischt.

Die beim Gesichts-Puder beschriebene *2. Herstellungsart* ist für den Rouge-Puder besonders gut geeignet.

Puderbasis für Rouge-Puder

8 g	Talkum
6 g	Seidenweiß
1–2 Meßl.	Magnesiumstearat
1 Meßl.	Jojobaöl
2–3 Tr.	Parfümöl

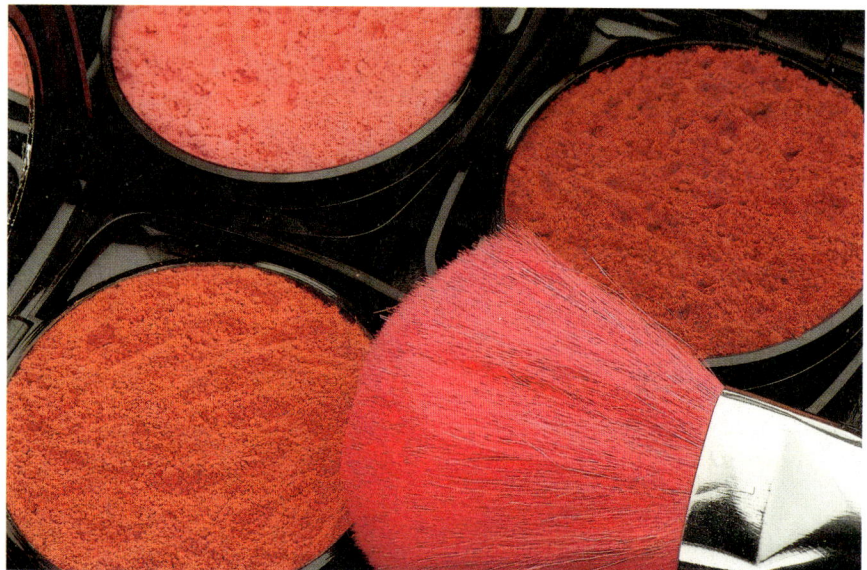

Abb. 75: Bestimmen Sie den Farbton Ihres Rouge-Puders selbst.

Mischen Sie die Puderbasis wie bei der 2. Herstellungsart für Gesichts-Puder zusammen.

Von dieser Puderbasis brauchen Sie zunächst nur einen Teil; den Rest können Sie später verwenden. Für Rouge-Puder genügen ja kleinere Mengen. Geben Sie etwa 5 g Puderbasis in den Mörser und fügen normale Farbpigmente hinzu.

Das Rot ergibt ein herrliches *Pink*. Natürlich kann man durch Beimischung von Ocker und Dunkelbraun auch schöne andere rötliche Hauttöne erzielen. Das Rotbraun ergibt einen *korallenroten* Rougeton, den wir sehr empfehlen. Sie werden sehen: diese Puder zu mischen und immer neue Farbnuancen zu finden macht großen Spaß. Am besten mischen Sie gleich mehrere Puder

zur Auswahl. Füllen Sie sie in Glasdöschen und tragen Sie sie mit dem Pinsel auf. Nur ganz wenig auf die Wangenpartie verteilen. Ist ein Rouge-Puder zu farbintensiv geworden, so mischen Sie wieder mehr Puderbasis dazu.

Lidschatten-Puder

Puderbasis für Perlglanz-Lidschatten-Puder

Hier die Zutaten:

10 g	Talkum
5 g	Kartoffelstärke
5–6 Meßl.	Magnesiumstearat
7 g (3 Meßl.)	Jojobaöl

Aus dieser Menge können Sie 5 verschiedene Lidschatten-Puder zu je 10 g herstellen. Um das Abwiegen zu erleichtern, empfehlen wir hier wieder die größere Puderbasis. Wenn Sie im Mörser alles miteinander verrührt haben, erhalten Sie eine Paste. Wundern Sie sich nicht darüber; das liegt am hohen Ölanteil. Die Lidschattenrezepte beziehen sich übrigens auf Perlglanzpigmente.

Sie müssen sich nun entscheiden, ob Sie einen *sehr farbintensiven* Lidschatten haben möchten oder lieber *dezentere* Töne.

Der farbintensive besteht zur Hälfte aus Perlglanzpigmenten. Damit erhalten Sie außergewöhnlich satte, schillernde Farben. Wenn Sie die in normaler Schicht aufs Augenlid auftragen, wird der Lidschatten allerdings in den meisten Fällen zu knallig sein. Sie können damit jedoch Akzente setzen oder mit einem dünnen Pinsel einen Lidstrich rund ums Auge ziehen. Sie können den intensiven Puder aber auch sparsam auftragen und stark verreiben.

Ein weiterer Tip: Diesen farbintensiven Lidschatten-Puder können Sie auch als Karnevals- oder Theaterschminke fürs ganze Gesicht verwenden. Er haftet vorzüglich. Für normalen Lidschattengebrauch empfehlen wir deshalb den dezenten Lidschatten-Puder.

Ein farbintensiver Lidschatten-Puder

5 g	Puderbasis
5 Meßl.	Perlglanzpigment

Beide Zutaten werden miteinander verrührt. Fertig ist der Lidschatten-Puder.

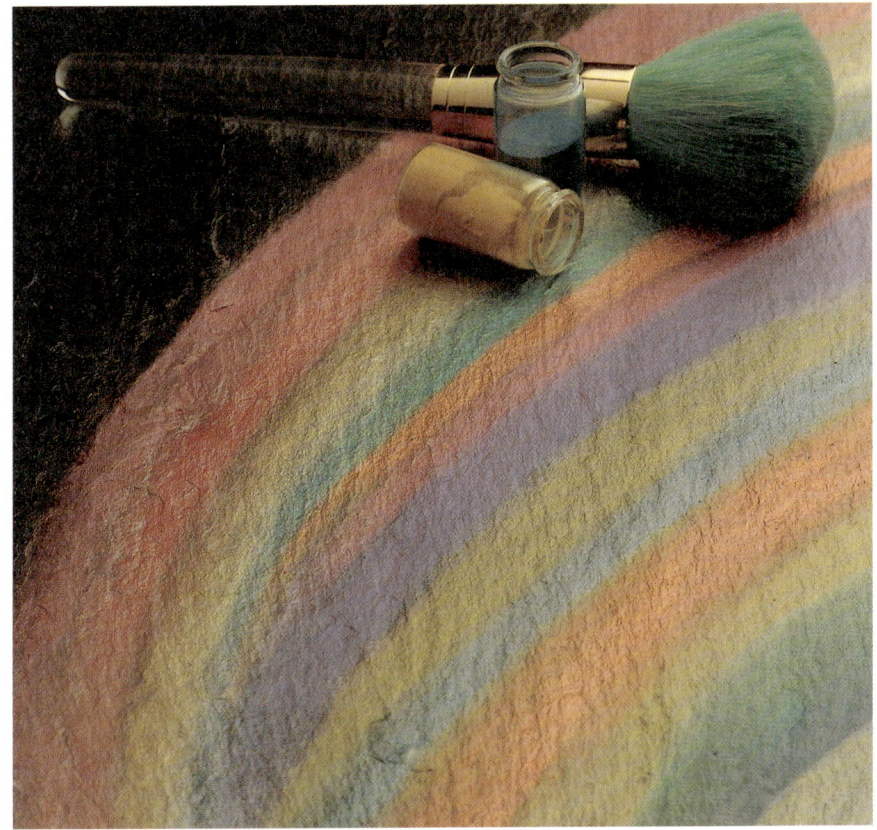

Abb. 76 a: Hier haben wir einmal verschiedenfarbige Lidschattenpuder auf eine Platte gestrichen.

Dieses Rezept können Sie natürlich auch wieder variieren. Talkum und Perlglanz müssen zusammen immer 5 g ergeben. Der lose Lidschatten-Puder kann natürlich in beliebige Gefäße abgefüllt werden. Zweckmäßig ist aber ein transparentes Kunststofffläschchen mit passendem Applikator, das von den Lieferanten als *Lip gloss-Garnitur* bezeichnet wird. Zum Abfüllen des Puders können Sie einen kleinen Trichter nehmen. Helfen Sie mit einer Stricknadel nach, wenn der Puder nicht richtig hindurchfließt. In dem Applikatorfläschchen kann man den Puder gut in der Handtasche mitnehmen und leicht auftragen. Wer möchte, kann sich fürs Badezimmer kleine Glasfläschchen mit Glasstopfen oder Korken besorgen.

Natürlich können Mischungen aus allen Perlglanzfarben hergestellt werden. Zu empfehlen sind aber vor allem Seidenweiß zum Aufhellen und Seidenschwarz zum Abdunkeln. Die Perlglanzfarben bekommen durch Seidenschwarz einen Graustich und sind so gut als Lidschattentöne geeignet.

Ein dezenter Lidschatten-Puder

Hier die Zutaten:

5 g	Puderbasis
3 g	Talkum
3–4 Tr.	Jojobaöl
2 Meßl.	Perlglanzpigment

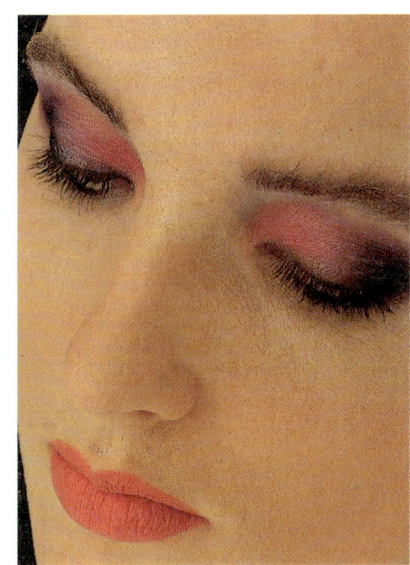

Abb. 76 b: Lidschattenpuder in verschiedenen Farben können einem Gesicht einen besonderen Reiz geben.

Wimperntusche und Eyeliner

Unsere besonders gut haftende und wischfeste Wimperntusche kann zugleich auch als *Eyeliner* oder *Lidstrich* verwendet werden. Es handelt sich um eine Wimperntusche auf natürlicher Basis, die mit einfachen Mitteln hergestellt wird. Sie trocknet innerhalb von 30 Sekunden und ist dann völlig wischfest. Die Tusche kann in jedem beliebigen Farbton und natürlich auch in Perlglanzfarben hergestellt werden. Auch als Lidstrich rund ums Auge hält sie einen ganzen Tag lang, ohne zu verwischen.

Grundrezept für Wimperntusche und Eyeliner mit normalen Farbpigmenten

Die Zutaten:

3 g	Lamecreme
2 Meßl.	Rizinusöl
10 g	dest. Wasser
3 Meßl.	normale Farbpigmente
2 Meßl.	Sorbit
1 Meßl.	Gummi arabicum
2 Tr.	K 400

Die normalen Farbpigmente werden mit einem Meßlöffel Rizinusöl im Mörser sehr glatt angerieben. Wasser und Sorbitpulver werden in einem feuerfesten Becherglas miteinander verrührt – das Pulver löst sich leicht auf –, danach das Gummi arabicum in diese Lösung ein-

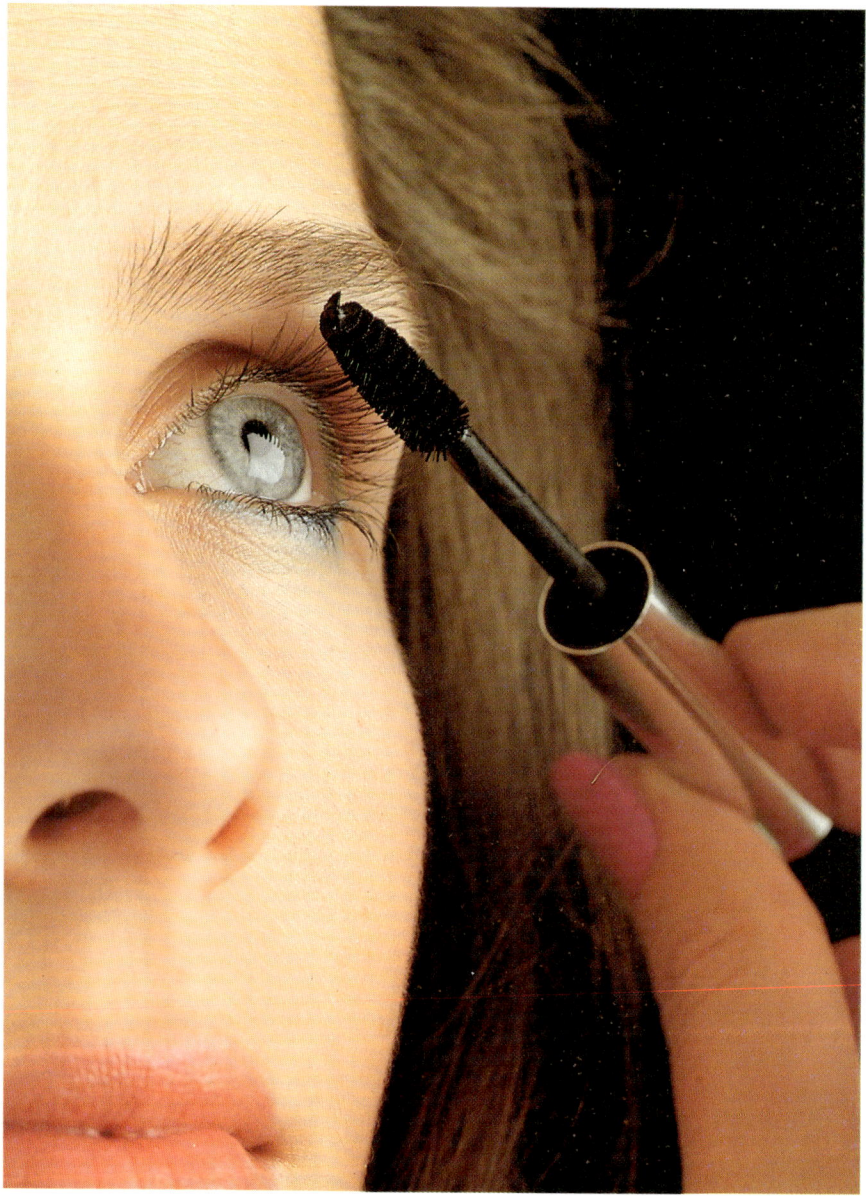

Abb. 77: Tragen Sie die Wimperntusche mit einem feinen Bürstchen auf.

gerührt. Lassen Sie die Mischung einen Moment stehen, dann quillt sie und verteilt sich besser.

Lamecreme und ein Meßlöffel Rizinusöl werden nun geschmolzen und die Farbpaste aus dem Mörser hinzugefügt.

Schließlich wird auch die Wassermischung mit Sorbit und Gummi arabicum erhitzt. Sie sollte 65 bis 70 °C haben, wenn man sie von der Herdplatte nimmt. Das gilt auch für die Fett-Farbmasse. Wie bei der Cremeherstellung gießt man dann das heiße Wasser langsam unter Rühren ins Fett. Es bildet sich eine Emulsion. Als Konservierungsmittel rührt man noch 2 Tropfen K 400 hinein. Fertig ist die Wimperntusche bzw. der Eyeliner.

Wenn Sie die Tusche in ein Mascaraflächchen abfüllen möchten, dann tun Sie das am besten sofort in noch heißem Zustand. Das Fläschchen hat in der Öffnung einen kleinen Einsatz, den Sie zum Füllen herausnehmen und anschließend wieder hineindrücken können. Schütteln Sie danach das Mascaraflächchen noch bis zum Erkalten. Sobald die Wimperntusche abkühlt, dickt sie noch etwas nach.

Mit dem dazugehörigen Bürstchen haben Sie dann eine ganz professionelle Wimperntusche, die sich sehr leicht auftragen läßt. Von Zeit zu Zeit sollten Sie die Tusche vor dem Auftragen schütteln. Von der im Rezept angegebenen Menge können Sie 3 bis 4 Mascara-Garnituren füllen. Die übriggebliebene Wimperntusche können Sie in ein Glasfläschchen füllen und mit einem dünnen Pinsel als Lidstrich auftragen. Wenn Sie die Restmenge als Reserve aufheben, sollten Sie sie vor dem Nachfüllen nochmals kurz erwärmen, damit sie dünnflüssiger wird und sich leichter abfüllen

läßt. Achten Sie darauf, daß die Wimperntusche gut verschlossen aufbewahrt wird, sonst trocknet sie schnell aus.

Diese Tusche können Sie in allen Farbtönen mit normalen Pigmenten, aber auch in Perlglanzfarben herstellen. Sie wirkt dann besonders gut.

Wimperntusche und Eyeliner mit Perlglanzpigmenten

Hier gilt das gleiche Rezept wie oben. Allerdings nimmt man von den Perlglanzpigmenten nur 2 Meßlöffel. Sie werden auch nicht im Mörser angerieben, sondern einfach nur in die geschmolzene Fettmasse gegeben.

*

Wir wünschen Ihnen viel Spaß beim wirkungsvollen Spiel mit den Farben.

Selbstgemachte Schminkstifte in vielen Farben

Sogenannte Kajalstifte verwendet man für die Umrandung der Augen, aber auch als Augenbrauenstifte und Lippenkonturenstifte. Man kann sie in allen erdenklichen Farbtönen, auch mit Perlglanzfarben herstellen. Fürs Selbermachen können Sie die leeren Holzstifte wie alle anderen Zutaten über die im Anhang genannten Adressen beziehen.

Kajalstifte mit normalen Farbpigmenten

4 Meßl.	Rizinusöl
2–4 Meßl.	Pigment
2 g	helles Carnauba- wachs
2 g	weißes Bienenwachs
1 Tr.	„Antiranz" oder Vitamin E
evtl. 2 Meßl.	Kieselsäure

Die angegebene Menge reicht für 3 bis 4 Stifte. Wenn Ihnen das zuviel ist, können Sie die Rezeptmengen halbieren. Die Farbpigmente werden mit einem Teil des Rizinusöls im Mörser glatt gerieben. Das restliche Rizinusöl dann mit Carnaubawachs, Bienenwachs und „Antiranz" im feuerfesten Becherglas bei kleiner Flamme schmelzen. Erst wenn alles geschmolzen ist, kratzt man die Farbpaste aus dem Mörser und gibt sie in die heiße Fettmasse. Noch einen Moment lang weiter erwärmen, bis alles schön flüssig ist. Zum Schluß eventuell die Kieselsäure unterrühren. Sie sorgt dafür, daß zum Beispiel Schwarz besonders dunkel und farbintensiv wird.

Dann nimmt man das Becherglas von der Herdplatte. Die Fettmasse sollte jetzt eine Temperatur von rund 90 °C haben. Ist die Masse zu kalt, so erstarrt sie beim Aufziehen in den Holzstift bereits auf halbem Wege und der Rest des Stiftes bleibt leer. Bei zu heißer Fettmasse bildet sich beim Erkalten oben im Stift, wie bei der Lippenstiftherstellung, ein sehr tiefer Trichter. Wenn Sie es ein- oder zweimal probiert haben, bekommen Sie das Gefühl für die richtige Gießtemperatur.

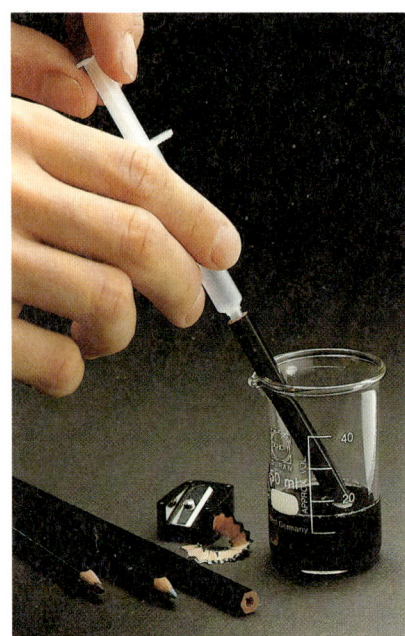

Abb. 78: Mit Hilfe einer Impfspritze ohne Nadel wird die Farbmischung in den Kajalstift gezogen.

Und so wird der Holzstift gefüllt:
In das Becherglas mit der heißen Fettmasse stellen Sie den noch leeren Holzstift. Halten Sie ihn dabei etwas schräg, damit die Wachsmasse leicht durch die untere Öffnung hochgesaugt werden kann. In die *obere* Öffnung setzen Sie eine kleine Kunststoffspritze, wie man sie zum Impfen benutzt. Eine Nadel brauchen Sie natürlich nicht. Die Spritze ist beim Ansetzen geschlossen, d.h. der Kolben befindet sich unten. Dann zieht man den Kolben langsam und gleichmäßig nach oben. Dadurch wird die Luft aus dem Holzstift angesaugt und gleichzeitig die Fettmasse von unten nach oben in den Stift gezogen.

Sobald Sie in der Spitze der Spritze die farbige Fettmasse sehen, brauchen Sie nicht weiter aufzuziehen. Nehmen Sie den Holzstift jetzt aus dem Becherglas, ziehen Sie die Spritze heraus und halten Sie den Stift waagerecht, damit die Fettmasse nicht wieder nach unten herausläuft. Drehen Sie den Stift langsam ein wenig; er erkaltet schnell. Den Kolben der Spritze können Sie jetzt wieder hineindrücken. Der kleine Wachspfropfen, der sich gebildet hat, fliegt dann heraus. Lassen Sie den Holzstift über Nacht vollständig erkalten, bevor Sie ihn

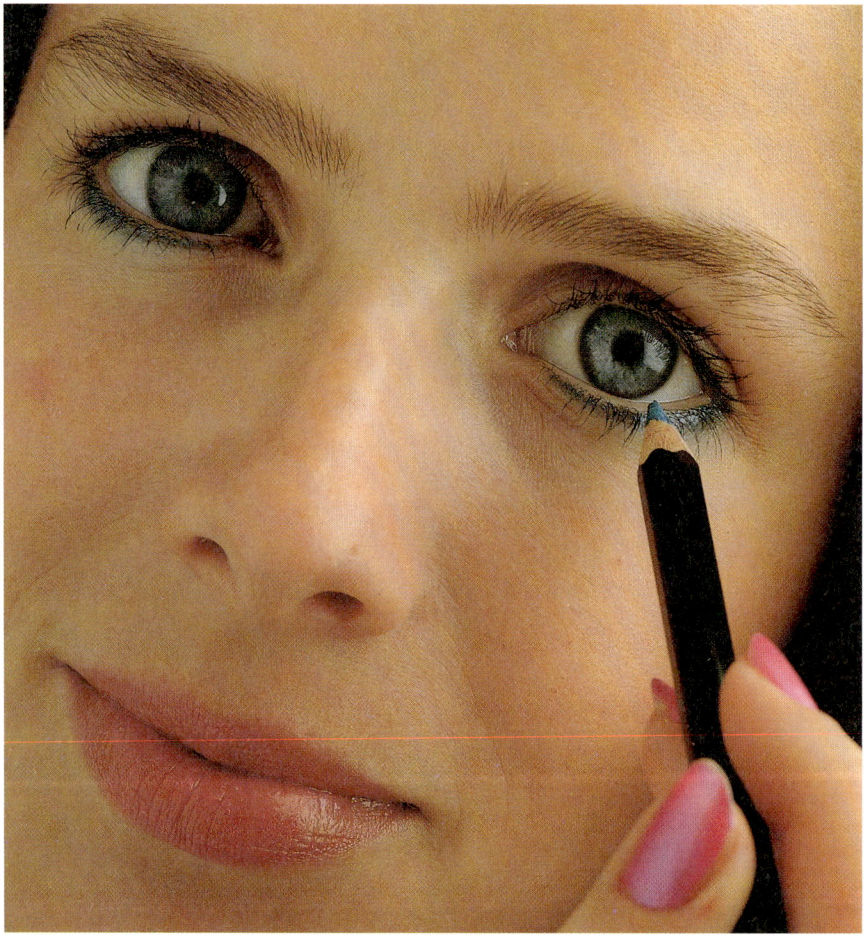

Abb. 79: Mischen Sie sich die Kajalstift-Farbe, die zu Ihrem Typ paßt.

am nächsten Tag anspitzen. Besorgen Sie sich dazu einen *Spitzer für Kajalstifte,* der im Gegensatz zu normalen Spitzern für eine sehr kurze Spitze sorgt, die nicht so schnell abbricht. Ein normaler Bleistiftspitzer ist also im Grunde ungeeignet.

Spitzen Sie am zweckmäßigsten dasjenige Ende an, das in der Fettmasse gestanden hat. Das andere Ende des Holzstiftes können Sie, wenn Sie möchten, zusätzlich mit einem heißen Tropfen Bienenwachs oder Carnaubawachs verschließen.

Zu den Holzstiften können Sie übrigens auch die entsprechenden Schutzkappen für die Spitze kaufen.

Kajalstifte
mit Perlglanzpigmenten

5 Meßl.	Rizinusöl
2–4 Meßl.	Perlglanzpigment
2 g	helles Carnauba-wachs
2 g	weißes Bienenwachs
1 Tr.	„Antiranz" oder Vitamin E
evtl. 1 Meßl.	Kieselsäure

Auf die gleiche Weise wie die normalen Kajalstifte können Sie auch Perlglanzstifte herstellen. Sie wirken besonders schön als Umrandung der Augen. Die Perlglanzpigmente brauchen Sie natürlich nicht im Mörser anzureiben, sondern können Sie einfach in die geschmolzene Fettmasse geben. Finden Sie die Stifte zu weich, so geben Sie 2 bis 3 Carnaubawachsschuppen mehr hinzu.

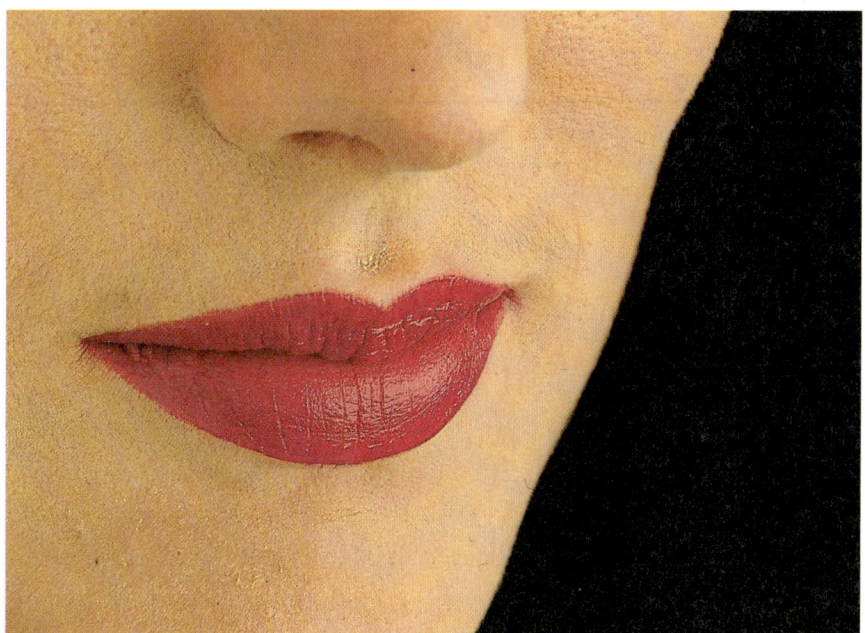

Abb. 80

Lippenstifte –
Schutz und Schönheit
zugleich

Die Lippen sind nicht nur ein besonders ausdrucksstarker Teil des Gesichts, sondern auch ein besonders empfindsamer. Die Haut auf den Lippen ist besonders dünn. Die feinen Blutgefäße liegen dicht unter der Oberfläche; darum erscheinen die Lippen auch so rot. Der Tastsinn ist bei den Lippen stärker ausgeprägt als etwa an den Fingerspitzen. Deshalb nimmt man selbst feinste Temperaturunterschiede an den Lippen am intensivsten wahr. Dort fehlt schließlich auch die feine Körperbehaarung, die sich sonst auf dem ganzen Gesicht und der übrigen Haut befindet. Es gibt auch keine Talgdrüsen, die die Lippenhaut fetten.

Deshalb machen sich trockene Heizungsluft, Sonnenbestrahlung und viele andere äußere Einflüsse auf den Lippen sofort unangenehm bemerkbar: Die Lippen werden rauh und spröde, die Haut kann sogar aufspringen und bluten. Deshalb sind Lippenstifte zugleich eine äußerst sinnvolle Erfindung; denn sie färben die Lippen nicht nur, sondern sie schützen sie auch.

Rot geschminkte Lippen gab es natürlich auch schon früher. Die natürliche Lippenfarbe zu intensivieren, bedeutete zugleich eine Verstärkung der erotischen Wirkung. Daß die dafür verwendeten Naturfarben keineswegs unbedenklich waren, haben wir schon erwähnt. Da haben wir es heute doch besser. Mit pflegenden Zusätzen und reizvollen Farbpigmenten kann man heute Lippenstifte herstellen, die bis hin zur passenden Hülse fast kleine Kunstwerke sind.

Übrigens ist gerade die Lippenstiftherstellung einfach ein Vergnügen, das Sie sich nicht entgehen lassen sollten. Natürlich sind selbstgemachte Lippenstifte auch zugleich schöne Geschenke. Fangen wir also an.

Zunächst werden die Fette und Wachse nach Rezept abgewogen und zusammengeschmolzen. Und zwar eine größere Menge, aus der Sie dann etwa 11 bis 14 Lippenstifte mit jeweils anderen Farben gießen können. Die Fettmasse sollte Vitamin E oder „Antiranz" enthalten; sie muß im Kühlschrank aufbewahrt werden. Wenn Sie wollen, können Sie zunächst nur einen Lippenstift gießen und die anderen später. Der größere Fettansatz vereinfacht das Abwiegen.

Perlglanzlippenstifte

Zunächst die Zutaten für einen Vorrat an

Fettmasse:

60 g	Rizinusöl
8 g	weißes Bienenwachs
5 g	helles Carnaubawachs
4 Tr.	„Antiranz" oder Vitamin E

Für einen Lippenstift brauchen Sie:

5 g	dieser Fettmasse
1 Meßl.	Perlglanzpigment

Hier ein paar Beispiele für Perlglanzpigmente mit dem Hinweis, welcher Farbton beim fertigen Lippenstift entsteht.
Himbeerperl: Rosa, gut deckend.
Pinkperl: zartes Pink, weniger deckend.
Bronze: Goldbronzeton.
Kupfer: Kupferton.
Perlsiena: dunkles Rotbraun.
Feingold: Gelbgold.
Silberweiß: weißer Perlglanz.

Bei fast allen Perlglanz-Lippenstiften, bei denen der Rotton intensiviert werden soll, empfiehlt es sich, etwa 1 Messerspitze normales Farbpigment-Rot beizumischen. Dies muß aber – im Gegensatz zu den Perlglanzpigmenten – vorher im Mörser mit einem Teil der Lippenstift-Fettmasse zu einer Farbpaste verrieben werden.

Und so wird es gemacht

Rizinusöl – das dem Lippenstift Glanz verleiht –, *weißes Bienenwachs* und *helles Carnaubawachs* – das für die nö-

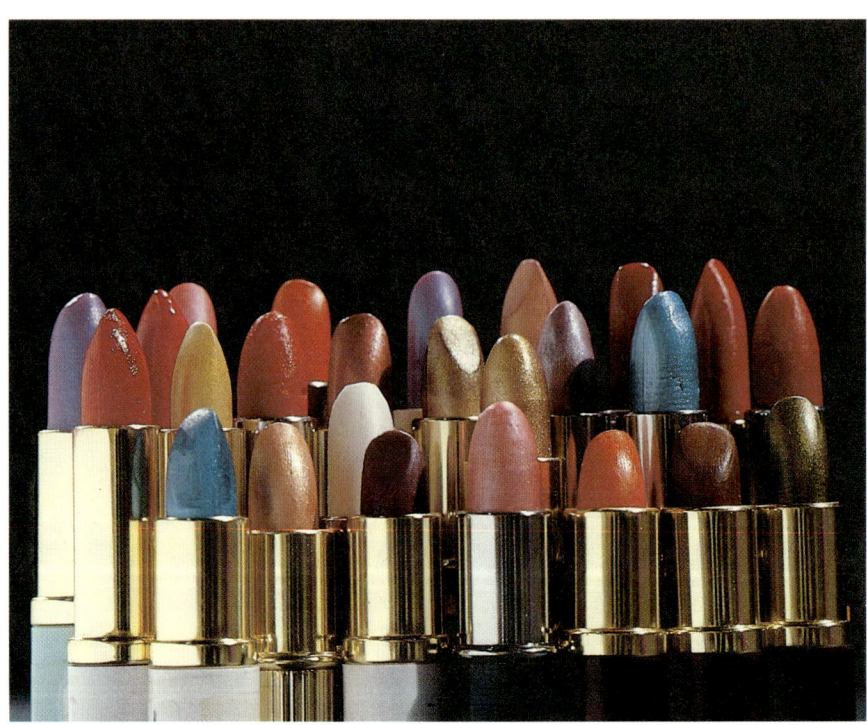

Abb. 81: Die Farbpalette für selbstgemachte Lippenstifte ist nahezu ohne Grenzen.

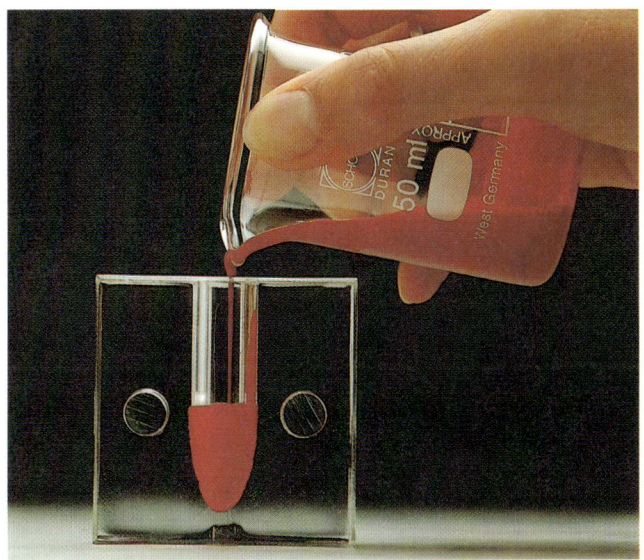

Abb. 82: Lippenstiftmasse in die mit Öl leicht eingefettete Form gießen.

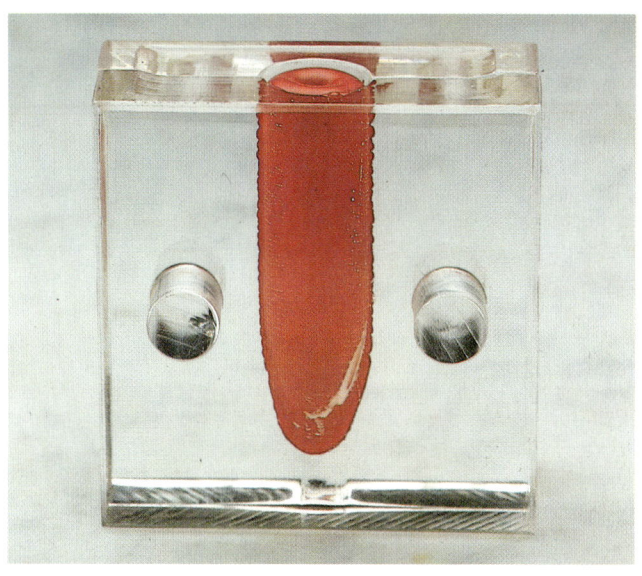

Abb. 83: Der erkaltete Lippenstift bildet oben einen kleinen Trichter.

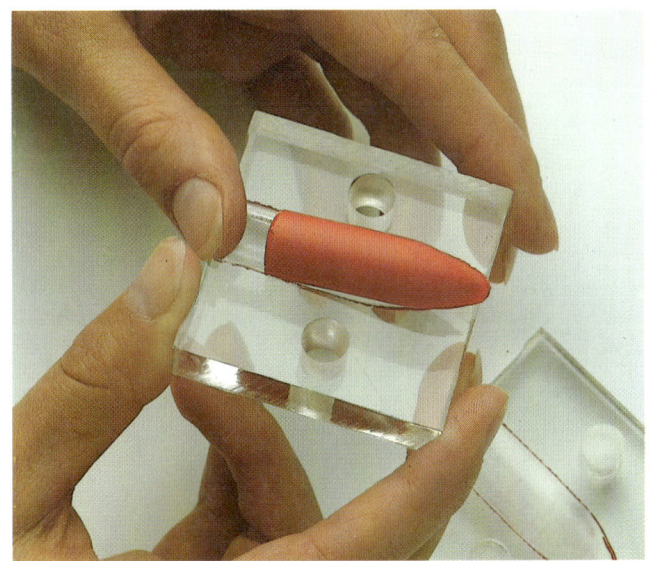

Abb. 84: So wird der erkaltete Lippenstift aus der Form gedrückt . . .

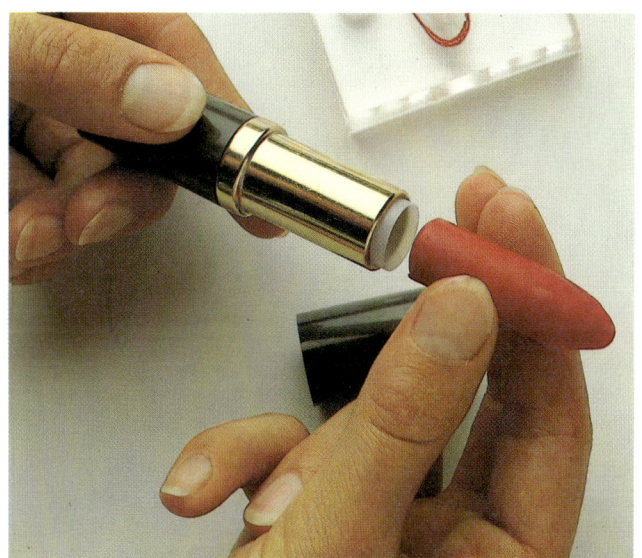

Abb. 85: . . . und schließlich in die Hülse gesetzt.

tige Festigkeit des Stiftes sorgt – werden in einem feuerfesten Becherglas auf der Herdplatte bei kleiner Flamme vorsichtig geschmolzen. Auch ein Marmeladenglas im Wasserbad ist als Schmelztiegel geeignet. Die Masse muß auf etwas über 80 °C erhitzt werden, weil der Schmelzpunkt des Carnaubawachses so hoch liegt. Wenn alles gleichmäßig geschmolzen ist, nehmen Sie das Glas vom Herd und geben die 4 Tropfen „Antiranz" dazu. Gut durchrühren und abkühlen lassen. Diese Fettmasse können Sie – wie schon erwähnt – auch ohne Konservierungsstoff im Kühlschrank über 1 bis 2 Jahre aufbewahren.

Zur Herstellung eines Perlglanzlippenstiftes wiegen Sie 5 g dieser Fettmasse ab und schmelzen sie in einem kleinen feuerfesten Becherglas. Diesmal genügt eine geringere Schmelztemperatur, weil sich das Carnaubawachs bereits mit den anderen Zutaten vermischt hat. Dann geben Sie einen Meßlöffel Perlglanzpigment dazu und verrühren es gründlich. Sie brauchen kein Thermometer; es genügt, wenn Sie sehen, daß die Fettmasse schön dünnflüssig geschmolzen ist und die Farbpigmente gleichmäßig verteilt sind. Dann nehmen Sie das Becherglas vom Feuer und lassen es einen Augenblick abkühlen, rühren nochmals durch und gießen die Masse schnell in die Gießform. Die richtige Gießtemperatur beträgt rund 60 °C. Vorher die Form mit Öl einfetten, dann bekommen Sie den Stift leichter heraus. Das Gießen ist im Prinzip ganz einfach. Zwei kleine Fehler können am Anfang aber passieren. Wenn die Masse zu *kalt* ist und Sie zu langsam gießen, bilden sich am Stift Querrillen, die sichtbar bleiben. Ist die Masse noch zu *heiß*, so entsteht ein besonders tiefer Trichter am unteren Ende des Lippenstifts, der beim Gießen nach oben weist (vgl. *Abb. 83*). Ein kleiner Trichter bildet sich übrigens immer. Man sollte ihn aber so klein wie möglich halten; dann stört er nicht. Die Gießform ist tief genug, um noch einen „Überschuß" zu gießen, der später abgeschnitten werden kann.

Lassen Sie die Gießform etwa 15 Minuten lang abkühlen, und stellen Sie sie dann 1 bis 2 Stunden in den Kühlschrank zum Durchhärten. Danach wird's spannend: Die Form wird geöffnet, der Lippenstift mit den Fingern vorsichtig, von der Gießöffnung her, herausgeschoben und in eine leere Hülse gesetzt. Dazu wird die Hülse ganz herausgedreht und der Stift vorsichtig in den Halter gedrückt.

Sollte der Stift beim erstenmal nicht gleichmäßig gegossen sein, so können Sie ihn einfach wieder schmelzen und ein zweites Mal gießen. Sie dürfen allerdings nicht zusätzlich Perlglanzpigmente zufügen, sonst wird der Stift bröselig.

Hier ein weiteres Rezept. Der Lippenstift wird ähnlich wie der oben beschriebene, enthält aber zusätzliche Wirkstoffe.

Perlglanzlippenstifte mit pflegenden Zusätzen

Fettmasse:

50 g	Rizinusöl
8 g	weißes Bienenwachs
5 g	helles Carnaubawachs
5 g	Schibutter
4 Tr.	„Antiranz" oder Vitamin E

Wenn Sie ein Sonnenschutzmittel hinzufügen wollen:

½ Meßl.	SofiO oder
50 Tr.	Parsol MCX

Das Sonnenschutzmittel wird mit der gesamten Fettmasse zusammengeschmolzen. Die angegebene Menge von Sonnenschutzmittel erzeugt ungefähr einen Lichtschutzfaktor von 2 bis 3. Faktisch liegt er allerdings höher, weil die Farbpigmente die Lippen abdecken und einen zusätzlichen Schutz bilden.

Für einen Lippenstift brauchen Sie:

5 g		Fettmasse
1 Meßl.		Perlglanzpigment
2 Tr.		alpha-Bisabolol
evtl.	2 Tr.	D-Panthenol
evtl.	1–2 Tr.	Lebensmittelaroma

Herstellung wie oben beschrieben. Die Fettmasse schmelzen, Perlglanzpigment hinzufügen und vom Herd nehmen. Bisabolol hinzufügen, D-Panthenol (kann bis 60 °C erhitzt werden) und Lebensmittelaroma verrühren und in die Gießform gießen.

Wenn Sie kein Perlglanz-Fan sind, können Sie natürlich auch Lippenstifte mit normalen Farbpigmenten herstellen. Weil diese Pigmente aber intensiver sind, braucht man davon weniger. Entsprechend wird auch weniger Öl benötigt. Sie sehen das an den nachfolgenden Rezepten.

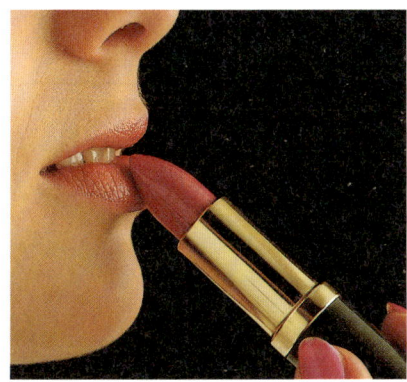

Abb. 86

Lippenstifte mit normalen Pigmenten

Fettmasse:

45 g	Rizinusöl
8 g	weißes Bienenwachs
5 g	helles Carnaubawachs
3–4 Tr.	„Antiranz" oder Vitamin E

Für einen Lippenstift brauchen Sie:

5 g	Fettmasse
½ Meßl.	Farbpigment
evtl.	Lebensmittelaroma

Auch hier wieder ein paar *Farbbeispiele* als Anhaltspunkt:
Rotpigment ergibt einen kräftigen *Rotton.*
Rotpigment und Titandioxid ergibt *Pink* bis *Rosa.*
Orangepigment ergibt einen leuchtenden *Orangeton.*
Orangepigment und Titandioxid ergibt *Apricot.*
Zum Anreiben der Farbpigmente vgl. *Seite 75).*

Für einen roten Lippenstift ohne Perlglanz geben Sie einen halben Meßlöffel Rotpigment in den Mörser und verreiben es mit dem Stößel. Dann werden 5 g Lippenstiftfettmasse vorsichtig geschmolzen. Etwa ein Fünftel dieser Masse gibt man nun in den Mörser und verreibt es mit dem Rotpigment zu einer völlig glatten Masse. Es dürfen keine Klümpchen mehr sichtbar sein; sie würden im fertigen Lippenstift stören. Nach etwa 10 Minuten Reiben sind die Pigmente in dem Fett gleichmäßig verteilt. Nun kratzt man die rote Fettmasse mit einem Teelöffel oder mit einer kleinen Kunststoffspachtel sorgfältig aus dem Mörser heraus. Die einmal mit Fett angeriebenen Farbpigmente können nun nicht mehr verklumpen. Man gibt die farbige Masse zum restlichen Fett ins Becherglas zurück und schmilzt sie wieder.

Lippenstifte mit normalen Farbpigmenten und Schibutter

Fettmasse:

40 g	Rizinusöl
8 g	weißes Bienenwachs
5 g	helles Carnaubawachs
5 g	Schibutter
3–4 Tr.	„Antiranz" oder Vitamin E

Falls Sie ein Sonnenschutzmittel hinzufügen wollen:

½ Meßl.	SofiO oder
40 Tr.	Parsol MCX

(ergibt einen Lichtschutzfaktor von 2 bis 3). In Wirklichkeit ist der Lichtschutzfaktor höher, weil die Farbpigmente zusätzlich die Haut vor der Sonne schützen. Deshalb kann man auf das Sonnenschutzmittel hierbei auch ganz verzichten.

Für einen Lippenstift brauchen Sie:

5 g	Fettmasse
½ Meßl.	Pigment
2 Tr.	alpha-Bisabolol
evtl.	Lebensmittelaroma

Herstellung wie oben beschrieben.

Lip gloss

Wie der Name schon sagt, geht es hier hauptsächlich um den *Glanz.* Den stärksten Glanz erreicht man durch reines Rizinusöl. Je mehr weitere Zusätze im Rezept enthalten sind, um so mehr verringert sich der Glanz. Deshalb können Lippenstifte, die ja notwendigerweise für die Festigkeit Wachse enthalten, nicht so extrem glänzen. Diesen Nachteil hat flüssiges Lip gloss nicht; es besteht fast nur aus Rizinusöl. Lip gloss soll außerdem nur sehr wenig Farbe enthalten, weil man mit diesen flüssigen Kosmetika keine klaren Konturen erzielt.

Flüssiges Lip gloss

Hier die Zutaten:

10 g	Rizinusöl
½ Tr.	„Antiranz" oder Vitamin E
1 Msp.	oder mehr Rotpigment
1 Tr.	Lebensmittelaroma

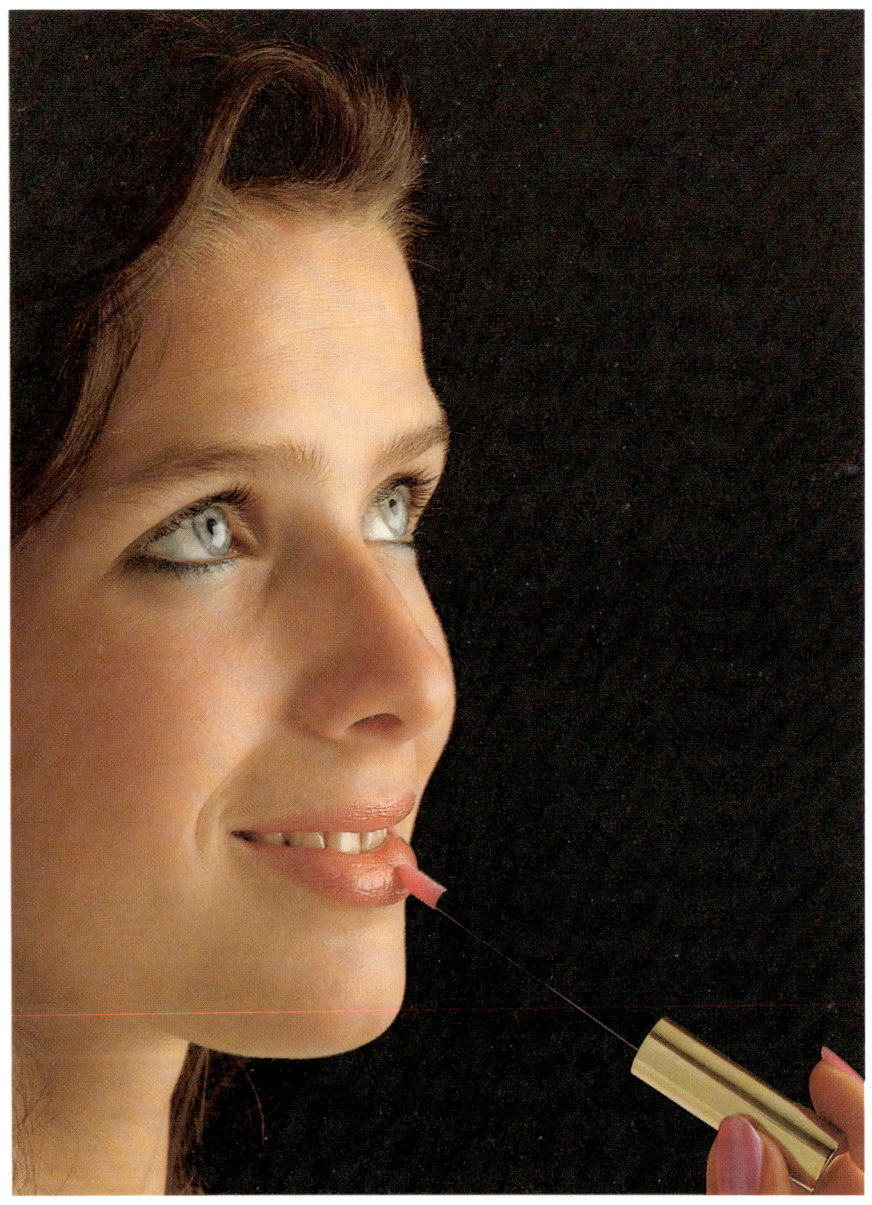

Zunächst das Rizinusöl erwärmen, dann ½ Tr. „Antiranz" hinzufügen und verrühren. Das Rotpigment im Mörser verrühren, einige Tropfen Rizinusöl hinzufügen und glatt vermischen. Die Farbpaste zu dem restlichen Rizinusöl geben und Lebensmittelaroma hinzufügen. Abgefüllt wird am besten in eine durchsichtige *Lip gloss-Garnitur mit Applikator.* Die Ölsubstanz läßt sich leicht mit einem kleinen Trichter abfüllen.

Lip gloss fest

Fettmasse:

36 g	Rizinusöl
1 g	weißes Bienenwachs
1 g	helles Carnaubawachs
2 Tr.	„Antiranz" oder Vitamin E

Für einen Lip gloss brauchen Sie:

5 g	dieser Fettmasse
evtl.	1 Msp. Perlglanzpigment oder normales Farbpigment
evtl.	1–2 Tr. Lebensmittelaroma

Öl, Wachs und „Antiranz" zusammen schmelzen und abkühlen lassen. 5 g dieser Mischung abwiegen und nochmals erwärmen. Sie können sich nun entscheiden, ob Sie Perlglanzpigment hinzufügen oder normales Farbpigment verwenden wollen. Wer mag, tropft noch Lebensmittelaroma hinein oder 2 Tropfen Bisabolol.
Abgefüllt wird das Lip gloss in kleine, runde Kunststoffdöschen mit transparentem Deckel. (In den Preislisten der

Abb. 87: Für flüssiges Lip gloss gibt es eine Garnitur mit praktischem Applikator.

Lieferanten werden sie als Lidschatten-döschen geführt.)

Aufgetragen wird dieser Lip gloss mit dem Finger oder mit einem Pinsel. Sie können ihn unbesorgt in der Handtasche mitnehmen. Wir haben die Rezeptur im Wärmeschrank getestet. Sie ist zwar weich, verläuft aber auch bei 45 °C nicht.

Lippenpflegestifte

Das ist ein Thema für die ganze Familie, denn diese Stifte enthalten keine Farbpigmente, sondern nur pflegende Zutaten. Es braucht also keiner Angst zu haben, nach der Anwendung mit geschminkten Lippen herumzulaufen. Hier sind ebenfalls viele Variationen möglich. Da es beim Pflegestift nicht auf den Glanz ankommt, haben wir das pflegende stabile Jojobaöl gewählt. Weil es nicht verdirbt, brauchen wir hier auch kein „Antiranz". Sie können allerdings auch alle anderen Öle wie Weizenkeimöl verwenden. Dann brauchen Sie allerdings 1 Tr. „Antiranz".

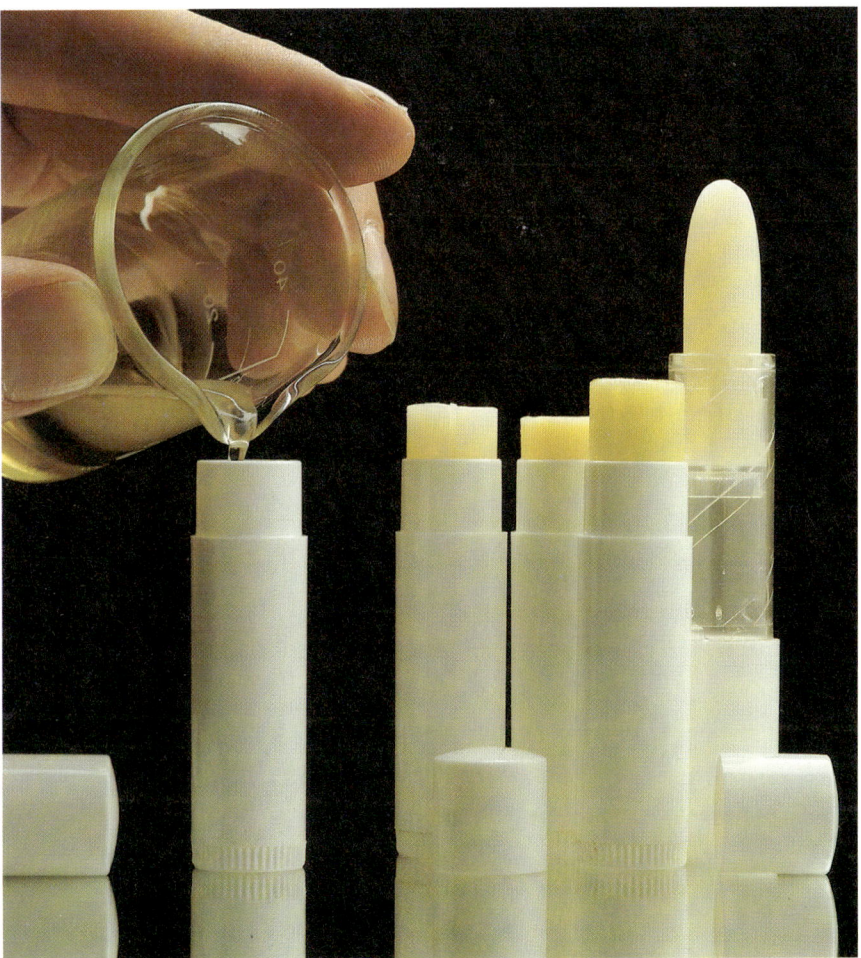

Abb. 88: Pflegestifte können direkt in die Hülse gegossen werden.

Unser Lippenpflegestiftrezept

Fettmasse:
0,60

15 g	Jojobaöl
6 g	Bienenwachs
2 g	Schibutter
4 Tr.	Bisabolol
evtl. 1 Tr.	Vitamin E

Falls Sie ein Sonnenschutzmittel wünschen:

1 Meßl.	SofiO oder
40 Tr.	Parsol MCX

Für einen Lippenpflegestift brauchen Sie:

5 g	Fettmasse
2 Tr.	D-Panthenol
evtl. 1–2 Tr.	Lebensmittelaroma

Die gesamte Fettmasse zusammenschmelzen und abkühlen lassen. 5 g davon erneut schmelzen, vom Feuer nehmen, D-Panthenol und Aroma hinzufügen. Dann die noch flüssige Masse direkt in die Pflegestifthülse gießen.

Dies ist unser Rezept mit der höchsten Konzentration an *Sonnenschutzmittel.*
1 Meßl. SofiO entspricht bei diesem Rezept ungefähr einem Lichtschutzfaktor zwischen 6 und 8. Mit 40 Tr. Parsol MCX können Sie bei diesem Rezept einen Lichtschutzfaktor bis zu 5 erreichen.
Sonnenschutz ist für viele Menschen eine ganz wichtige Eigenschaft eines Pflegestiftes. In den Bergen und am Meer neigen sie zu Blasen an den Lippen, die sehr schmerzhaft sein können, leicht aufplatzen und dann verschorfen. Das kann durchaus auch Menschen passieren, die sonst gar nicht zu Sonnenbrand neigen. Für alle diese „Lippengeplagten" sind unsere Pflegestifte gedacht. Probieren Sie sie aus und sagen Sie uns – wenn Sie wollen –, welche Erfahrungen Sie gemacht haben.

Die Ursache für diese Empfindlichkeit der Lippen liegt darin, daß unter Sonneneinwirkung die Immunreaktion des Körpers vermindert werden kann. Wer zum Beispiel mit *Herpesviren* infiziert ist – das ist heute bei vielen Menschen der Fall –, bei dem können dann plötzlich die typischen Bläschen auf den Lippen erscheinen. Herpesviren haben die Fähigkeit, im Körper lange Zeit gewissermaßen in Ruhestellung zu bleiben. Man merkt dann so lange nichts, bis sich die Bläschen bilden.

Der Propolis-Balsamstift

Über die guten Eigenschaften von Propolis können Sie alles ab *Seite 64* nachlesen.

Hier das Rezept:

2 g	Rohpropolis
4 g	Ethylalkohol (96%ig)
10 g	Mandel-, Erdnuß oder anderes Pflanzenöl
2 g	Bienenwachs
1 Msp.	Honig
2 Tr.	ätherisches Salbeiöl

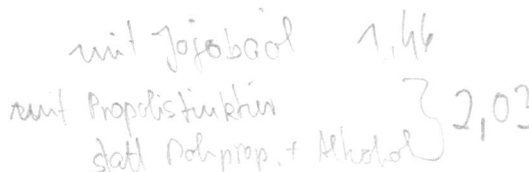

Zur Vorbereitung müssen Sie 2 g Rohpropolis in 4 g Ethylalkohol (96%ig) eine Woche lang ziehen lassen.
Das Rohpropolis und den Ethylalkohol nach einer Woche zusammen mit 10 g Pflanzenöl im feuerfesten Becherglas vorsichtig auf 80 bis 90 °C erhitzen, bis der Alkohol verdampft ist. Das Becherglas stehenlassen, bis sich die festen Bestandteile am Boden abgesetzt haben. Dann das Öl – solange es noch warm und flüssig ist – vorsichtig abgießen und in einem neuen Becherglas mit 2 g Bienenwachs und einer Messerspitze Honig schmelzen. Vom Feuer nehmen, ätherisches Salbeiöl unterrühren und in eine große oder zwei kleine Stifthülsen gießen.
Der Stift hilft ausgezeichnet bei kleinen Hautverletzungen, Pickeln und anderen Hautunreinheiten.
Vorsicht bei Allergieanfälligkeit (vgl. *Seite 36* und *64*).

Wenn Sie das Öl durch Abgießen von den festen Roh-Propolis-Bestandteilen trennen und dann erkalten lassen, wird es auch fest durch das Harz. Sie können es in eine Tube füllen und wie Salbe verwenden.

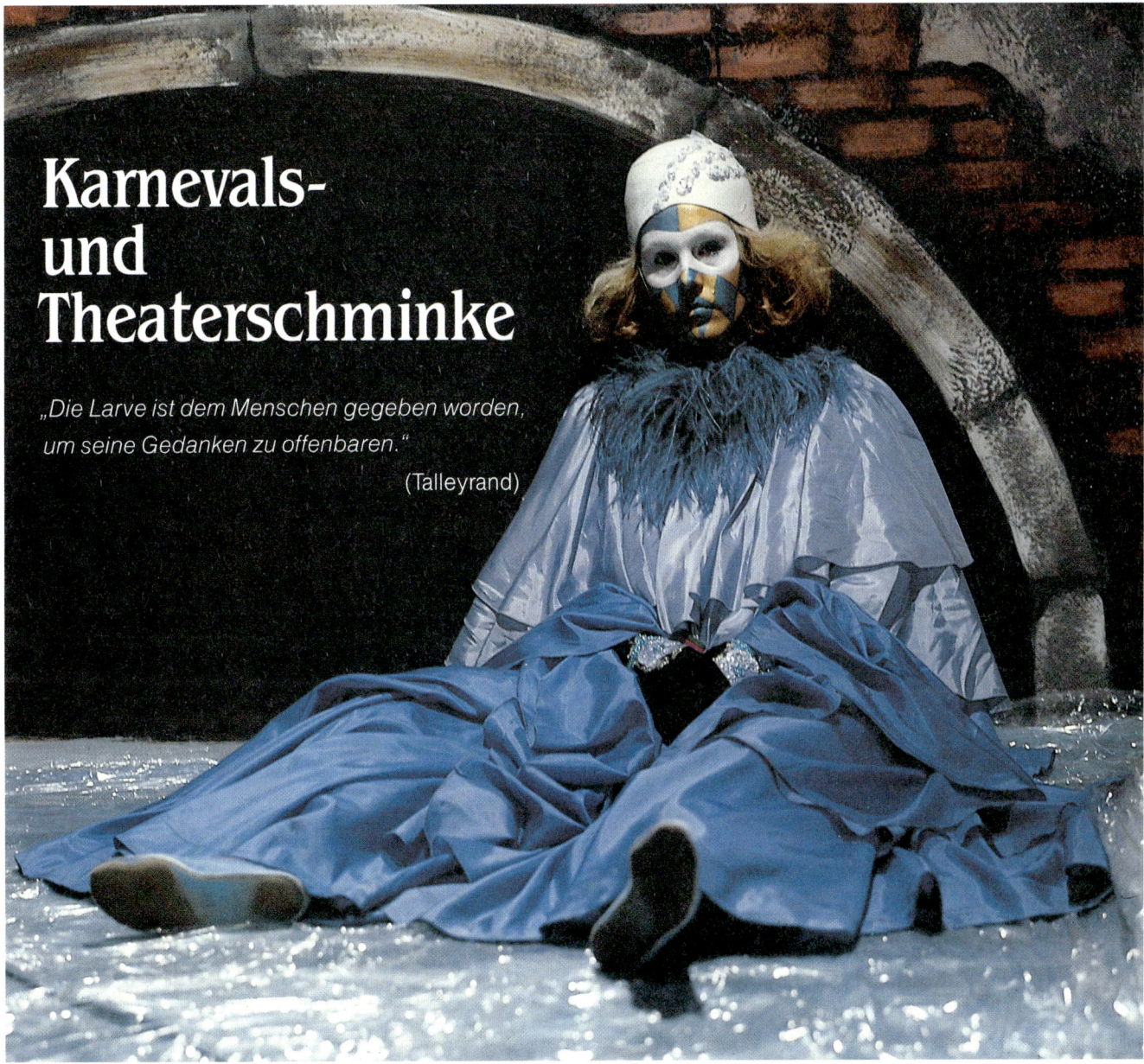

Karnevals- und Theaterschminke

„Die Larve ist dem Menschen gegeben worden, um seine Gedanken zu offenbaren."

(Talleyrand)

Die Ursprünge der Maske gehen bis zu den Anfängen der menschlichen Kultur zurück; ja, bis zum Ursprung des Menschen selbst. Im Maskenspiel dokumentieren sich archaische Bedürfnisse, die nur in der Phantasie Erfüllung finden können. „In unterschiedlichen Gesellschaften und Kulturen kann der Maskengebrauch fast gegensätzlich scheinende Wesensmerkmale und Funktionen aufweisen. Bei den einfachsten Naturvölkern, deren Dasein von der Existenzsicherung bestimmt wird, steht die Maske für all das, was über die materiellen Notwendigkeiten hinausgeht und dem kultischen Bereich zuzurechnen ist. In der Maske erscheinen in stilisierter Form Züge der Gottheiten, Naturkräfte, Dämonen, mit denen sich der Maskenträger identifiziert. Er imitiert sie, indem er ihre symbolisierten, sichtbar gemachten Wesensmerkmale anlegt. Damit ist die Maske Schlüssel zum Jenseits und zum Reich des Übersinnlichen." Dies schreibt *Rosella Alemanno* in seinem Buch „Unser anderes Gesicht – Bilder der Verwandlung".

Claude Lévi-Strauss hat den „Weg der Masken", ihre Mythen und Riten am Beispiel der Indianer an der Küste des pazifischen Ozeans in Britisch-Kolumbien untersucht, und er schreibt darüber: „Fast alle diese Masken sind sowohl naive wie ungestüme Apparaturen. Ein Spiel von Schnüren, Spulen und Gelenken erlaubt es, daß die Münder den Schrecken des Neulings verhöhnen, die Augen seinen Tod beweinen, die Schnäbel ihn verschlingen. Diese in ihrer Art einmalige Kunst vereint die beschauliche Heiterkeit der Statuen von Chartres oder der ägyptischen Gräber mit den Gaukeleien des Karnevals."

Eine andere Funktion hatte die Maskierung zum Beispiel im antiken Rom. Die im Winter abgehaltenen Saturnalien markierten den Anfangspunkt des Karnevals, wie wir ihn auch in unseren Breitengraden kennen. In der römischen Gesellschaft war das Leben und Verhalten der Bürger von einem strengen Reglement der Gesetze bestimmt. Deshalb maskierte man sich damals in Rom, um sich zu „entpersonalisieren", um sich unkenntlich zu machen und so für die Dauer der Karnevalsfeste auch das Unerlaubte tun zu können. Die Saturnalien atmeten den Geist römischer Urbanität. Ihr Geist ist sicherlich auch in die rheinischen Provinzen eingesickert.

Zwei Jahrtausende heiter-ernsten Vorspiels (einschließlich zwei Jahrzehnte französischer Besatzungszeit) bildeten die Grundlage des rheinischen Karnevals, wie er sich im 19. und 20. Jahrhundert darbietet. Ehe es das italienische Wort *Carneval* gab, von dem man nicht genau weiß, woher es kommt und was es bedeutet – *carrus navalis* (= Schiff auf Rädern), um den Frühling mit leichtfertigen Liedchen, mit Masken und Umzug zu begrüßen, oder volksetymologisch *Carnevale* (= Fleisch lebe wohl!) – und ehe es das deutsche Wort *fasnacht, vasenaht, vasnaht* im 13. Jahrhundert gab, existierte die Sache selbst. Außer dem Vorläufer, den Saturnalien im alten Rom, gibt es auch die Wurzeln der germanischen Dämonenkulte, der kirchlichen Fastenzeit mit vorausgehenden üppigen Schmausereien und Besäufnissen, des mittelalterlichen Mummenschanzes zur Abwehr böser Geister, Lust am Verkleiden, am übermütigen Tanz, am „Lachend-die-Wahrheit-Sagen".

Masken in Venedig

Im Karneval unserer Tage, vor allem im wiederbelebten venezianischen Karneval, sind die Masken zum Spiel geworden. Man verkleidet sich im Namen der Phantasie mit der Vorliebe für das Ästhetische und die Originalität spontaner Erfindung.

Venedigs Masken und Kostüme sind ohne Beispiel. In allen Gassen, auf allen Brücken begegnet man während der Festzeit fast unwirklichen Gestalten. *Rosella Alemanno* schreibt dazu: „Ob sie sich in pompösen und prunkvollen Nachahmungen von Kostümen des 18. Jahrhunderts zur Schau stellen oder ihr alltägliches Aussehen nur durch ein skurriles Accessoire verändern: allen ist die Freude an spontanem Vergnügen und Unterhaltung gemeinsam – einer Unterhaltung, die sich selbst genügt. Doch scheint es manchmal, als seien diese Maskierten Teilnehmer einer unbewußten, stillen Rebellion, die – weil sie Spiel ist – weniger etwas zersetzen will als vielmehr versucht, einer grauen, anonymen Masse Gesicht und Farbe wiederzugeben. Sie gibt jedem die Möglichkeit, sich durch die Maske deutlich sichtbar von allen anderen zu unterscheiden, aus der Anonymität emporzutauchen, im Rampenlicht zu stehen, Beachtung zu finden, wenn auch nur für kurze Zeit."

„Der Karneval vereint jung und alt. Er hebt damit Altersunterschiede und Verständnisschwierigkeiten zwischen den Generationen auf. Junge und Unbedeutende verkleiden sich als Greise und Mächtige, geben sich den Anschein von Autorität und Vernunft. Greise wollen jung erscheinen, verlieren sich in kindi-

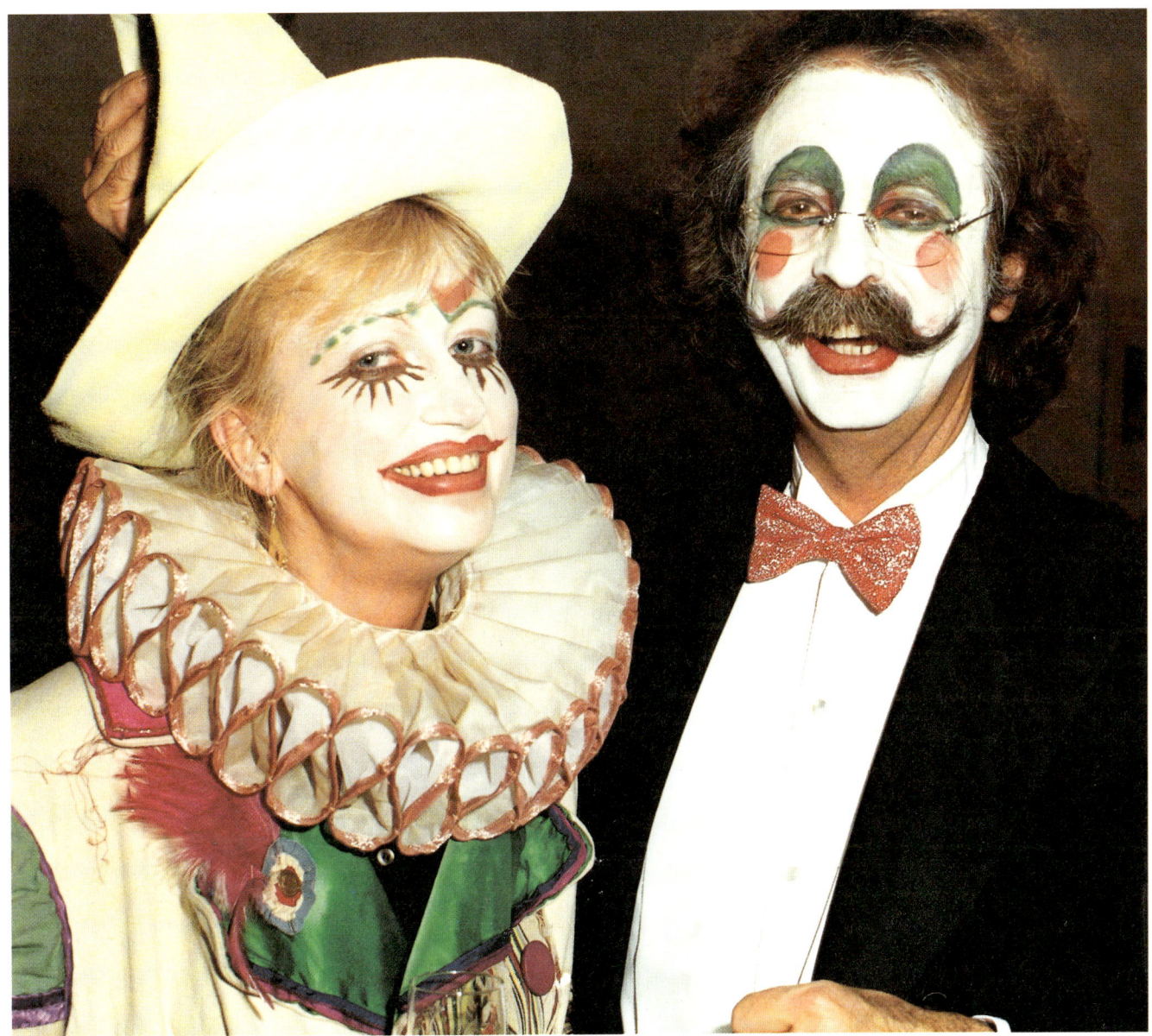

Abb. 89: Jean Pütz und Christine Niklas probieren die Hobbythek-Schminken auf einer zünftigen Fete aus.

sche Tollheiten, kindisches Lärmen und rufen – gleichsam beschwörend – die Vergnügungsparole aus: *Solo i morti xe veci!* (Nur die Toten sind alt!).

Nicht genug damit; es gibt noch weitere Verwandlungen: Frauen werden zu Männern und Männer werden zu Frauen." (Manlio Brusatin).

In Venedig überlisten Tradition und Gebrauch der Maske nicht nur die äußerlichen Merkmale sozialer Stände, sondern auch die weit intimeren Merkmale von Alter, Geschlecht und Chrarakter.

Karneval in Köln und am Rhein

1973 feierte Köln ganz groß das 150jährige Jubiläum des Karnevals, oder wie er auch heißt: des Vastelovend. Nun, wenn man es wörtlich nehmen würde, dann könnte man den Jubilaren mangelnde Rechenkünste vorwerfen; denn der Karneval hat am Rhein eine viel längere Tradition. Gemeint ist aber sicher, daß der Karneval, so wie er sich heute darbietet, mit soldatenähnlichen Organisationsformen, die fest in der Hand eines Festkomitees liegen, bis ins Jahr 1823 zurückdatiert werden kann. Es war damals die Zeit der französischen Besatzung, und man wollte die Besatzer mit dem Karneval einfach „verhohnepipeln" – mit Uniformen und „Klabüüs", einem Holzgewehr, das alles konnte, nur nicht schießen. Auf diesen Ursprung geht auch der sogenannte „Stippeföttchens"-Tanz zurück, bei dem die Funkensoldaten Po an Po tanzen. Gut, sich daran einmal zu erinnern, wenn man die oft ernsten und gewichtigen Gesichter mancher Funken und Corps-Soldaten während des Rosen

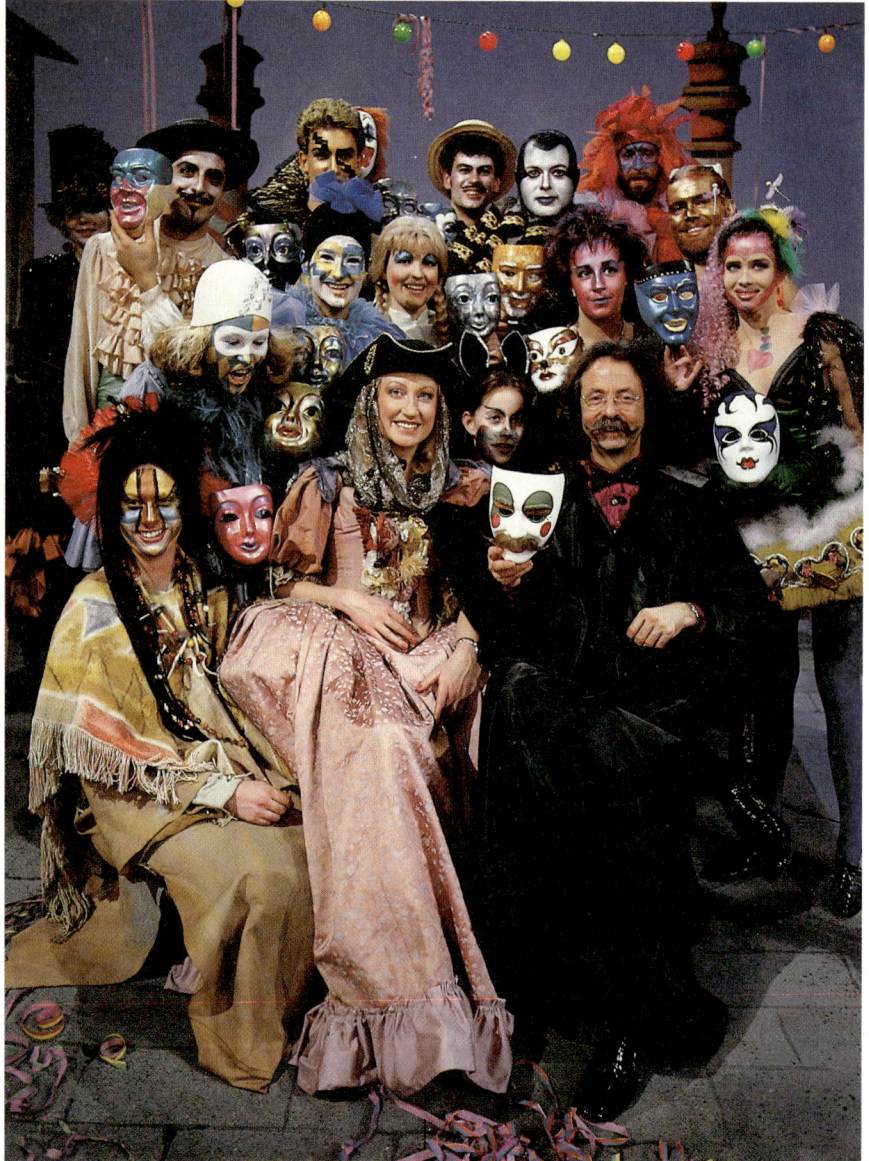

Abb. 90: Karneval oder eine Szene aus dem Theater? Sie alle haben im Studio bei unserer Hobbytheksendung mitgewirkt.

102

montagszuges betrachtet. Gelacht wird da sehr oft nur auf Kommando.

Immerhin, diese Tradition, die so beliebt wurde, daß sie sich überall im Rheinland ausbreitete, garantiert in diesen Landen die wichtigste Nebensache der Welt, Vastelovend zu feiern und sich mit seiner Doofheit (sprich Humor) durchaus einmal zur Schau zu stellen, sich zu ihr zu bekennen, was eine läuternde Wirkung haben kann. *Honni soi qui mal y pense* – ein Schelm, wer schlecht darüber denkt –; dieser Wahlspruch des englischen Königshauses soll auch den wackeren rheinischen Karnevalsjecken gewidmet sein. Das Volk setzt sie um in ausgelassene Fröhlichkeit. Wenn Sie es nicht glauben, kommen Sie doch einfach einmal selbst in dieser Zeit an den Rhein. Lassen Sie sich anstecken vom Bacillus Carnevalensis.

Viele Historiker führen den deutschen Karneval auf die alten Kelten und Germanen zurück; zumindest die alemannische Fassenacht scheint das mit ihren Hexen und Gruselmasken zu belegen, die im angehenden Frühjahr die bösen Geister vertreiben sollen.

Daß dieses Narrenfest aber gerade am Rhein eine derart starke Verankerung erhielt, ist sicher auch auf die lebensfrohen Römer zurückzuführen, die hier mit den Germanen eine muntere Völkervereinigung eingegangen sind. Der deftige rheinische Karneval kann zwar in der künstlerischen Kreativität nicht mit dem von Venedig oder Florenz konkurrieren; in Sachen Fröhlichkeit, Ausgelassenheit und Engagement ist er diesen aber mehr als ebenbürtig. Gerade deshalb findet er allerdings auch viele Kritiker, und mancher Rheinländer entflieht den närrischen Tagen durch einen Abstecher in den weißen Winter oder in wärmere Gefilde.

Auch gut. Aber sollte man dann ganz darauf verzichten? Machen Sie doch einfach einmal Karneval, ohne auf das Datum zu schielen. Es gibt genügend Anlässe das ganze Jahr hindurch. Feiern Sie Ihr ganz persönliches Maskenfest doch einfach einmal im Sommer oder im Herbst. Geben Sie ihm ein lustiges Motto: zum Beispiel Clowns und Gaukler oder Zirkus oder Jahrmarkt. Sie können aber auch ein brasilianisches Fest, ein chinesisches, ein arabisches oder eins aus „1000 und einer Nacht" mit Bauchtanz und Turban feiern. Oder wie wäre es mit einem Fest mit phantastischer *Science-fiction-*Maskierung? Unsere Theater- und Karnevalsschminke macht es Ihnen leicht, sogar den ganzen Körper damit zu vergolden (vgl. *Seite 109*). Der bekannte Robinson-Ferien-Club hat den Charme eines solchen Festes inzwischen erkannt. Seine Robinsonade des Schminkens hat im Clubleben bereits für viel Abwechslung gesorgt.

Sogar auf der Skipiste können Sie lustig geschminkt den Hang hinuntersausen – ohne die heute übliche Zinkpaste. Unsere Schminke können Sie – wie Sie in den Rezepten nachlesen können – mit einem Sonnenschutzfaktor versehen.

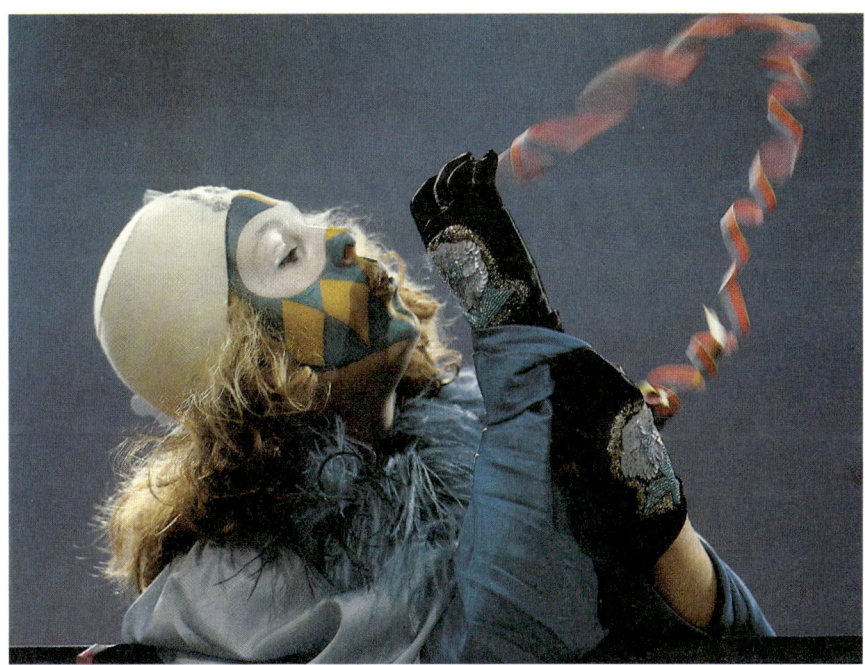

Abb. 91

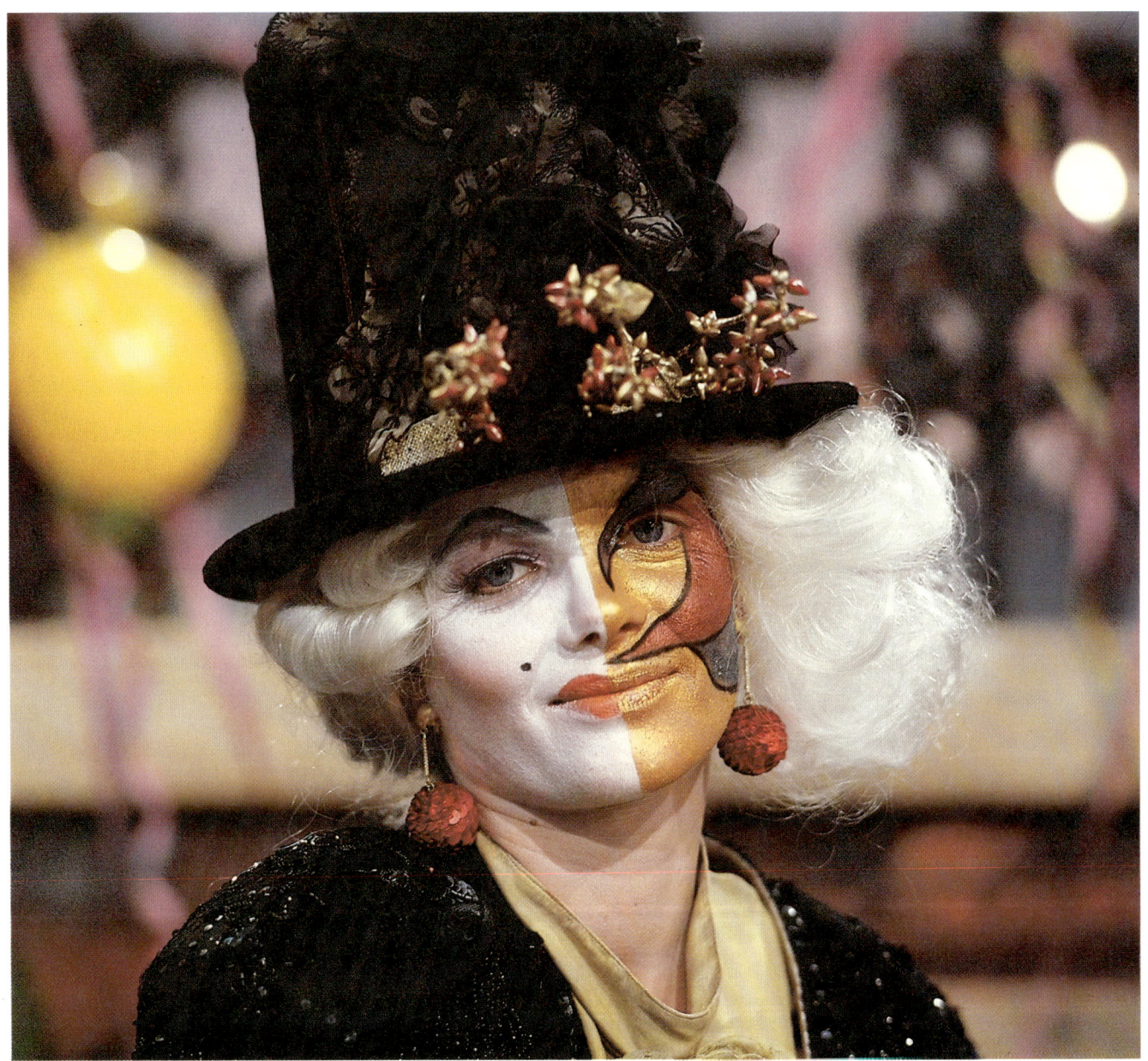

Abb. 92

Karnevalsstifte

Jeder, der sich schon einmal Karnevals-Schminkstifte gekauft hat, kennt den Ärger damit. Die Stifte selbst sind zwar schön farbig, aber wenn man sie auftragen will, ist man enttäuscht. Meist entsteht nur eine blasse, wenig attraktive Farbigkeit. Häufig sind die Stifte auch zu hart und bröckelig. Ein guter Grund, seine Karnevalsstifte selbst herzustellen; und zwar in den herrlichsten Farben, in den edelsten Perlglanztönen und das alles farbintensiv und leuchtend. Da macht das Schminken Spaß.

Auch hier empfehlen wir Ihnen, der Einfachheit halber wieder eine größere Fettmasse abzuwiegen. Bei unseren Rezeptmengen haben wir das schon berücksichtigt. Aus der Grundmasse (Fettmasse) können Sie 14 bis 15 Stifte in verschiedenen Farben gießen. Wenn Sie die gesamte Fettmasse nicht sofort verbrauchen, können Sie sie im Kühlschrank 1 Jahr lang aufheben.

Karnevals-Schminkstifte mit Perlglanzpigmenten

Fettmasse:

60 g	Rizinusöl
10 g	weißes Bienenwachs
5 g	helles Carnaubawachs
4 Tr.	„Antiranz" oder Vitamin E

Für einen Schminkstift brauchen Sie:

5 g	Fettmasse
1–2 Meßl.	Perlglanzpigment

Sämtliche Zutaten der Fettmasse werden in einem feuerfesten Becherglas geschmolzen und anschließend in ein leeres Marmeladenglas abgefüllt, das man gut verschlossen im Kühlschrank aufbewahren kann. Für einen Schminkstift wiegen Sie 5 g dieser Fettmasse ab, erhitzen sie im Becherglas und fügen 1 bis 2 Meßlöffel Perlglanzpigmente dazu. Diese Pigmente können übrigens auch aus Farbmischungen bestehen.

Die fertige heiße Mischung gießen Sie entweder in schmale, selbstgedrehte Papierröllchen oder in leere Lippenpflegestifthülsen. Stifte in solchen Hülsen lassen sich sogar völlig problemlos selbst auf wildeste Fêten mitnehmen. Sie können nicht brechen.

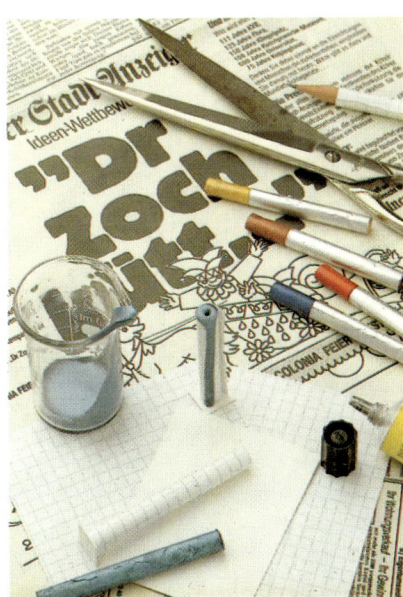

Abb. 93: Die Schminkstifte haben wir in selbstgemachte Papphülsen gegossen.

Wenn Sie in Papierröllchen gießen wollen, können Sie sie selbst herstellen, indem Sie normales Schreibpapier um einen Bleistift rollen und die letzte Lage verkleben. Es empfiehlt sich, die untere Öffnung mit einem dünnen angeklebten Pappestückchen dicht zu verschließen. Sonst fließt die Gießmasse leicht unten wieder heraus. Außerdem bekommen die Papierröllchen durch die Pappe Standfestigkeit.

Lassen Sie die Stifte nach dem Gießen ruhig ein paar Stunden abkühlen. Am besten über Nacht oder im Kühlschrank. Dann lösen Sie das Papier ab und umwickeln die Stifte mit Alufolie als Schutz. So können Sie sie gut anfassen und die Folie jeweils ein Stück weiter entfernen. Bruchgeschützt aufbewahren lassen sich diese Stifte am besten in stabilen Kästchen. Das können leere Buntstift-Blechdosen oder Zigarettendosen aus Blech sein.

Weil die Stifte kein Wasser enthalten, sind sie unkonserviert ein Jahr haltbar, wenn sie kühl und gut verschlossen aufbewahrt werden.

Viel Spaß beim Schminken, für das unsere Bilder aus dem Hobbythek-Studio auf diesen Seiten nur ein paar Anregungen geben sollen.

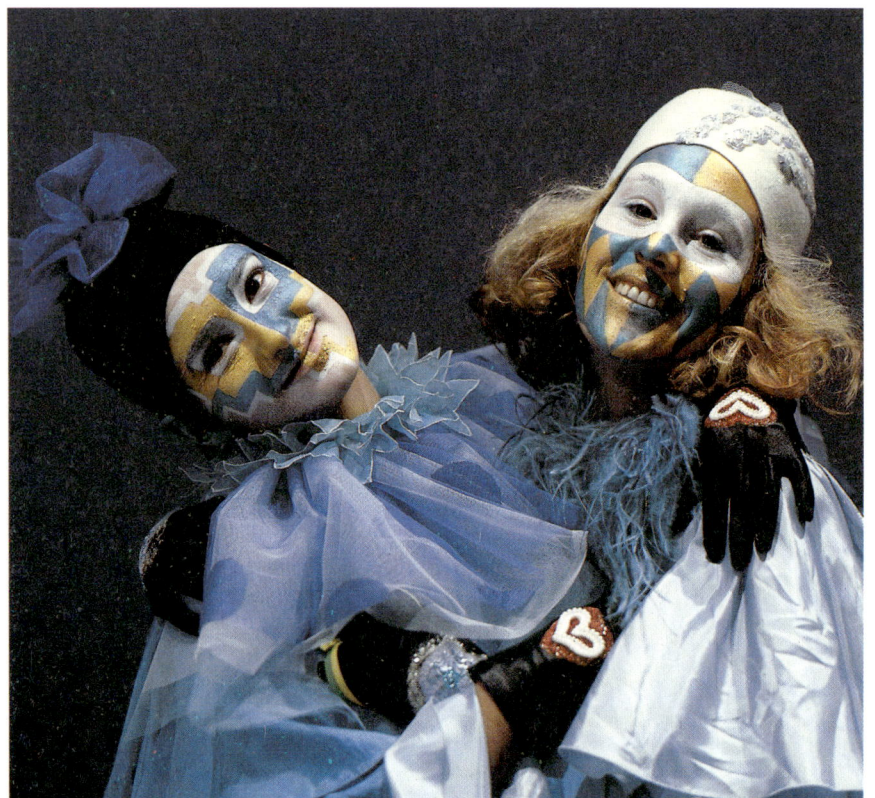
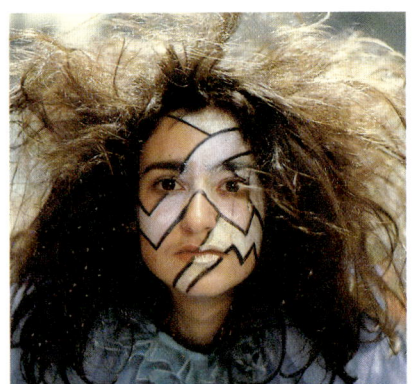

Abb. 94: Masken, die mit unseren Farben geschminkt wurden.

Karnevals-Schminkstifte mit Normalpigmenten

Fettmasse:

45 g	Rizinusöl
10 g	weißes Bienenwachs
5 g	helles Carnaubawachs
3 Tr.	„Antiranz" oder Vitamin E

Für einen Schminkstift brauchen Sie:

5 g	Fettmasse
½–1 Meßl.	Normalpigmente

Die Herstellung geht wie oben beschrieben. Allerdings müssen die Normalpigmente im Mörser mit einem Teil der geschmolzenen Fettmasse angerieben werden.

Wischfeste Karnevalsschminke

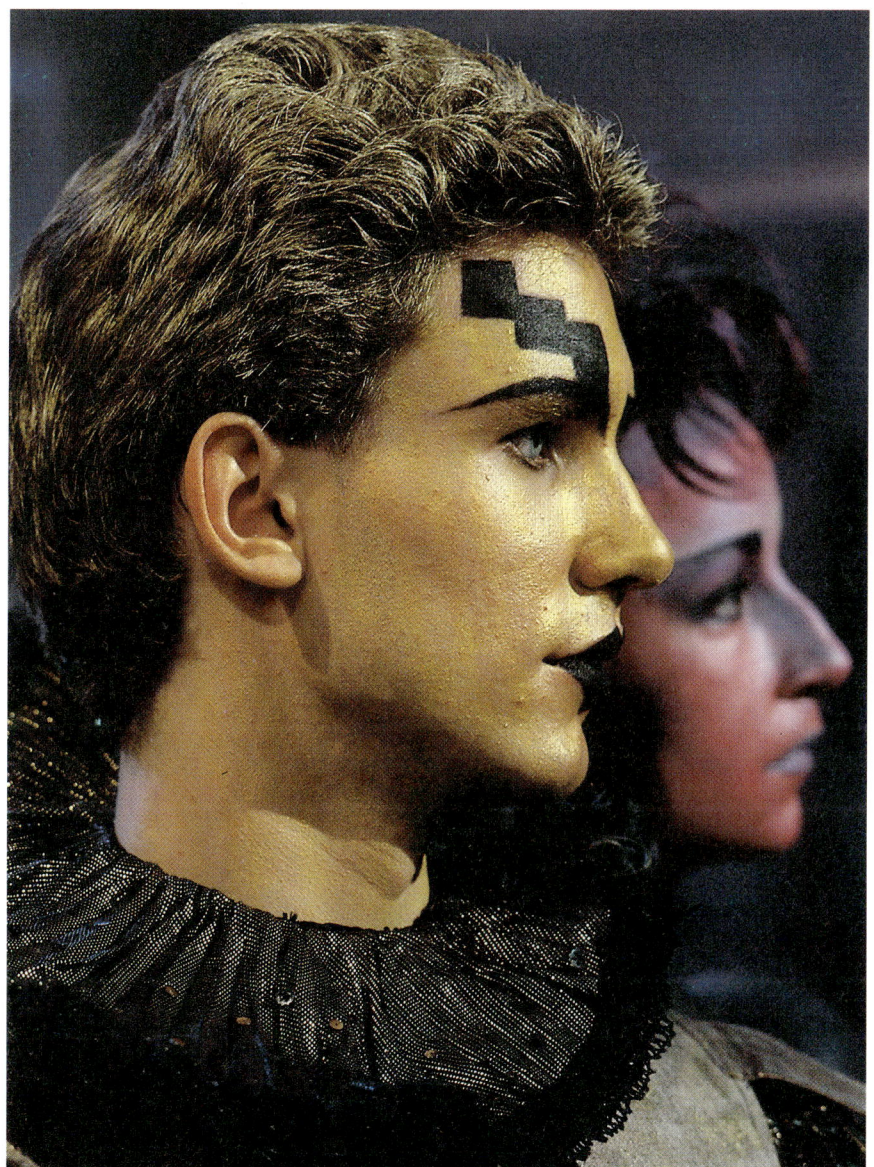

Abb. 95: Mit der wischfesten, goldenen Karnevalsschminke kann man sich in eine Bronzestatue verwandeln.

All die herrlichen Farben, die es in Form von Perlglanzpigmenten, aber auch als normale Pigmente gibt, kann man wie für die Schminkstifte natürlich auch für die *wischechte Schminke* verwenden. Unsere Schminkcreme war der Knüller der Hobbythek-Karnevalssendung. Die große Nachfrage danach hat uns gezeigt, daß wir mit dieser Schminke sozusagen ins Bunte getroffen haben.

Sie können sich damit nicht nur das Gesicht, sondern auch den ganzen Körper in Bronze, Gold oder anderen phantastischen Farben schminken. Alle Schminken sind weitgehend wischfest. Wie bunt Sie es im Karneval auch treiben, wie sehr Sie tanzen oder schmusen – die Schminke hält! Wir haben sie im „Härtetest" selbst ausprobiert.

Ein „echter Knüller" ist diese Schminke auch deshalb, weil man sie einen ganzen Tag lang auf dem kompletten Körper lassen kann. Das ist mit herkömmlicher Schminke nicht möglich, weil sie die lebensnotwendige Hautatmung behindert. Deshalb durfte man den ganzen Körper immer nur für wenige Stunden schminken.

Die Basis unserer Theater- oder Karnevalsschminke ist unsere selbstgerührte Creme, die viele von Ihnen aus dem Buch „Cremes und sanfte Seifen" kennen und vielleicht sogar regelmäßig herstellen. All die vielen Rezept-Varianten aus dem Buch sind als Creme-Basis für Schminken geeignet. Hier noch einmal zwei Rezepte:

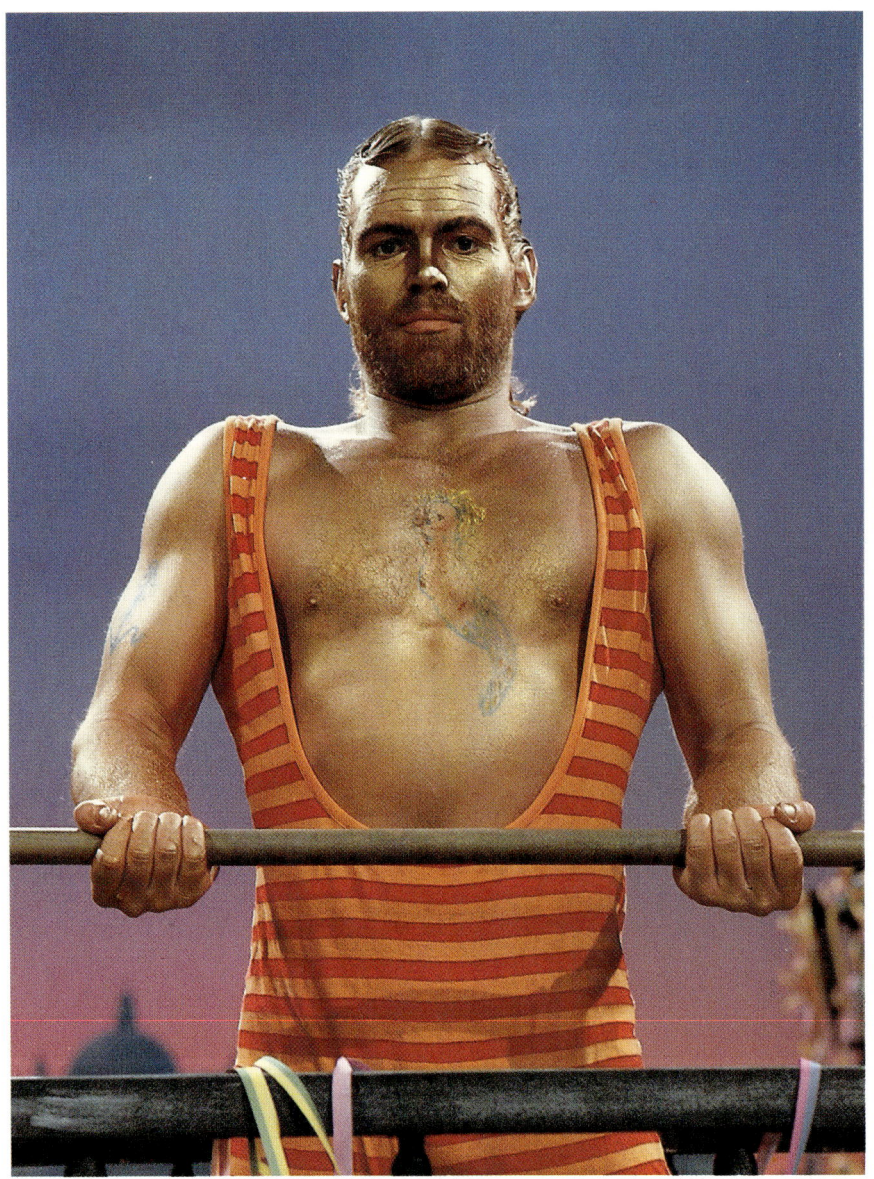

Abb. 96: Starker Mann mit Goldbody.

Cremerezept Nr. 1

Fettphase:

5 g	Lamecreme
20 g	Erdnuß-, Maiskeim-, Weizenkeim- oder Sesamöl
1 Tr.	„Antiranz" oder Vitamin E

Für 15 g Creme brauchen Sie:

5 g	Fettphase
10 g	dest. Wasser
1 Tr.	K 400

Cremerezept Nr. 2

Fettphase:

5 g	Tegomuls
20 g	Erdnuß-, Mandel-, Avocado-, Sesam-, Soja-, Sonnen- blumen-, Distelöl oder anderes Pflanzenöl
1 Tr.	„Antiranz" oder Vitamin E

Für 16 g Creme brauchen Sie:

4 g	Fettphase
12 g	dest. Wasser
1 Tr.	K 400

Die Herstellung der Fettphase

Zunächst werden die Zutaten der Fettphase – also Emulgator und Öl – in einem feuerfesten Becherglas langsam bis zum Schmelzen erhitzt. Zum Schluß „Antiranz" hinzufügen und durchrühren. Dann gießen Sie alles in ein kleines Marmeladengläschen oder ähnliches, in dem Sie die Fettphase längere Zeit gut verschlossen im Kühlschrank aufbewahren können. Die reine Fettphase ohne Zugabe von Wasser oder Farbpigmenten verdirbt ohnehin nicht so schnell und braucht deshalb keine weiteren Konservierungsmittel. Das Öl würde allerdings nach einer Weile ranzig; der Zusatz von „Antiranz" verhindert das. So hält sich die Fettphase mindestens ein Jahr oder länger.

Wenn Sie nur wenig Karnevalsschminke brauchen, können Sie aus der restlichen Fettphase immer wieder ganz normale Hautpflegecreme anrühren. Mit unserer Creme ohne Pigmentzusatz können Sie sich übrigens auch gut abschminken.

Für das *Cremerezept Nr. 1* mit dem Emulgator *Lamecreme* sind nur die im Rezept genannten Öle geeignet und außerdem noch Jojobaöl. Wenn Sie das stabile Jojobaöl verwenden, brauchen Sie keinen Zusatz von „Antiranz". Für das *Cremerezept Nr. 2* mit dem Emulgator Tegomuls sind alle Pflanzenöle gut geeignet. Das erste Cremerezept enthält etwas mehr Fett als das zweite. Die Karnevalsschminke können Sie aber auch – wie gesagt – aus jeder anderen selbstgerührten Hobbythek-Creme zubereiten; gleichgültig, ob es sich um Tages- oder Nachtcreme handelt.

Die Herstellung der Creme

Wiegen Sie die entsprechende Menge von der bereits erkalteten Fettphase ab und erhitzen Sie sie im feuerfesten Becherglas auf kleiner Flamme. Gleichzeitig erhitzen Sie in einem zweiten Becherglas die entsprechende Menge destilliertes Wasser. Beide – Fett und Wasser – sollen eine Temperatur von rund 70 °C haben. Dann nimmt man sie vom Herd und gießt langsam – unter ständigem Rühren – das Wasser in das Fett. Gleichmäßig, aber nicht zu schnell weiterrühren, sonst bilden sich Blasen, bis die Creme erkaltet ist. Im kalten Wasserbad können Sie die Sache beschleunigen. Bei etwa 30 °C lassen sich noch pflegende Zusatzstoffe unterrühren.

Wer möchte, gibt noch sein Lieblingsparfüm hinzu. Und die Konservierung nicht vergessen. Wenn Sie darauf verzichten wollen, weil Sie zum Beispiel Allergien befürchten, hält sich die Creme in Kombination mit den Farbpigmenten höchstens sechs Tage. Mit Konservierung dagegen monatelang.

Wenn Sie mehrere Farben zum Schminken herstellen wollen, können Sie auch eine größere Cremeportion herstellen. Die restliche Creme verwenden Sie dann zur Hautpflege. Stabilisieren können Sie durch PN 73 (vgl. *Seite 62*).

Herstellung der wischfesten Karnevalsschminke

Diese Schminken sind auf jeden Fall *wisch*fest, allerdings nicht *wasser*fest. Sie lassen sich also abwaschen. Und Vorsicht bei Regen!

Karnevalsschminke mit Perlglanzpigmenten

Die Zutaten:

15 g	Hobbythek-Creme (Zimmertemperatur)
1 Meßl.	Gummi arabicum (walzengetrocknet)
3–4 Meßl.	Perlglanzpigmente
15 Tr.	Glyzerin

Die Creme sollte Zimmertemperatur haben. Dort hinein rührt man zunächst das Gummi arabicum und danach die Farbpigmente und das Glyzerin. Fertig ist die Schminke.

Bewahren Sie sie gut verschlossen auf, damit sie nicht austrocknet.

Wenn Sie sich damit schminken, gilt als wichtigste Regel: immer nur sehr dünn auf die Haut auftragen. Ein dünner Film trocknet schneller und bleibt elastisch. Wird eine zu dicke Schicht aufgetragen, so bröckelt sie von der Haut wieder ab.

Das *Gummi arabicum* macht die Creme wischfest. Es bildet einen porösen Film (vgl. *Seite 60*). Glyzerin hält diesen Film elastisch. Wird Ihre fertige Schminkcreme nach dem Trocknen auf der Haut bröckelig – obwohl sie dünn aufgetragen wurde –, so geben Sie noch etwas mehr Glyzerin hinein. Aber Vorsicht: zu viel Glyzerin bewirkt, daß die Schminkcreme nicht mehr trocknen kann und deshalb auch nicht wischfest wird.

Noch ein Tip: Mit einigen wenigen Cremes aus dem Handel funktionierten bei uns die Rezepte auch ganz gut, die meisten gekauften Cremes zerfallen aber, sobald man versucht, weitere Bestandteile, wie Pigmente, hineinzurühren.

Und nun viel Spaß beim Schminken, sei es zu Karneval, bei Kinderfesten oder phantasievollen Feten.

Für Karnevalsschminke mit normalen Farbpigmenten gilt das gleiche Rezept; es genügen aber 10 Tropfen Glyzerin.

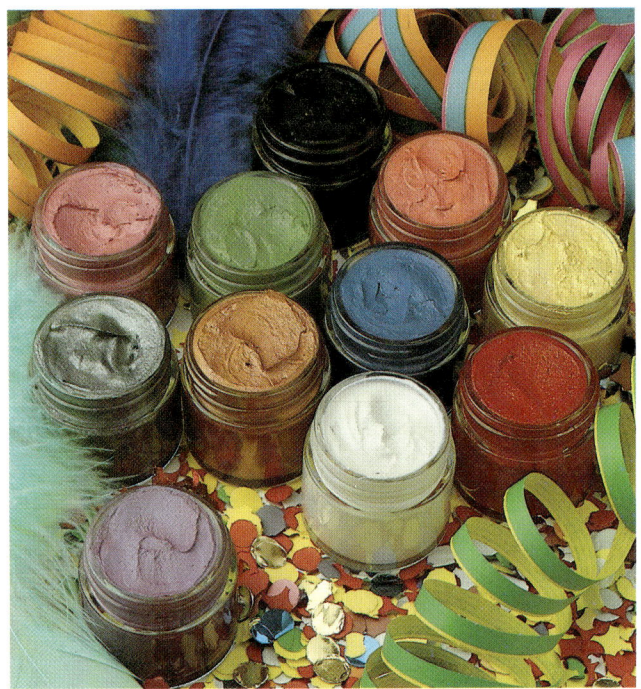
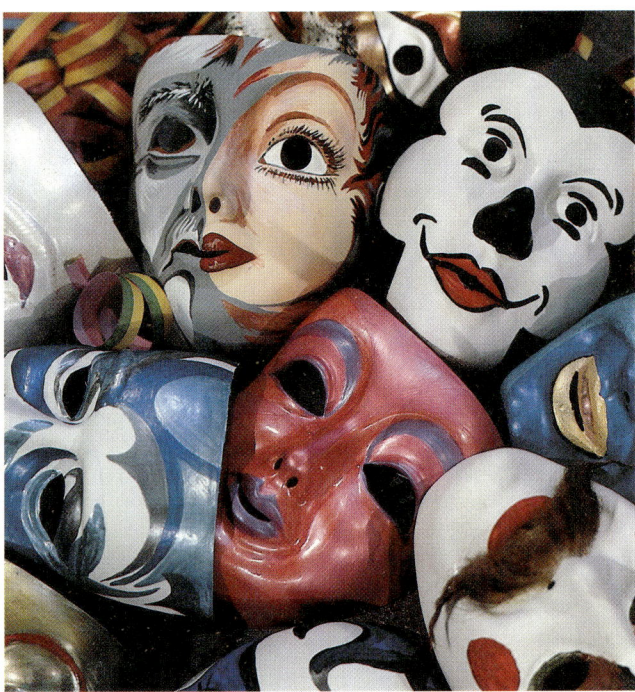

Abb. 97: Karnevals- und Theaterschminken mit verschiedenen Perlglanzpigmenten.

Abschminke

Hier die Zutaten:

50 g	Erdnußöl
8 g	Bienenwachs
4 g	Kakaobutter
2 Tr.	„Antiranz" oder Vitamin E
2 Tr.	äther. Zitronenöl oder ähnliches
2 g	Holan

Erdnußöl, Bienenwachs und Kakaobutter werden geschmolzen, das „Antiranz" untergerührt. Becherglas vom Herd nehmen und etwas abkühlen lassen. Bei etwa 40 bis 50 °C Zitronenöl und Holan unterrühren. Holan ist ein flüssiger Emulgator, der hilft, die Abschminke, die sonst nur Fettbestandteile enthält, leichter wasserabwaschbar zu machen. Wenn Sie sich mit unseren Karnevalsstiften geschminkt haben, ist diese Abschminke zu empfehlen. Sie ist aber auch sonst geeignet, alle Fette von der Haut zu lösen.

Fürs normale Abschminken können Sie sich eine Creme nach irgendeinem der vorher genannten Pflegecremerezepte herstellen. Dafür brauchen Sie dann aber kein besonders teures Öl. Sehr gut geeignet sind auch die Reinigungsmilch und vor allen Dingen die Waschcreme aus dem Hobbythek-Buch „Cremes und sanfte Seifen".

Kunststoffmasken für Karneval, Feste und Theater

Der folgende Tip gehört – strenggenommen – zwar nicht zur dekorativen Kosmetik, aber er ist doch derart reizvoll und zeigt eine weitere Verwendungsmöglichkeit für die Farbpigmente, daß wir ihn verraten wollen. Außerdem ist er *so* weit von einer geschminkten Maske nun auch wieder nicht entfernt.

Die berühmten Venezianischen Masken, die man für sehr viel Geld da und dort auch kaufen kann, sind ein Beleg

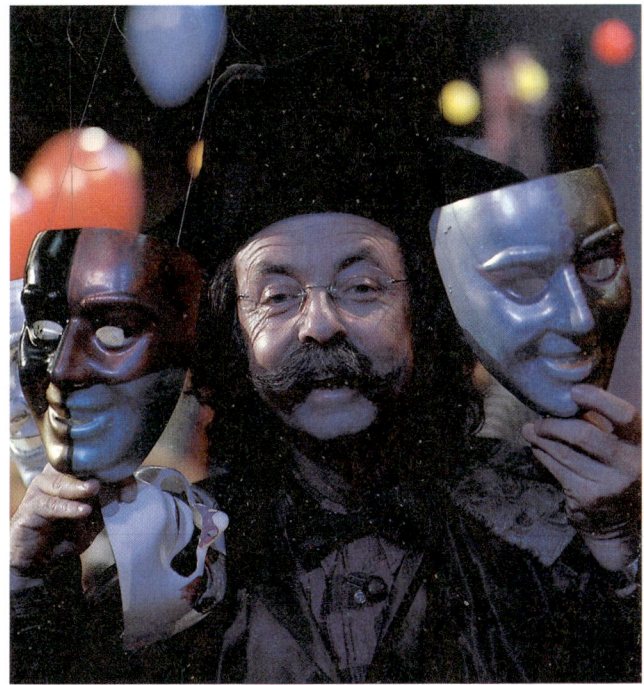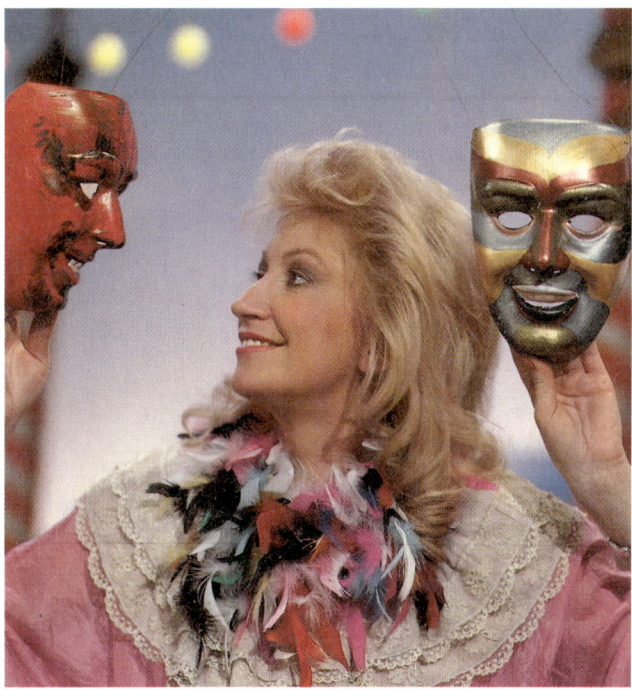

Abb. 98: Masken: dämonisch oder heiter?

dafür, daß Masken neben dem geschminkten Gesicht im klassischen Karneval eine lange Tradition haben. Solche Masken können Sie sich nach unseren Tips jetzt selbst herstellen.

Wenn Sie sich für Karneval ganz individuell eine Maske bemalen möchten, so können Sie dazu Perlglanzpigmente oder auch normale, matte Pigmente verwenden. Um einen *glänzenden Metalliclack* zu erzielen, brauchen Sie wasserlöslichen Acrylklarlack (glänzend). Achten Sie beim Kauf auf das Symbol des Blauen Engels, der für Umweltfreundlichkeit steht.

Vermischen Sie 1 Meßlöffel Perlglanzpigmente mit 1 Meßlöffel Acrylklarlack zu einem gut streichfähigen Lack. Besser ist es, Sie rühren den Lack in die Pigmente ein als umgekehrt; dann finden Sie leichter das richtige Mischungsverhältnis. Unsere Meßlöffel-Angaben sind nur ein Anhaltspunkt; sie können bei jedem Pigment variieren.

Ist die angerührte Mischung noch zu fest und breiig, fügen Sie etwas mehr Lack hinzu. Sind hingegen zu wenig Pigmente enthalten, geben Sie einfach mehr davon hinein.

Der Farblack sollte sich gut deckend auftragen lassen. Vielleicht müssen Sie auch zweimal streichen.

Wichtig ist natürlich, daß die Unterlagen – entsprechende Kunststoffmasken, die

es unbemalt zu kaufen gibt – fettfrei sind. Dazu können Sie sie zunächst mit Spiritus abreiben oder aber mit einer Grundierung aus dem Handel streichen. Dann haftet der Lack problemlos. Für normalen *matten Farblack* brauchen Sie 1 Meßlöffel normale Pigmente und 1 Meßlöffel wasserlöslichen Acrylklarlack (matt).

Aus allen Utensilien wie Pinsel usw. läßt sich nur der *frische* Lack mit Wasser auswaschen. Also bitte nicht antrocknen lassen.

Übrigens sind diese Masken auch zu Dekorationszwecken sehr zu empfehlen.

Viel Spaß beim Malen.

Gesichtswasser

Nachdem Sie die Haut mit Reinigungsmilch oder Abschminke gereinigt haben, werden viele von Ihnen vielleicht gern ein Gesichtswasser verwenden wollen. Auch das können Sie ohne großen Aufwand selbst herstellen. Hier ein paar Anregungen.

Ein Gesichtswasser enthält stets Alkohol, der beim Verdunsten auf der Haut kühlend wirkt. Allerdings entfettet Alkohol die Haut, so daß sein Anteil in einem Gesichtswasser für trockene Haut nicht mehr als 5% ausmachen sollte.

Bei einem Gesichtswasser mit 20% Alkoholanteil braucht man kein zusätzliches Konservierungsmittel. Da dies aber für eine trockene Haut zu viel ist, muß man bei geringerem Alkoholanteil mit den Zutaten etwas sorgfältiger umgehen. Auch destilliertes Wasser ist ja keinesfalls keimfrei. Wenn Sie also auch bei geringem Alkoholanteil auf Konservierungsmittel verzichten wollen, kochen Sie es vorher ab und lassen Sie es vor der Weiterverarbeitung abkühlen. Statt destilliertem Wasser kann man aber auch selbstgekochten Kräutersud wie zum Beispiel Kamillentee verwenden.

Gesichtswasser für trockene Haut

Bei dem in diesen Rezepten verwendeten Alkohol handelt es sich um *kosmetisches Ethanol D 95%* (vgl. dazu *Seite 139*).

Hier die Zutaten:

2–3 Meßl.	Alkohol
20 Tr.	Aloe vera 10fach-Konzentrat
2 Meßl.	(= 5 ml) Kamillendestillat oder -extrakt
2 Meßl.	Malvenextrakt
80 ml	dest. Wasser
evtl. 4 Tr.	K 400 oder 30 Tr. Aqua conservans-Konzentrat

Die Malve ist eine schleimbildende Droge; sie wird besonders für trockene Haut empfohlen. Sie können diesen Extrakt aber auch weglassen oder durch andere Kräuterextrakte ersetzen.

Wenn man dem Gesichtswasser Parfümöl oder ätherisches Öl zusetzt, wird es sich meist leicht trüben; denn ätherische Öle sind zwar in Alkohol, nicht aber in Wasser löslich. Das schränkt aber die Qualität dieses Gesichtswassers nicht ein. Man sollte es nur vor Gebrauch gut schütteln. Vermeiden läßt sich diese Trübung nur, wenn man zunächst das Parfümöl mit etwa 5

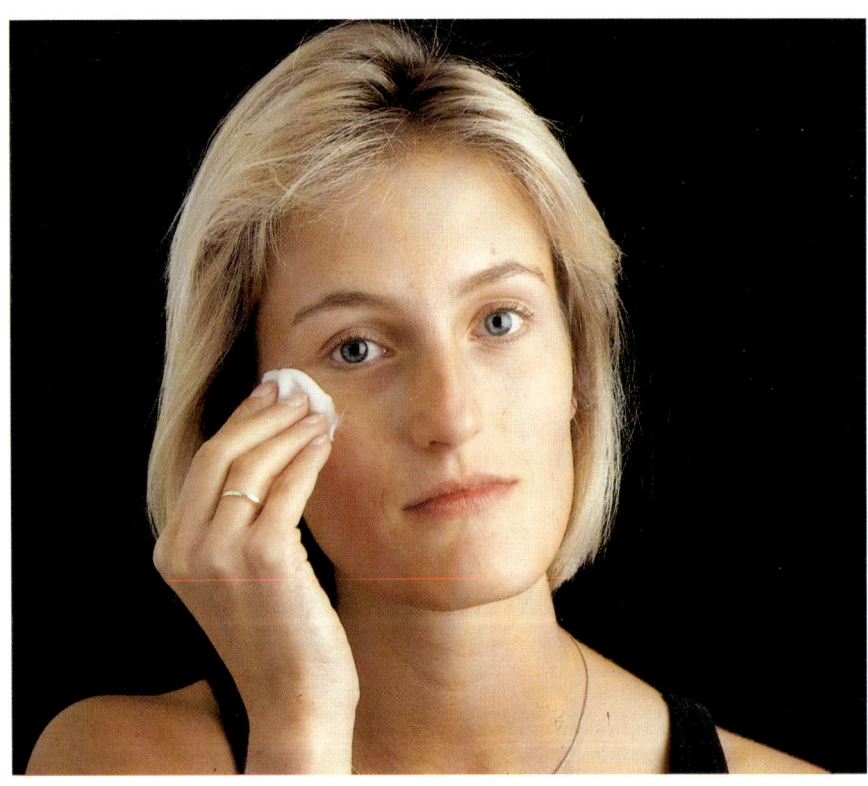

Abb. 99

Tropfen eines sogenannten *Lösungs-vermittlers* mischt – die Substanz heißt *LV 41* – und es dann dem Gesichtswasser hinzufügt (vgl. dazu *Seite 140*).
Um 4 Tropfen ätherisches Öl wasserlöslich zu machen, mischt man es vorher mit 13 Tropfen LV 41. Für wasserlösliches Lebensmittelaroma braucht man keinen Lösungsvermittler.

Gesichtswasser für fette, unreine Haut

20 ml	Alkohol
2 Meßl.	(= 5 ml) Hamamelis-Extrakt
2 Meßl.	Brunnenkresse-Extrakt
1 Msp.	Allantoin
20 Tr.	Bisabolol
70 ml	dest. Wasser
4 Tr.	Parfümöl

Wegen des hohen Alkoholgehaltes ist eine Konservierung nicht nötig. Das Gesichtswasser hält unbegrenzt.
Bisabolol und Allantoin haben heilende Wirkung, was bei unreiner Haut besonders wichtig ist.

Kaltgerührte Haut-creme und Milch

Wir haben es schon bei der Beschreibung unseres *Gelbildners PN 73* und des *Emulgators Holan* angedeutet, daß mit diesen beiden Substanzen die Herstellung von allen Pflegecremes und Körpermilcharten extrem vereinfacht wird.
Nach unserer bisherigen Methode, die auch schon recht unaufwendig war, wurden die Zutaten wie Fett, Öl, Emulgator und die Wasserphase zunächst getrennt erhitzt und dann zusammengerührt bis zum Erkalten. Für alle, die selbst dies zu arbeitsaufwendig und zu kompliziert finden, haben wir jetzt eine Alternative anzubieten.

Zu unseren Cremes in dem Buch „Cremes und sanfte Seifen" und auch in diesem Buch haben wir immer wieder gesagt, sie seien „notfalls" auch eßbar. Wir wollten damit die Unschädlichkeit sämtlicher Zutaten unterstreichen. Auch bei unseren kaltgerührten Cremes verwenden wir ausschließlich Speiseöle wie Mandel-, Avocado-, Weizenkeim-, Maiskeimöl. Der Emulgator *Holan* ist jedoch leider nicht für Speisezwecke zugelassen. Wir haben uns trotzdem für ihn entschieden, weil er nicht zu übersehende Vorteile bietet:
Zum einen genügen bereits außergewöhnlich kleine Mengen, die zum Teil geringer als ein Anteil von 1% sind. Das bedeutet, daß nur minimale Mengen mit der Haut in Berührung kommen. Bei medizinischen Tests auf Verträglichkeit wurde selbst bei einer Konzentration von 5% noch keinerlei Reizung beobachtet.
Zum anderen gestattet es dieser Emulgator, die wertvollen Vitamine in den zum Teil kaltgepreßten Ölen voll zu erhalten, weil sie nicht erhitzt werden müssen.
Und drittens sorgt der Gelbildner für eine fast professionelle Stabilität, vor allem im Hinblick auf höhere Temperaturen bei der Verwendung einer Creme in praller Sonne. Gleichzeitig bewirkt der Gelbildner – ähnlich wie Kollagen –, daß die Haut feucht bleibt.
Das Herstellverfahren ist derart simpel, daß man bestenfalls 1 bis 2 Minuten dafür benötigt. Da ist selbst tägliches Anrühren zumutbar, so daß wir auf Konservierungsmittel hier völlig verzichten können.
Auch für das kalte Anrühren haben wir ein vereinfachtes Verfahren entwickelt. Wir rühren zunächst eine größere Menge der *Fettphase* an, die sich ja auch ohne Konservierung bis zu einem Jahr hält; dies vor allem, wenn wir unser „Antiranz" verwenden.

Diese *Fettphase* besteht im Prinzip aus dem Emulgator, dem Öl und gegebenenfalls einigen Tropfen „Antiranz" bzw. Vitamin E. Hinzu kommt kurz vor dem Rühren der Creme noch der Gelbildner PN 73. Theoretisch könnte man ihn mit in die Fettphase geben; aber leider setzt er sich mit der Zeit unten ab.
Die *Wasserphase* besteht nur aus destilliertem Wasser. Da wir überhaupt nicht erhitzen und damit keine Keime töten, sollten Sie das destillierte Wasser, bevor Sie es in eine saubere und gut verschließbare Vorratsflasche füllen, in jedem Fall kurz aufkochen. Öl ist ohnehin ein schlechter Nährboden für Erreger, so daß von dieser Seite keine Gefahr droht. Erst wenn Wasser- und Fettphase zusammen kommen, können sich darin Mikroben gut vermehren.
Auch für unsere kaltgerührten Emulsionen gilt also: Wenn Sie nicht konservieren, dann bewahren Sie sie im Kühlschrank auf. Dort halten sie sich bis zu 8 Tage. Bei Zimmertemperatur sind es höchstens 3 Tage. Voraussetzung dafür

ist natürlich auch hier, daß Töpfchen und Fläschchen vor dem Einfüllen gründlich gesäubert worden sind.

Bei unserer Kaltrühr-Methode und mit unseren Zutaten haben Sie schier unbegrenzte Kombinationsmöglichkeiten. Sie können zum Beispiel bei der Fettphase selbst bestimmen, ob Ihre Emulsion sehr wenig Öl (zum Beispiel nur 15%) oder sehr viel Öl (zum Beispiel 40%) enthalten soll.

Soll es eine Milch oder eine Creme werden? Kein Problem. Abhängig davon, wie viel Gelbildner PN 73 Sie hinzufügen, wird Ihr Produkt milchiger oder cremiger. Eine größere Menge Gelbildner ergibt eine Creme, weniger eine Milch. Ja, Sie können sogar – wie wir gleich noch beschreiben werden – aus Creme und Milch ganz einfach ein Sonnenschutzpräparat herstellen, indem Sie nur ein paar Prozent Sonnenfiltersubstanz dazugeben (vgl. *Seite 119*).

Grundrezept für kaltgerührte Emulsion

Die folgenden Mengenangaben ergeben insgesamt 100 g Creme oder Milch.

Fettphase:

15 bis 40 g	natürliches Pflanzenöl (Weizenkeim-, Avocado-, Mandel-, Maiskeim-, Distel-, Jojobaöl; für fette Haut 15 g, für trockene Haut 40 g)
1 g (= 28 Tr.)	Holan (= 1%)
1 bis 2 Tr.	„Antiranz" oder Vitamin E

Kurz vor dem Zusammenrühren mit der Wasserphase fügen Sie in die Ölphase den Gelbildner PN 73 hinzu.

Wasserphase:

Den Wasseranteil berechnen Sie nach der Ölmenge. Wenn Sie die gesamte Fettphase verarbeiten wollen, dann benötigen Sie bei 15 g Ölanteil 85 ml Wasser. Bei 40 g Ölanteil sind es 60 ml Wasser. Natürlich können Sie auch Teilmengen der Fettphase verarbeiten.

Hautcreme oder Körpermilch für fette Haut

(Ergibt eine Gesamtmenge von 30 g.) *Fettphase* wie oben beschrieben mit 15 g Ölanteil.

5 g	dieser Fettphase
1 bis 2 Msp. oder	PN 73 für die Milch
½ Meßl.	für die Creme

Wasserphase:
25 ml dest. Wasser.

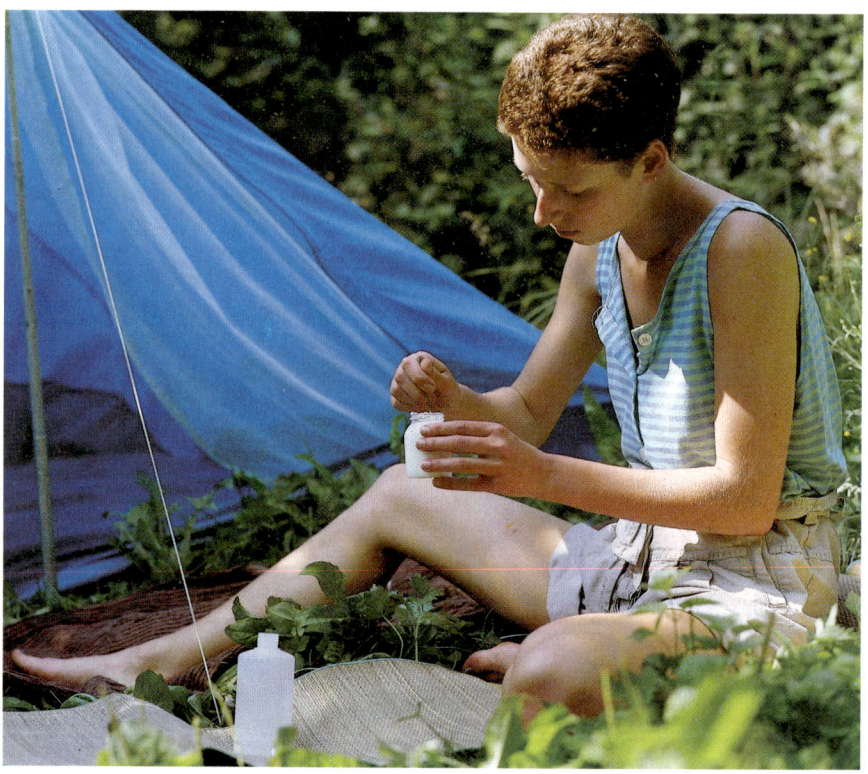

Abb. 100: Kaltgerührte Emulsionen können Sie sich sogar auf dem Campingplatz rühren.

Die Fettphase verrühren Sie gleichmäßig mit dem PN 73. Dann kommt in einem dünnen Strahl die Wasserphase (25 g destilliertes Wasser) hinzu. Rühren Sie so lange, bis alles gut verteilt ist. Daß sich dabei die Emulsion bildet, erkennen Sie daran, daß die Mischung milchig wird.

Lassen Sie dann den Ansatz 5 Minuten stehen. In dieser Zeit quillt der Gelbildner voll auf. Wenn Ihnen das Produkt zu dünnflüssig erscheint, geben Sie eine Messerspitze PN 73 zusätzlich hinzu und verrühren es wieder gleichmäßig. Ist das Produkt hingegen zu dick, dann ist auch das kein Problem. PN 73 ist sehr empfindlich gegen hartes Wasser. Geben Sie einfach 1 bis 2 ml abgekochtes Leitungswasser hinzu: die Creme wird dann sofort dünner. Im übrigen sollten Sie beim Rühren versuchen, möglichst wenig Luft unterzuschlagen.

Wenn Sie es wünschen, können Sie nun noch verschiedene Wirksubstanzen untermischen. Zum Beispiel:

6 Tr.	Bisabolol
und/oder 15 Tr.	D-Panthenol
und/oder 10 Tr.	Aloe vera
oder 10 Tr.	Kräuterextrakte
usw.	

Zum Schluß können Sie Ihrer Nase noch ein wenig schmeicheln, indem Sie 4 Tropfen Parfümöl unterrühren.

Wenn Sie konservieren wollen, dann empfehlen wir Ihnen:

2 Tropfen	K 400
oder 10 Tropfen	Aqua conservans-Konzentrat

Sollten sich zum Schluß noch kleine Klümpchen in der Emulsion befinden, dann rühren oder schütteln Sie die Mischung nach 1 Stunde noch einmal durch. Dann löst sich in der Regel alles auf.

Hautcreme oder Körpermilch für trockene Haut

(Ergibt eine Gesamtmenge von 30 g.)
Fettphase wie oben beschrieben mit 40 g Öl:

12 g	von dieser Fettphase
18 g	dest. Wasser

Fettphase mit PN 73 verrühren und das destillierte Wasser tropfenweise ins Öl geben. (Zutaten wie beim vorigen Rezept.)

Anrühren einer größeren Menge (100 g)

Natürlich können Sie auch die gesamte Fettphase in einem Arbeitsgang verarbeiten. Mischen Sie dann in die Fettphase für fettige Haut (Ölanteil 15 g) zunächst den Gelbildner PN 73. Wenn es eine Milch werden soll, nimmt man einen knappen Meßlöffel, für eine Creme einen gehäuften Meßlöffel PN 73. Wenn alles gut verteilt ist, geben Sie 85 ml destilliertes Wasser hinzu.

Mit der Fettphase für trockene Haut (Ölanteil 40 g) kann man auf gleiche Weise vorgehen, nur daß Sie hier 60 ml destilliertes Wasser nehmen müssen.

Die Mengen für die verschiedenen Zutaten erhöhen sich dann wie folgt:

20 Tr.	Bisabolol
oder 50 Tr.	D-Panthenol
oder 35 Tr.	Aloe vera
oder 35 Tr.	Kräuterextrakte
15 Tr.	Parfümöl

Bei einer derart großen Menge ist eine Konservierung zu empfehlen. Nehmen Sie dann:

3–6 Tr.	K 400
oder 30 Tr.	Aqua conservans-Konzentrat

Make-up mit Stabilisator PN 73

Mit dem Gelbildner PN 73 kann man auch Make-ups herstellen. Der Vorteil: es können sich bei längerer Lagerung keine Pigmente absetzen, und auch bei größter Sommerhitze bleibt die Emulsion stabil, und sie wird nicht flüssig. Wenn Sie unterwegs oder im Urlaub sind, ist dies also eine feine Sache.

Allerdings ist für die normale tägliche Verwendung das heiß angerührte Make-up empfehlenswerter. Auch dieses können Sie stabilisieren, wenn Sie eine Messerspitze Gelbildner PN 73 in die erhitzte Fettphase geben und dann das heiße Wasser unterrühren.

Kalt angerührtes Make-up

Für Eilige hier also ein alternatives Rezept zu dem normalen heiß angerührten Make-up:

14 Tr.	(= 0,5 g) Holan
20 g	Pflanzenöl
1 Tr.	„Antiranz"
½ Meßl.	Gelbildner PN 73
1 Meßl.	Pigmentmischung
30 ml	dest. Wasser
Parfümöl	
2 bis 3 Tr.	K 400 oder
	16 Tr. Aqua conservans-Konzentrat

Die Pigmentmischung wird mit wenig Öl im Mörser verrieben, wie bei der Make-up-Herstellung schon beschrieben. Holan, Farbpaste, „Antiranz" und Gelbildner werden zu einer Ölpaste verrührt. In diese Mischung kommt dann unter ständigem Rühren das kalte Wasser. Zum Schluß konservieren, parfümieren und weiterrühren, bis eine gleichmäßige Emulsion entstanden ist. Verdünnen können Sie notfalls mit 1 bis 2 ml Leitungswasser; nachdicken mit wenig PN 73.

Karnevalsschminke mit Stabilisator PN 73

Auch hier bewährt sich der Gelbildner wieder als Stabilisator. In das 70 °C heiße Fett der wischfesten Karnevalsschminke wird eine kleine Messerspitze Gelbildner PN 73 hinzugegeben, bevor das Wasser eingerührt wird. Wie auf Seite 109 beschrieben, kommen aber zusätzlich noch Gummi arabicum und Glyzerin hinzu.

Sonnenschutzmittel

Der eigentliche schädliche Teil des Sonnenlichts ist die ultraviolette Strahlung (kurz *UV-Strahlung*). Die UV-Strahlen teilt man nach ihrer Wellenlänge in drei Arten: UV-A-Strahlen, UV-B-Strahlen und UV-C-Strahlen. Die UV-C-Strahlen sind die kürzesten und gefährlichsten, da sie mit ihrer Wellenlänge in der Nähe der Röntgenstrahlen liegen. Sie werden aber zum größten Teil von der Erdatmosphäre absorbiert und können daher der Haut normalerweise nicht mehr schaden (vgl. *Abb. 101*). Nur im Hochgebirge kann es gefährlich werden.
Für den Sonnenbrand sind die UV-B-Strahlen verantwortlich, während die UV-A-Strahlen die eigentliche Bräunung bewirken. Der UV-B-Filter ist also der wichtigste bei jedem Sonnenschutzmittel. Allerdings sind auch die UV-A-Strahlen nicht risikolos. Sie trocknen die Haut aus, machen sie grobporig, sind für Faltenbildung und vorzeitige Alterung verantwortlich. (Ein ganzes Kapitel über Sonne und Haut finden Sie im Hobbythek-Buch „Cremes und sanfte Seifen").
In dekorativen Kosmetika kommt ein Sonnenschutzmittel hauptsächlich für Lippenstifte in Frage. Allerdings stellen die im Lippenstift enthaltenen Pigmente bereits eine Art Sonnenschutz dar, weil sie die Haut gleichmäßig abdecken. Wer möchte, kann aber zusätzlich noch einen UV-Filter hinzufügen.
Vielfach wird ein Make-up aber auch dafür verwendet, einen durch die Sonne

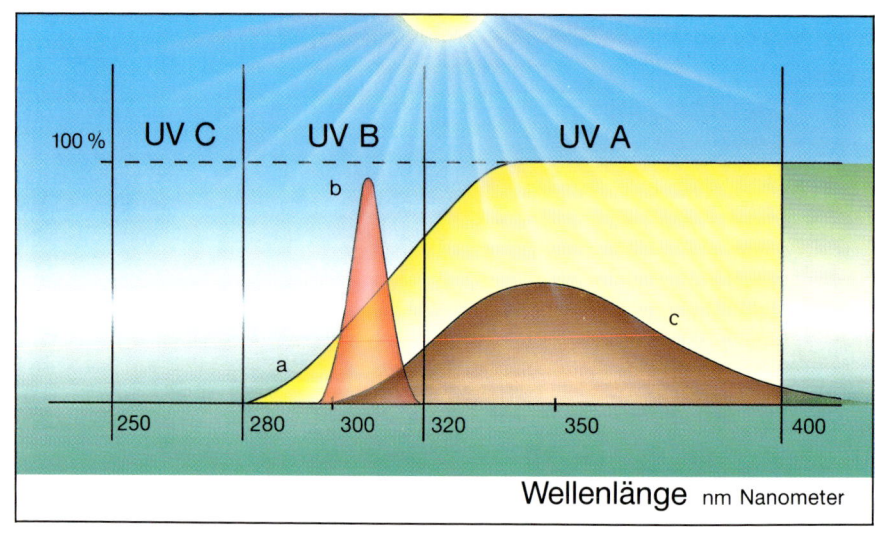

Abb. 101: *a)* Die Sonnenstrahlung, die die Erde erreicht; *b)* die Strahlung, die den Sonnenbrand bewirkt; *c)* diese Strahlung bewirkt die Bräunung der Haut.

bereits angerichteten Schaden unsichtbar zu machen. So weit sollten Sie es gar nicht kommen lassen. Durch neueste Forschungen ist man sich inzwischen ziemlich sicher, daß häufiger Sonnenbrand und allzu intensives Sonnenbaden die Bildung von Hautkrebs durchaus fördern kann.

Damit Ihre Haut in der Sonne nicht leidet und vorzeitig altert, geben wir Ihnen in diesem Buch zusätzlich ein paar Tips für einen wirksamen Sonnenschutz. Dazu gehören Milch und Cremes, die gegenüber unseren Rezepten in „Cremes und sanfte Seifen" viel einfacher herzustellen sind. Diese neuen Rezepte können im Urlaub sogar im Hotelzimmer kalt angerührt werden. Sie haben dann immer frische Cremes, bei denen Sie notfalls sogar auf Konservierungsmittel verzichten können. Außerdem bleiben sie selbst bei Sonnenhitze cremig bzw. milchig.

Damit eine Creme oder eine Milch einen Sonnenschutz bewirkt, braucht man eine *Filtersubstanz*. Die Chemie hat eine Menge solcher UV-Filter entwickelt, die ganz erstaunliche Fähigkeiten besitzen. Sie können zum Beispiel einen ganz schmalen Bereich aus der gesamten UV-Strahlung herausfiltern. Sie schützen dann etwa vor UV-C- und UV-B-Strahlen; die bräunenden UV-A-Strahlen werden jedoch hindurchgelassen (vgl. *Abb. 103*). Durch solche modernen Mittel wird nicht nur vor Sonnenbrand weitgehend geschützt; der Bräunungseffekt ist sogar noch größer als ohne diesen Sonnenschutz.

Die in diesem Buch neu hinzugekommenen Filtersubstanzen schirmen vor allem den UV-B-Bereich ab. Das ist neben *Parsol MCX* die Substanz *SoFiO* (*Sonnenfilter oellöslich*). Zusätzlich gibt

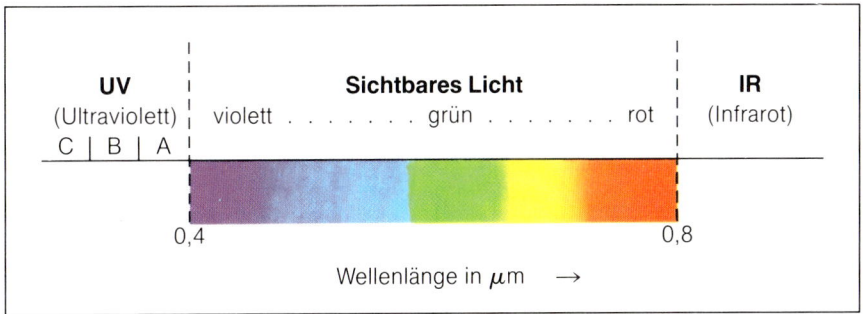

Abb. 102: Die ultravioletten Strahlen liegen im Spektrum jenseits des sichtbaren Teils.

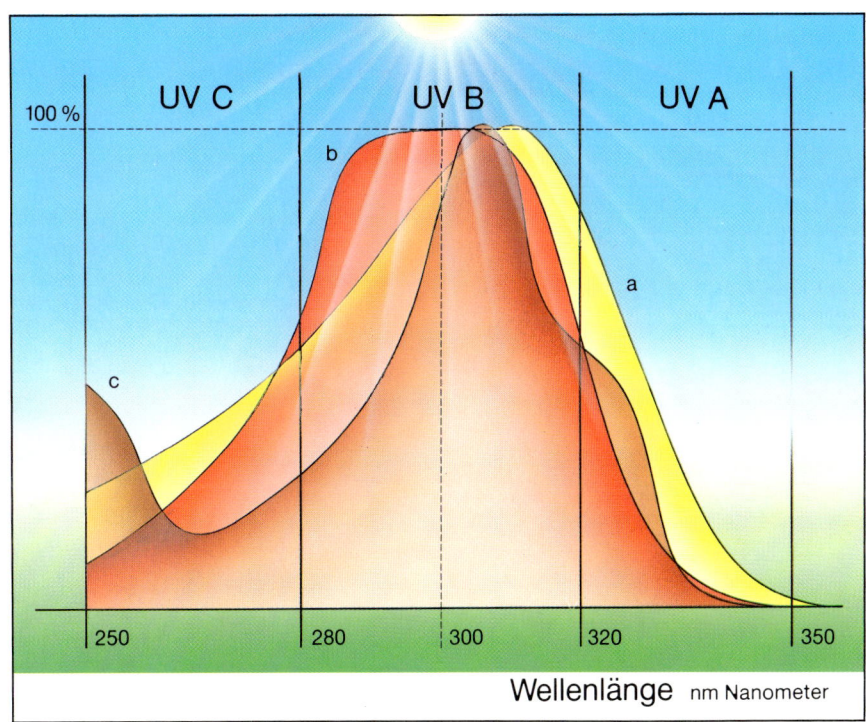

Abb. 103: Die Filterwirkung dreier Substanzen. *a)* Parsol MCX, *b)* SofiO, *c)* SoFiW.

es noch eine wasserlösliche Filtersubstanz SoFiW (Sonnenfilter wasserlöslich). In Abb. 103 zeigen wir Ihnen, daß sowohl Parsol (ein Öl) als auch SoFiO (ein Pulver) und SoFiW (eine Flüssigkeit) genau denjenigen Strahlenbereich erfassen, der Sonnenbrand auslösen kann.

Interessanterweise erzielt man die Filterwirkung chemisch auf einer ähnlichen Basis wie die künstlichen Farbsubstanzen; d.h. mit den – wie wir es genannt haben – „magischen Sechsecken" (vgl. Seite 39). Nur werden hier nicht bestimmte Wellenlängen im sichtbaren Wellenbereich herausgefiltert, die sich unserem Auge dann als Farben darstellen. Hier geht es vielmehr um Wellenlängen im ultravioletten Strahlenbereich, die wir nicht sehen können.

Den Chemikern ist es außerdem gelungen, diese Sonnenfiltersubstanzen relativ hautfreundlich zu machen. Da hat die Natur leider nichts Vergleichbares anzubieten.

Die wasserlösliche Filtersubstanz haben wir aus zwei Gründen hinzugenommen: erstens, um unsere Sonnenschutzmilch und -creme noch wirksamer zu machen. Man kann nämlich Filtersubstanzen sowohl in die Wasserphase wie in die Fettphase geben. Dadurch erreichen wir höhere Lichtschutzfaktoren und gleichmäßigeren Schutz. Zum anderen können wir Ihnen öl- bzw. fettfreie Sonnenschutzgele sowohl für die Haut als auch für die Haare anbieten. Wir werden Ihnen später noch zeigen, daß auch die Haare einen Sonnenschutz brauchen.

Wenn Sie zu Hautallergien neigen, dann kann es durchaus sein, daß Sie auf SoFiO ungünstiger reagieren als auf SoFiW – oder umgekehrt. In einem Aller-gietest können Sie das herausfinden. Allerdings sollen alle diese Mittel starke allergische Reaktionen ausschließen. Bei Parsol MCX, das wir schon in „Cremes und sanfte Seifen" vorgestellt haben, hat uns bis jetzt noch keine Nachricht über Allergiereaktionen erreicht. SoFiW ist im Gegensatz zu Parsol und SoFiO, das in der reinen Substanz von minimaler Giftigkeit ist, völlig giftfrei, was wichtig ist, weil in einer Creme oder Milch hohe Konzentrationen bis zu 10% und mehr vorkommen und die Haut davon durchaus einiges absorbiert.

Sonnenschutz-Creme und -Milch

Wie wir schon im Hobbythek-Buch „Cremes und sanfte Seifen" gezeigt haben, besteht zwischen einer Creme bzw. Körpermilch und einem Sonnenschutzmittel kein grundlegender Unterschied bis auf die Tatsache, daß in letzterem eine Filtersubstanz enthalten ist, die vor allem die UV-B-Strahlen mehr oder weniger zurückhält. Diese Strah-

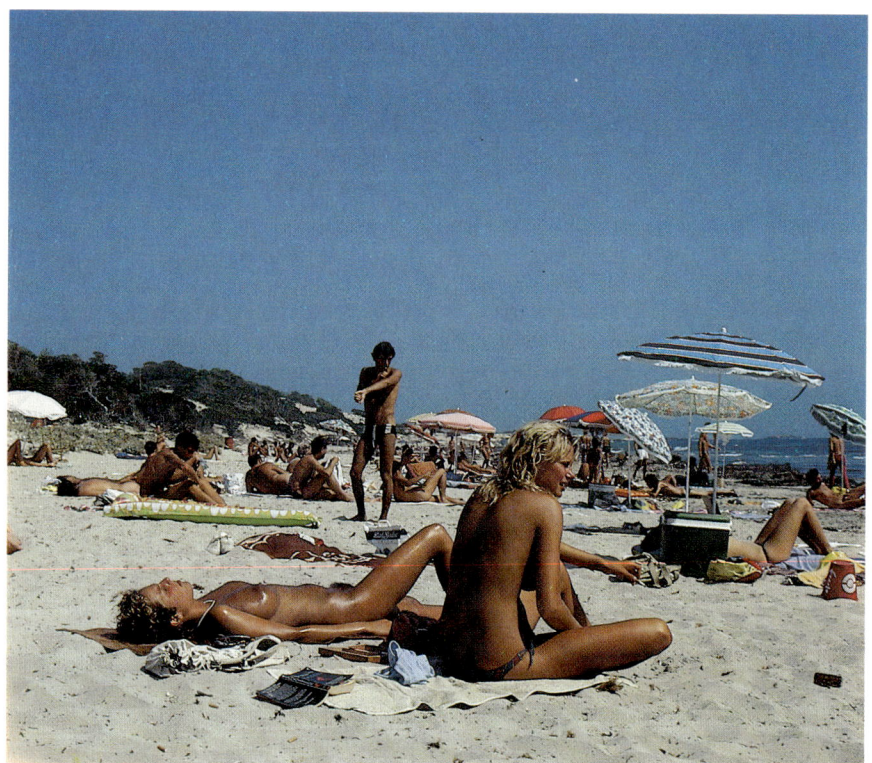

Abb. 104

len sind für den Sonnenbrand verantwortlich. Die Wirksamkeit der Filtersubstanz wird durch den Sonnenschutzfaktor (SF) ausgedrückt. SF 2 bedeutet, daß man doppelt so lange in der Sonne bleiben kann wie ohne Sonnenschutz; SF 4 bedeutet 4fach verlängerte Zeit zum Sonnen usw.

Wir möchten Ihnen jetzt zeigen, daß es mit kalt gerührten Emulsionen noch einfacher geworden ist, sich einen solchen Sonnenschutz selbst zuzubereiten.

Bevor Sie in den Urlaub fahren, mischen Sie sich einen Vorrat an Fettphase aus Öl, Emulgator und Filtersubstanz. Im Hotel oder sogar auf dem Campingplatz brauchen Sie dann nur noch eine Kunststoff-Flasche, in der Sie durch Schütteln Ihre Sonnencreme oder -milch fertigstellen.

Zunächst wird die Fettphase dem Gelbildner PN 73 beigemischt und anschließend destilliertes Wasser hinzugefügt. Der Gelbildner macht es möglich. Weil der Emulgator derart effizient wirkt, kann man durch einfaches Schütteln erreichen, daß eine stabile Emulsion entsteht. Da ist es auch kein Problem, ohne Konservierungsmittel auszukommen. Das ist bei Sonnenschutzpräparaten ein besonders großer Vorteil; denn man cremt sich damit wesentlich häufiger ein als mit einer normalen Pflegecreme. Außerdem gibt es Menschen, die vor allem durch Konservierungsmittel an Sonnenallergien leiden.

Sie sollten allerdings wissen, daß sich in der Hitze nicht konservierte Sonnenschutzcremes bestenfalls 2 Tage halten. Reste sollten Sie nach dieser Zeit lieber wegtun, und auch die leere Schüttelflasche müssen Sie immer wieder gut spülen, bevor Sie eine neue Sonnenschutzmilch ansetzen.

Bevor wir Ihnen unser Rezept verraten, noch einige Bemerkungen zu den Mengen der Sonnenschutzfilter-Substanz. Wir gehen bei der Berechnung der Mengen von 100 g fertiger Sonnenschutzmilch oder -creme aus. Wir haben weiter oben schon beschrieben, daß wir drei verschiedene Sonnenschutzfilter zur Verfügung haben.

Sonnenschutzsubstanz in der Fettphase

Nach der herkömmlichen Methode wird diese Substanz in die Fett- bzw. Ölphase gemischt. Die dafür geeigneten Filter sind *Parsol MCX* und *SoFiO*. Bei 100 g fertiger Milch oder Creme werden folgende Mengen hinzugegeben:

Für Sonnenschutzfaktor 2
2 g (= 1 Meßl.) Parsol MCX oder
1 g (= 1 knapper Meßl.) SoFiO-Pulver

Für Sonnenschutzfaktor 4
4 g (= 2 Meßl.) Parsol MCX oder
3 g (= 2½ Meßl.) SoFiO

Für Sonnenschutzfaktor 6
6 g (= 3 Meßl.) Parsol MCX oder
4 g (= 3½ Meßl.) SoFiO

Die Angaben über den Sonnenschutzfaktor sind immer nur ungefähre Werte, weil nicht nur die hinzugefügte Menge der Filtersubstanz entscheidend ist, sondern die gesamte Rezeptur der Milch oder Creme Einfluß darauf hat. Eine Rolle spielt auch, wie dick oder dünn die Milch auf die Haut aufgetragen wird.

Parsol MCX ist flüssig und läßt sich leicht mit der Ölphase der Emulsion ver-

mischen. Ein Nachteil ist, daß man von dieser Substanz relativ große Mengen braucht, um einen wirksamen Sonnenschutzfaktor zu erhalten. Über SF 6 kommt man mit dieser Substanz auch dann nicht hinaus, wenn man noch größere Mengen hinzufügen würde.

Von *SoFiO* brauchen Sie nicht nur wesentlich weniger; Sie können zumindest theoretisch auch einen höheren Schutzfaktor erreichen – wir beschreiben gleich, mit welchem Trick dies möglich ist. Diese Filtersubstanz ist leider nicht flüssig. Sie läßt sich zwar durch Rühren in kaltem Öl lösen; allerdings in nicht größerer Menge als 1 g SoFiO pro 10 g Öl. Bei höherer Dosierung müßte dann das Öl leicht erwärmt werden, was wir bei diesen Rezepten aber gerade vermeiden wollen. Deshalb weichen wir hier aus auf eine Kombination.

Sonnenschutz-Substanz in Fett- und Wasserphase

Extrem hohe Sonnenschutzfaktoren bei geringen Einsatzmengen können Sie erreichen, wenn Sie in die Ölphase der Emulsion den öllöslichen UV-Filter geben – also zum Beispiel SoFiO – und in die Wasserphase *zusätzlich* den wasserlöslichen UV-Filter *SoFiW*. Hier ein Beispiel:

---

1 g SoFiO in der Ölphase und
     2 g SoFiW in der Wasserphase
     ergeben einen Sonnenschutzfaktor von 5–6

2 g SoFiO und 4 g SoFiW ergeben
     SF 8

3 g SoFiO und 6 g SoFiW ergeben
     SF 12–15

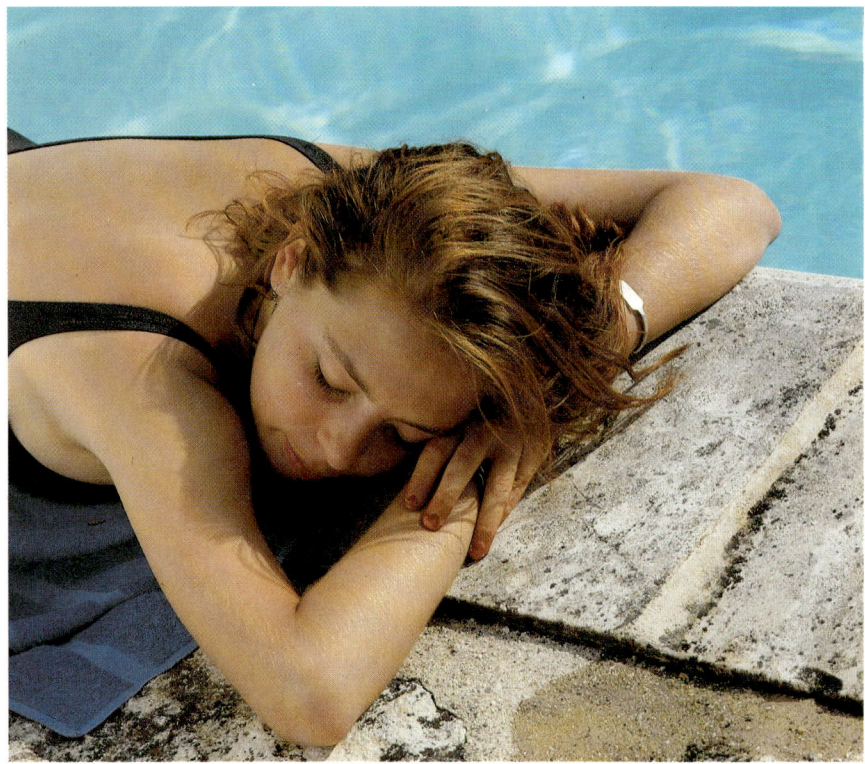

Abb. 105

Hier nun unser Rezept:
Ausgegangen wird von 100 g *Milch.*

Fettphase:

30 g	Weizenkeim-, Avocado-, Sojaöl oder Jojobaöl (enthält von Natur aus einen leichten Filtereffekt von SF 1,5–3)
1 g	(= 28 Tr.) Holan
4 Tr.	„Antiranz"
2–6 g	Parsol MCX oder
1–5 g	SoFiO (je nach gewünschtem SF)

1 knapper Meßl.	PN 73 (wenn Sie mehr davon nehmen, erhalten Sie eine Sonnen-*creme*)

Wasserphase:

65 g	dest. Wasser

Der Gelbildner PN 73 wird in die Fett-phase erst kurz vor Herstellung der end-gültigen Milch oder Creme eingerührt.

Wenn Sie einen höheren Sonnen-schutzfaktor haben wollen, dann rühren Sie nach obigen Angaben den wasser-löslichen SoFiW in die Wasserphase.
Wollen Sie die beiden Phasen in der Fla-sche durchschütteln, dann geben Sie erst die Fett- und dann die Wasserphase hinein. Bitte etwas Raum in der Flasche lassen, damit Sie gut schütteln können. Natürlich geht das Mischen auch auf die herkömmliche Methode. Das gilt vor al-lem für die Sonnenschutzcreme, die sich nicht so leicht schütteln läßt. Rüh-ren Sie dann die Wasserphase in dün-nem Strahl in die Fettphase.
Folgende Wirksubstanzen können Sie hinzugeben:

30 Tr.	Aloe Vera oder
20 Tr.	Bisabolol oder
20 Tr.	D-Panthenol

Allergieanfällige sollten mit Aloe Vera vorsichtig sein.
Wenn Sie mögen, können Sie noch 10 Tr. Parfüm oder ätherisches Öl für ei-nen schönen Duft hinzugeben. Als Kon-servierungsmittel für eine Kurzzeit-Kon-servierung von maximal 14 Tagen emp-fehlen wir 20–28 Tr. Aqua conservans-Konzentrat. K 400 sollten Sie in Son-nenschutzpräparaten nicht verwenden! Wollen Sie weniger als 100 g Creme oder Milch anrühren, so nehmen Sie nur die Hälfte oder ein Drittel der Fettphase und teilen sämtliche Zutaten sowie die Wasserphase und PN 73 ebenfalls durch 2 oder 3.
Da es sich um eine Öl-in-Wasser-Emul-sion (O-W) handelt, müssen Sie sich nach dem Schwimmen immer wieder neu einreiben. Das ist bei unseren Prä-paraten nicht anders als bei den gekauf-

ten. O-W-Emulsionen haben jedoch den großen Vorteil, daß die Haut atmungsaktiv bleibt und man in der Sonne nicht in Öl geschmort wird, wie es bei einer Wasser-in-Öl-Emulsion der Fall wäre.

Ein wasserbeständiges Sonnenschutzöl

Es gibt immer wieder Situationen, in denen man dringend einen beständigen Sonnenschutz braucht, obwohl man ständig naß wird. Das ist zum Beispiel auf einem Surfbrett oder auf einem Segelboot oder beim Wasserski der Fall. Hier brauchen wir also ein Sonnenschutzpräparat, das einigermaßen wasserbeständig ist.

Bei diesen Gelegenheiten sollten Sie reines Sonnenöl ohne Emulgator verwenden. Allerdings läßt sich damit nur ein relativ niedriger Sonnenschutzfaktor erreichen. Am höchsten ist er mit Jojobaöl, das bereits einen natürlichen Filter von 1,5 bis 3 enthält, den man durch zusätzliche Filtersubstanzen erhöhen kann.

Hier das Rezept:

100 g	Jojobaöl
4 g	SoFiO
20 Tr.	Bisabolol
20 Tr.	D-Panthenol
evtl.	Parfümöl

Die einzelnen Substanzen einfach miteinander vermischen. Sie erhalten so einen SF von 3–4.

Wenn Ihnen Jojobaöl zu teuer ist, können Sie auch Oliven-, Weizenkeim-, Erdnuß- bzw. Sojaöl verwenden. Dann

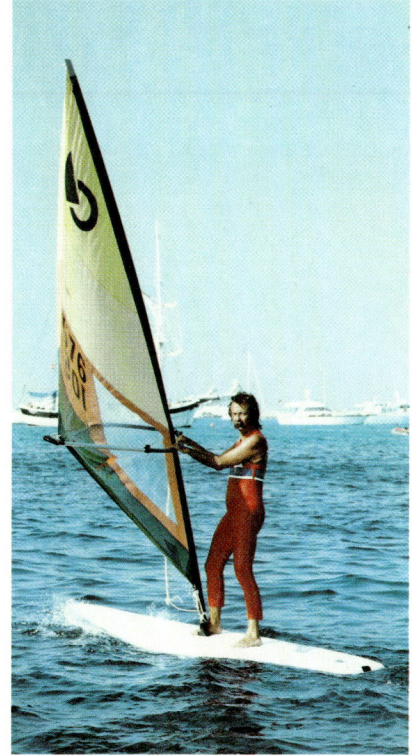

Abb. 106

sollten Sie aber mit 4 Tr. „Antiranz" verhindern, daß das Öl in der Hitze zu schnell ranzig wird. Bei diesem Rezept erhalten Sie nur einen SF von 2–3.

Ein Schutzgel für Haut und Haar

Ein Sonnenschutz ganz ohne Fett? Gele, die einen wasserlöslichen UV-Filter enthalten, kommen zur Zeit in Mode.

Man kann sie nicht nur auf der Haut, sondern auch fürs Haar verwenden. Als Hautschutz eignet er sich für alle, die ihre Haut beim Sonnenbaden nicht fetten wollen oder müssen. Es gibt aber auch Menschen, die Emulgatoren oder Öle nicht vertragen und die deshalb mit einem Gel auf wäßriger Basis besser zurechtkommen.

Ein Gel hat außerdem den Vorteil, daß es die Haare vor zu starkem Austrocknen und Ausbleichen in der Sonne schützt. Ja, Sie haben richtig gelesen: auch den Haaren tut ein Sonnenschutz gut. Allerdings wirkt unser Sonnenschutzgel wie ein Haarfestiger. Er läßt sich jedoch nach dem Sonnenbaden sehr leicht und auch ohne Shampoo aus dem Haar wieder herauswaschen.

Hier die Dosierung des wasserlöslichen UV-Filters in 100 g Sonnenschutzgel:

3 g	SoFiW ergeben einen SF von 3–4
6 g	SoFiW ergeben einen SF von 5–6

Sonnenschutzgel

100 ml	dest. Wasser
	SoFiW
	(Dosierung vgl. oben)
6–10 Tr.	Parfümöl + 7–11 Tr. LV 41
½ Meßl.	Gelbildner PN 73

Die Mischung hält sich 4–8 Tage. Sie müssen also nicht konservieren, können aber die Haltbarkeit auf etwa 1 Monat erhöhen, wenn Sie 20–30 Tr. Aqua conservans-Konzentrat hinzufügen. Wenn Sie empfindlich auf Sonne reagie-

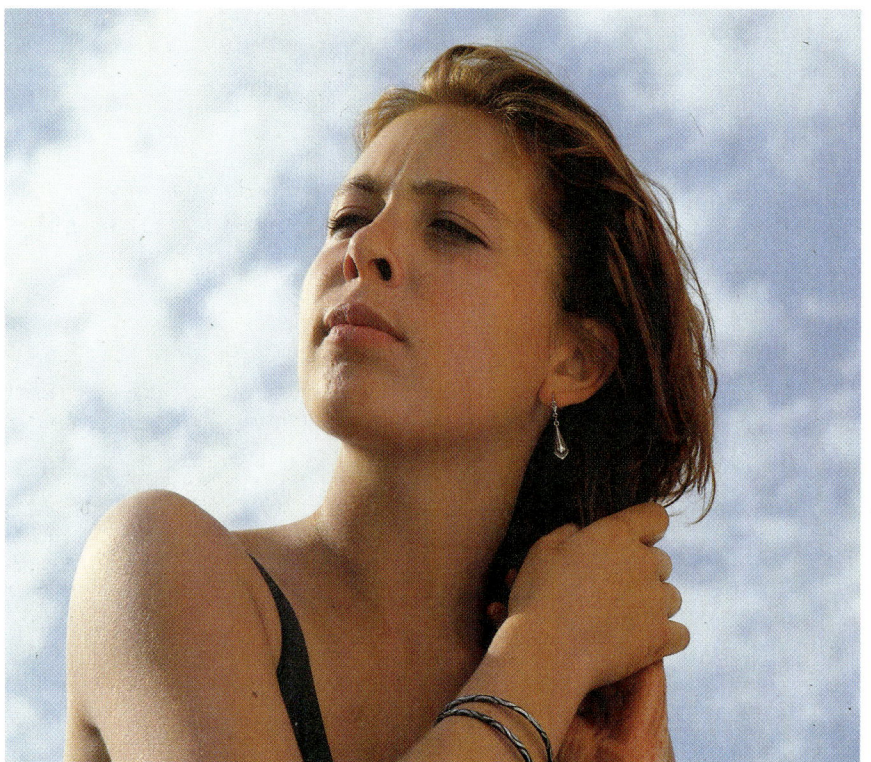

Abb. 107: Auch Haare brauchen einen Sonnenschutz. Benutzen Sie dazu unser Sonnenschutzgel.

ren, lassen Sie das Parfümöl einfach weg (zu LV 41 vgl. *Seite 140*).
Sämtliche Zutaten – bis auf den Gelbildner – werden miteinander vermischt. Am besten mischen Sie alles in dem Behälter, in dem später das fertige Gel aufbewahrt werden soll. Das kann ein entsprechend großer Cremetopf, ein Glas oder ein durchsichtiges Kunststoffgefäß mit Schraubdeckel sein.
Nachdem alle Zutaten gemischt sind, kommt der pulverförmige Gelbildner hinzu. Dann schraubt man das Gefäß

schnell zu und beginnt kräftig zu schütteln. Nach kurzer Zeit entsteht ein Gel. Wenn Sie das Gel völlig klar haben und parfümieren wollen, dann müssen Sie das Parfümöl mit dem Lösungsvermittler LV 41 mischen, bevor Sie beides in die Wasserphase geben. (Weitere Hinweise finden Sie beim Haargel ab *Seite 140*).
Einen Teil des Wassers können Sie durch Kräuterextrakte austauschen. Der läßt sich leicht herstellen, indem Sie aus destilliertem Wasser und Kräutern

einen Sud herstellen, der einem kräftigen Tee ähnlich ist.

Aftersun-Milch und -creme

Sie bestehen im Prinzip aus der Körpermilch und Hautcreme, wie wir sie auf *Seite 114* sowohl für fettige wie für trockene Haut beschrieben haben. Als Wirksubstanzen empfehlen wir:
D-Panthenol,
Bisabolol und
Aloe vera.
Vor allem Aloe vera ist ein hervorragendes Mittel bei Sonnenbrand. Mengenangaben finden Sie auf *Seite 120*.

Aftersun-Öl – das Pflegemittel für bequeme Leute

Die Haut neigt nach jedem Bad im Wasser, aber auch nach jedem Sonnenbad zum Austrocknen. Sie braucht also Pflege. Wem aber das Eincremen mit Milch oder Creme zu mühsam ist, für den haben wir hier einen besonders praktischen Tip:
Das *Aftersun-Öl der Hobbythek* erzeugt gewissermaßen erst auf der Haut die Pflegeemulsion. Reiben Sie nach Bad oder Dusche die noch tropfnasse Haut ein. Daß sich eine Emulsion bildet, erkennen Sie daran, daß das Öl milchig wird. Durch leichtes Einmassieren verteilen Sie alles gleichmäßig. Danach lassen Sie die Creme ein wenig in die Haut einziehen und antrocknen. Erst jetzt wird das restliche Wasser von der Haut

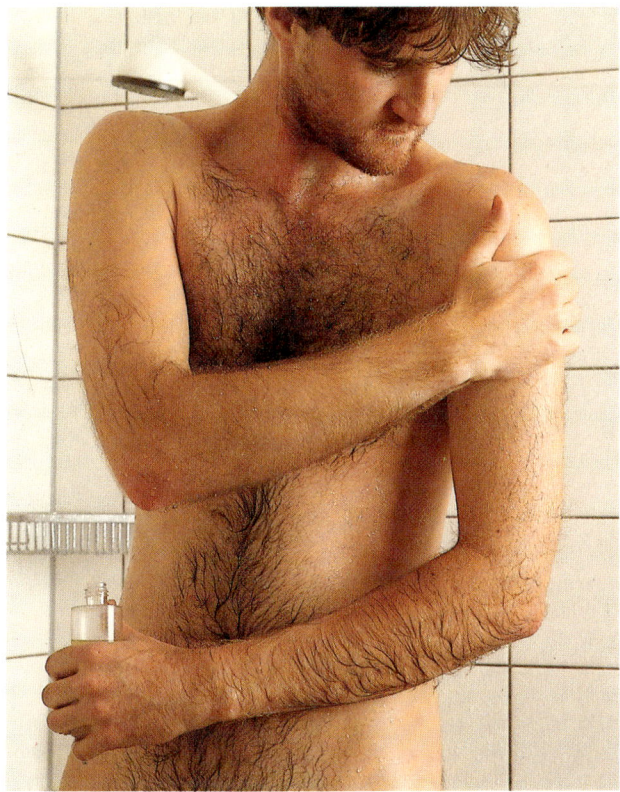

Abb. 108: Unser After-sun-Öl massieren Sie gleich in der Dusche ein.

1 ml	D-Panthenol und/oder
1 ml	Bisabolol oder
1 ml	Aloe vera

Ein Bräunungsmittel ohne Sonne

Wir wissen heute, daß die Haut durch intensive Sonnenbestrahlung nicht nur wesentlich schneller altert, sondern möglicherweise auch krebsgefährdet ist. Vor allem den Alterungsprozeß können Sonnenschutzpräparate nur begrenzt verzögern. Deshalb empfehlen die Hautärzte den Menschen auch, die auf eine permanent gebräunte Gesichtshaut nicht verzichten wollen, dies mit Selbstbräunungssubstanzen zu tun. Das sei immer noch besser, als die Haut dem Sonnengott – und der Mode – zu opfern.

Bräunungspillen, die *Canthaxanthin* enthalten, sind ins Gerede gekommen; nicht nur, weil dieser Stoff giftig ist, sondern weil bei einigen wenigen Menschen sich im Augenhintergrund in der Nähe der Netzhaut Canthaxanthin-Kristalle ablagern können. Sie können die Sehkraft beeinflussen. Allerdings verschwinden sie einige Zeit nach Absetzen des Mittels wieder.

Auch bei *Karotin* und bei dem *Provitamin A,* durch die eine ähnliche Bräunungswirkung erzielt wird, muß auf die zulässige Höchstdosis geachtet werden, um eine Vitaminüberversorgung (Hypervitaminose) zu verhindern.

Am unschädlichsten scheint deshalb die Selbstbräunung von außen zu sein, der wir hier einmal nachgehen.

abgetrocknet. Auf bequemere Weise kann man sich wirklich nicht eincremen. Alle Pflege- und Wirksubstanzen geben Sie in das Öl. Konservierungsmittel sind überflüssig, da es sich ja nur um eine Ölphase handelt.

Bei unserern Rezepten lehnen wir uns an die Badeöle aus dem Buch „Cremes und sanfte Seifen" an. Allerdings erreichen wir durch Zusatz von *Holan* eine wesentliche Verringerung der Emulgatormenge.

Und hier das Rezept:

90 ml	Weizenkeim-, Mandel-, Avocado-, Maiskeim-, Jojobaöl usw. (auch untereinander mischbar)
3 ml	Holan
10 ml	duftende ätherische Öle wie Melisse, Lavendel, Rosenöl, Geranienöl, evtl. auch Thymian, Salbei usw., geeignet sind auch Parfümöle

Sich mit Hilfe von Substanzen die Haut zu tönen, ist keine neue Erfindung. Früher verwendete man Walnußextrakte (vgl. *Seite 134*). Auch Extrakte aus der südamerikanischen *Ratanhia-Wurzel* wurden und werden immer noch benutzt. Diese wasserlöslichen Farbstoffe färben die Hornschicht der Oberhaut mehr oder weniger an. Der Ton ist etwas zu rötlich, so daß die Haut nicht sehr natürlich aussieht. Man muß das deshalb durch Make-up ausgleichen. Außerdem haben diese Farben den großen Nachteil, daß sie wasserlöslich sind und nicht nur beim Waschen, sondern auch beim Schwitzen oder im Regen stark abfärben.

Als viel wirkungsvoller und trotzdem ebenso unschädlich hat sich eine chemische Substanz erwiesen, die praktisch ungiftig und darüber hinaus sehr hautfreundlich ist.

DHA Dihydroxiaceton

Dieser Stoff kommt in kleinen Mengen sogar im Organismus des Menschen selbst vor. Er entsteht beim Stoffwechsel der Kohlenhydrate. Das Braunwerden der Zähne ist u.a. darauf zurückzuführen.

DHA ist ein Kohlehydrat, das mit den Zuckern verwandt ist. Hergestellt wird es durch mikrobiologische Prozesse aus Glyzerin und es hat auch eine gewisse Ähnlichkeit mit Glyzerin (vgl. *Abb. 109*). Es ist allerdings nicht flüssig wie Glyzerin, sondern es kristallisiert zu größeren Molekülverbänden, und es sieht dann wie feuchter Zucker aus (Chemiker sprechen dann vom dimeren Zustand). Im monomeren Zustand wirkt der Stoff bräunend.

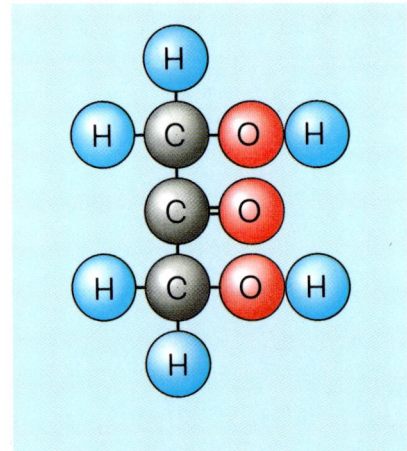

Abb. 109: DHA Dihydrociaceton

Wenn DHA frisch ist und kühl gelagert wurde, dann entsteht dieser monomere Zustand, sobald es mit Wasser in Berührung kommt. Bei älterem DHA wird dieser Übergang vom dimeren in den monomeren Zustand verzögert; dann funktioniert es eigentlich nur noch im warmen Wasser.

Auf jeden Fall muß DHA trocken und gut verschlossen im Kühlschrank aufbewahrt werden. Dann hält es sich 3 Monate. Eine Erwärmung auf Zimmertemperatur für etwa 8 bis 10 Tage schadet allerdings nicht, so daß es auf dem Postweg nicht leidet. Denken Sie aber daran – vor allem beim Bezug über den Versandweg –, das Paket sofort zu öffnen und das DHA in den Kühlschrank zu stellen. Bitte auch nicht zu viel bestellen.

DHA färbt die Haut durch Reaktion mit den *Keratinzellen* der oberen Hautschicht (Oberhaut). Es bildet sich ein dem Bräunungspigment Melanin ähnli-

cher Stoff; ein sogenanntes *Melanoid*. Durch Waschen mit Wasser und Seife ist die Tönung nicht zu beseitigen. Sie färbt deshalb auch nicht an der Wäsche ab. Nur mit Aceton läßt es sich entfernen. Vor Aceton müssen wir allerdings warnen: es ist hautschädlich.

Die Bräunung wird nach 3 Tagen schwächer, wenn nicht eine Auffrischung erfolgt. Nach 8 bis 15 Tagen verschwindet sie völlig.

DHA wird in einem Anteil bis zu 5% in normale Cremes eingearbeitet; allerdings eignet sich unser Typ Öl-im-Wasser-Emulsion dafür besonders gut. Auch Lösungen in Wasser oder Alkohol sind möglich; da nimmt man etwa 2% DHA. Solche Lösungen färben sogar besonders schnell. Trotzdem raten wir dazu, die Creme zu nehmen, weil mit ihrer Hilfe noch am einfachsten eine gleichmäßige Tönung der Haut erreicht werden kann.

Als Bestandteil von Sonnenschutzmitteln empfehlen wir DHA *nicht,* obwohl die Industrie es zum Teil verwendet. Es besteht der Verdacht, daß DHA sich unter Sonneneinwirkung unangenehm verändern könnte. Präzise Forschungsergebnisse gibt es dafür noch nicht; trotzdem raten wir, hier nach dem Grundsatz vorzugehen: im Zweifelsfalle geht die Unversehrtheit der Haut vor.

In Nachbräunungspräparaten, mit denen man nicht in die pralle Sonne geht, kann man es aber einrühren.

Da es sich bei der Bräunung ohne Sonne um einen chemischen Prozeß in den Hautzellen handelt, dauert es mindestens 4 bis 5 Stunden, bevor sich eine Wirkung zeigt. Es kann auch vorkommen, daß eine sichtbare Bräunung erst nach mehreren Anwendungen über einige Tage eintritt. Leider besteht immer die Gefahr einer nicht ganz gleichmäßigen Bräunung. Mit etwas Übung bekommt man das aber bald heraus.

Selbstbräunende Creme oder Körpermilch

Das völlig harmlose Mittel *DHA* (Dihydroxiaceton) haben wir soeben beschrieben. Wir geben es nicht in Sonnenschutzpräparate, sondern in Cremes und Aftersun-Milch, in die es sehr gut untergerührt werden kann. Es verleiht der Haut bereits nach 3 bis 4 Stunden reichlich Bräune, die hält zwar nur 2 bis 4 Tage; aber Sie können sie zwischendurch ja immer wieder auffrischen.

Allerdings müssen Sie die Milch auf der Haut sehr gleichmäßig verteilen, damit sie nicht streifig wird. Anschließend sofort die Hände waschen, damit die Handinnenflächen nicht braun werden. Hornhaut färbt sich nämlich viel stärker als normale Haut. Besonders im Gesicht kommt es auf gleichmäßige Verteilung an. Seien Sie besonders aufmerksam am Haaransatz. Das gilt auch für Bartträger; denn gerade bei den Herren der Schöpfung scheint diese Art der Bräunung aus der Tube sehr beliebt zu sein, die allemal gesünder als zu viel Sonne ist.

Bei Hautunebenheiten wie Narben kann es auch zu dunkleren Verfärbungen kommen; das müssen Sie einfach ausprobieren. Normalerweise erhält man aber eine sehr gleichmäßige, schöne Bräune.

Das Rezept enthält 5% DHA; dies ist zugleich die Höchstdosis. Aber vielleicht versuchen Sie es zunächst einmal mit einer geringeren Menge.

Übrigens muß die fertige Milch stets einen pH-Wert zwischen 5 und 6 haben, sonst wirkt dieses Mittel nicht. Unser Rezept nimmt darauf Rücksicht.

Fettphase:

30 g	Weizenkeimöl
(1 g = 28 Tr.)	Holan
1 Tr.	„Antiranz"
½–1 Meßl.	PN 73

Wasserphase für etwa 100 g Creme oder Milch:

65 g	dest. Wasser
5 g	DHA
2–3 Tr.	Zitronensaft

Wenn Sie geringere Mengen anrühren wollen, halbieren oder vierteln Sie die Mengen der Fett- und Wasserphase.

Den Gelbildner PN 73 rühren Sie in die Fettphase erst kurz vor dem Mischen mit der Wasserphase ein.

DHA wird in destilliertem Wasser vollständig aufgelöst und danach die Wasserphase in die Fettphase kalt eingerührt. Zum Schluß kommen der Zitronensaft und noch Wirksubstanzen hinzu wie zum Beispiel:

20 Tr.	Aloe vera oder
20 Tr.	D-Panthenol und/oder
10 Tr.	Bisabolol

Wer mag, kann noch 10 bis 20 Tropfen Parfümöl hinzufügen. Konservieren können Sie mit 3 bis 6 Tropfen K 400 oder 30 Tropfen Aqua conservans-Konzentrat.

In eine Creme mit DHA dürfen keine Eiweißstoffe (Proteine) gemischt werden, weil sonst die Wirkung verlorengeht. Also bitte kein *Kollagen, Crotein C* oder *Nutrilan* verwenden.

Unser Rezept ist eine kombinierte Bräunungscreme mit einem Aftersun-Präparat.

Den selbstbräunenden Wirkstoff können Sie auch noch in andere Hautpflegecreme-Rezepte einrühren, die auf herkömmliche Weise nach der Beschreibung in unserem Buch „Cremes und sanfte Seifen" hergestellt werden. Diese Rezepte dürfen dann allerdings ebenfalls keinerlei Proteine als Zusatzstoffe enthalten. Für 30 g fertige Creme brauchen Sie 1,5 g DHA, das in 5 g kaltem destilliertem Wasser aufgelöst wird. Sie werden zum Schluß bei etwa 30 °C in die Creme gerührt. Berücksichtigen Sie aber bei der Menge der Wasserphase die 5 g, mit denen Sie das DHA angerührt haben.

Rezepte für die „Kosmetik der Zukunft": Liposome

Über die Liposome und ihre Problematik haben wir ab Seite 26 ausführlich gesprochen. Es gibt nun eine Substanz – wir haben sie *Lipodermin* genannt –, die diese Liposome in einer wäßrigen Lösung enthält. Wenn sie auf eine Weise verarbeitet wird, bei der alle irgendwie gesundheitsschädliche Beimischungen vermieden werden, ist gegen Liposome nichts einzuwenden.

Im Prinzip braucht man nichts anderes zu tun, als 2 Teile kaltes *destilliertes Wasser* mit 1 bis 2% *Gelbildner PN 73* zu einem Gel zu vermischen und darin 1 Teil *Lipodermin* einzurühren. Das Gel wird dadurch zwar etwas flüssiger, es läßt sich aber auf der Haut gut verteilen. Das PN 73 sorgt dafür, daß das Gel länger feucht bleibt. Insgesamt erzeugt die Substanz auf der Haut ein sehr angenehmes Gefühl.

Mit einer Parfümierung sollte man allerdings vorsichtig sein. Sie erinnern sich, daß Liposome in die Zelle eindringen, und daß man deshalb sehr behutsam mit Zusatzstoffen umgehen sollte. Wir empfehlen ätherische Öle wie natürliches oder naturidentisches Rosenöl, Lavendel, Geranie, Melisse oder auch Lebensmittelaromen. Selbst wenn diese parfümierenden Stoffe in die Zellen mit eingeschleust würden, richten sie keinerlei Schaden an.

Das so entstandene Präparat darf natürlich nicht konserviert werden. Es hält aber im Kühlschrank 8 Tage. Wir rühren bei unserem Rezept auch nur maximal

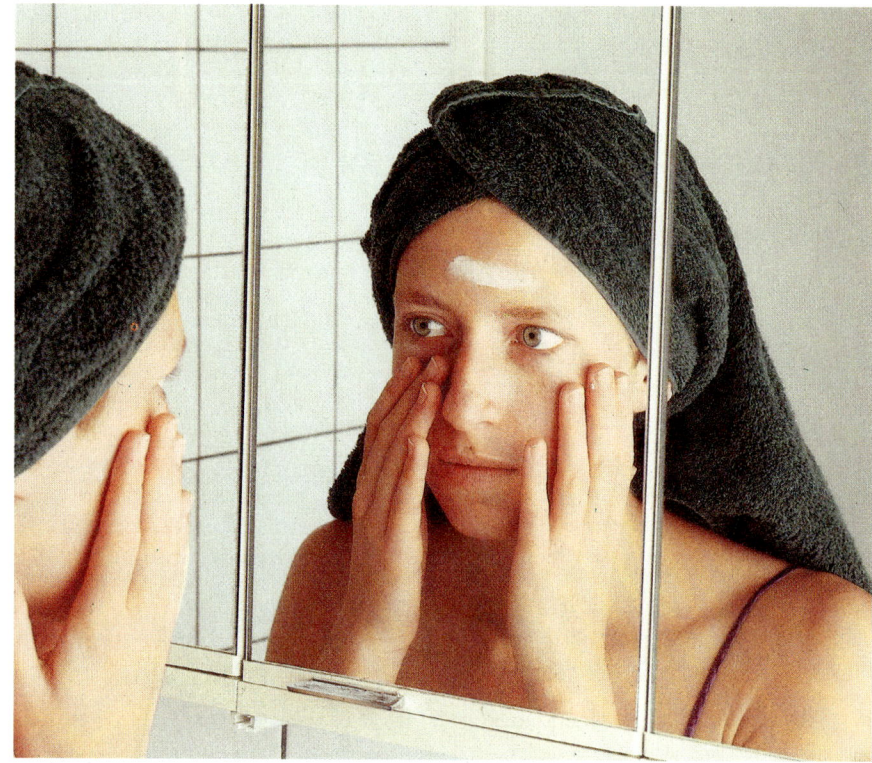

Abb. 110

eine Gesamtmenge von 10 bis 15 ml an. Sie können damit sowohl die Gesichtshaut wie auch andere Körperpartien einreiben – eben alle Stellen, an denen Sie der Faltenbildung vorbeugen wollen.

In jedem Fall sollten Sie vorher die Haut mit Wasser und einer unserer milden Waschlotionen reinigen, dann gut abtrocknen und das Gel auftragen. Einfetten ist nicht mehr nötig; das Gel erzeugt ein äußerst angenehmes, spannungsfreies Hautgefühl. Wir empfehlen eine Anwendung morgens und abends.

Das Liposomgel der Hobbythek

Hier also noch einmal das gerade beschriebene Rezept in übersichtlicher Form. Als Grundlage dienen:

5 ml (2 Meßl.)	destilliertes Wasser
1 Msp.	Gelbildner PN 73

Sicherheitshalber sollten Sie das destillierte Wasser kurz noch einmal aufkochen, damit es auch wirklich keimfrei ist. Füllen Sie es dann in eine saubere, gut verschließbare Flasche. Verrühren Sie möglichst mit einem Glasrührstab Wasser und PN 73 im kalten Zustand zu einem Gel.

In dieses Gel geben Sie nun

2,5 ml (1 Meßl.) Lipodermin

und rühren Sie alles wieder mit einem Glasrührstab leicht um. Fertig ist das Gel. Wenn Sie wollen, können Sie noch zwei hautpflegende Substanzen hinzufügen, und zwar:

1 Tr.	D-Panthenol
1 Tr.	alpha-Bisabolol

Parfümieren Sie alles zum Schluß mit 2 bis 3 Tropfen Rosenöl, Lavendelöl oder einem anderen ätherischen Öl. Noch einmal kurz umrühren und in ein kleines Plastikfläschchen füllen. Zur Not tut es auch ein kleines Döschen.

Nehmen Sie das Gel nicht mit dem Finger heraus, sondern mit einem Spatel, weil sonst leicht über die Finger Keime in das Gel geraten könnten. Wir haben ja nicht konserviert.

Wem dieses einfache Gel nicht genügt, für den haben wir noch einen besonderen Vorschlag:

Die Firma Dior hat in ihre Substanz Capture unter anderem Peptide und Kollagenhydrolysate gemischt. Auch uns stehen solche Substanzen zur Verfügung, obwohl wir hier deutlich sagen müssen, daß es dafür einen Wirkungsnachweis bis heute nicht gibt. Wir nennen Ihnen zwei Substanzen, von denen behauptet wird, daß sie hautpflegende und glättende Eigenschaften hätten. Wir geben die Eigenschaften und die chemischen

Kurzbeschreibungen dieser Substanzen so wieder, wie sie den sich wissenschaftlich gebenden Experten der Hersteller zu entnehmen sind. Einen Versuch sind sie immerhin wert.

Die erste Substanz heißt:
Fibrostimulin K.
Fibrostimulin K wird aus Serum von Kälbern gewonnen. Es besteht aus hydrolysierten Peptiden, das heißt, aus zerteilten Peptidketten (Peptide bilden lange und zum Teil in sich vernetzte Molekülketten aus Eiweißbausteinen). Diese Ketten werden zerteilt, wodurch sie besser auf die Hautoberfläche einwirken sollen. Substanzen dieser Art sollen Zellwachstum und Zellteilung beschleunigen, Gefäß-erweiternd wirken und Falten glätten.

Solche Fibrostimuline lassen sich im Prinzip in alle Cremes und Hautlotionen einarbeiten. Im medizinischen Bereich werden sie auch zur Wundbehandlung eingesetzt.

In Tages- und Nachtcremes können bis zu 5% eingerührt werden, das heißt, in 30 g Creme kommen 1,5 g (oder 1 knapper Meßlöffel) Fibrostimulin. Die Substanz wird in der Abkühlphase der Creme bei etwa 35 bis 40 °C eingerührt (vgl. dazu „Cremes und sanfte Seifen", wo derselbe Vorgang am Beispiel von Kollagen beschrieben wird). Da die Fibrostimuline wie Kollagen einen guten Nährboden darstellen, muß man sehr sauber arbeiten. Im Prinzip gilt hier all das, was wir im eben genannten Hobbythek-Buch zum Kollagen bereits beschrieben haben.

Die Substanz muß im Kühlschrank aufbewahrt werden.

In unser Liposom-Gel geben wir in die angegebene Menge 10 Tropfen Fibrosti-

mulin hinein; das entspricht 2 bis 3% der Gesamtmenge.

Die zweite Substanz heißt
Hyalomuco-Lösung.
Exakt heißt dieser Stoff sogar noch komplizierter: Hyalomucopolysaccharid.
Saccharide spielen in der belebten Natur eine wichtige Rolle. Sie sind die Bausteine vieler Zellen, und sie gehören zur Gruppe der Zucker. Polysaccharide haben sich zu langen Ketten zusammengeschlossen und bilden durch Vernetzung Zellsubstanzen. Zu diesen zählt auch die Hyaluron-Säure. Sie bildet die Hauptkomponente der Grund- und Füllsubstanz zwischen den Zellen. In besonders hoher Konzentration ist sie in der Gelenkflüssigkeit und im Glaskörper des Auges enthalten.

Obwohl diese Substanz nicht nur im Körper des Menschen, sondern auch der höheren Tiere reichlich vorhanden ist, ist die Gewinnung schwierig und sehr teuer. Deshalb sucht die Forschung nach Verfahren, sie biotechnologisch zu gewinnen. In Japan scheint es bereits erste Erfolge zu geben.

Trotz allem ist aber der Nutzen dieser Substanz immer noch umstritten. Im Bereich der Kosmetik, in dem man wissenschaftlich untermauerten Ergebnissen gern ein bißchen vorgreift, glaubt man jedoch, ihr signifikante Wirkungen zuschreiben zu können. Man beruft sich darauf, daß der natürliche Verlust dieser Substanz durch Alterung – er ist der Grund für Faltenbildung und allgemeine Degeneration – durch Zufuhr von Hyalomuco ausgleichen zu können. Ein Baby hat etwa doppelt so viel von dieser Substanz im Körper als etwa ein Greis von 80 Jahren. Ein stärkerer Abbau erfolgt ab etwa dem 50. Lebensjahr.

Ob diese Rechnung wirklich aufgeht, ist – wie gesagt – nicht bewiesen. Trotzdem gilt die Substanz heute neben den Lipoderminen als der letzte Schrei, und da sie im allgemeinen gut vertragen wird und sich zugleich auch noch angenehm auf der Haut anfühlt, wollen wir sie Ihnen nicht vorenthalten.

Auch diese Substanz läßt sich in ähnlicher Konzentration und Methode wie Fibrostimulin und Kollagen in Cremes einarbeiten. Dazu schlagen wir Ihnen ein Rezept vor.

Superliposom-Gel der Hobbythek

Hier die Zutaten:

5 ml	(2 Meßl.) dest. Wasser
1 Msp.–½ Meßl.	Gelbildner PN 73
10 Tr.	Fibrostimulin
2,5 ml	(1 Meßl.) Lipodermin
10 Tr.	Hyalomuco-Lösung

Wasser und PN 73 werden zu einem Gel verrührt. Danach die beiden Wirksubstanzen untermischen und das Lipodermin zufügen. Füllen Sie die Mischung in ein kleines Kunststoff-Fläschchen, das Sie im Kühlschrank aufbewahren. Dort hält sie 8 Tage.

Eine zahnfleisch- freundliche Zahnpasta

Als Meldungen von schädlicher Zahnpasta durch die Medien gingen, haben wir es selbst nicht glauben wollen: Die Substanz *Natriumlaurylsulfat* (SDS bzw. SLS), die wir im Hobbythek-Buch „Cremes und sanfte Seifen" als gefährlich für die Haut dargestellt haben, fand sich in vielen handelsüblichen Zahnpasten. Sie dient der Schaumbildung. Schaum kann man aber auch mit unserem schleimhautfreundlichen Betain erreichen, das garantiert unschädlich ist.

Hier unser Rezept:

7,5 g	(= 7 Meßl.) Schlämmkreide (Calciumcarbonat)
5 g	(= 2 Meßl.) Glyzerin
6 g	(= 3 Meßl.) Kieselsäure
18 g	(= 18 Meßl.) Sorbit
7,5 g	(= 3 Meßl.) dest. Wasser
1 g	(=½ Meßl.) Betain Z

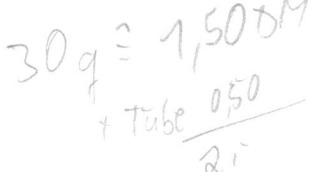

Hinzu kommen folgende Wirkstoffe, die Sie wahlweise verwenden können:

12 Tr.	ätherisches Salbeiöl
10 Tr.	ätherisches Pfefferminzöl
10 Tr.	ätherisches Orangenöl (Lebensmittelaroma)
5 Tr.	Kamillenextrakt
1 Mesp.	Propolisextrakt-Pulver (Weglassen bei Allergieanfälligkeit)

Eventuell Konservierung mit 10 Tropfen Aqua conservans-Konzentrat.

Glycerin und Wasser mischen, Sorbit darin auflösen, Schlemmkreide und Kieselsäure unterrühren. Es entsteht eine gleichmäßige Paste. Wenn Sie Betain Z hinzufügen, dickt sie noch etwas an. Zum Schluß die gewünschten Wirkstoffe dazugeben. Wem die Zahncreme zu herb ist, der kann etwas Süßstoff hinzugeben.

Das hochgereinigte Betain Z ist frei von dem leicht bitteren Geschmack des normalen Betain.

Füllen Sie die Zahncreme in Tuben, die sich von hinten füllen und durch falzen verschließen lassen (Leertuben vgl. Bezugsquellennachweis).

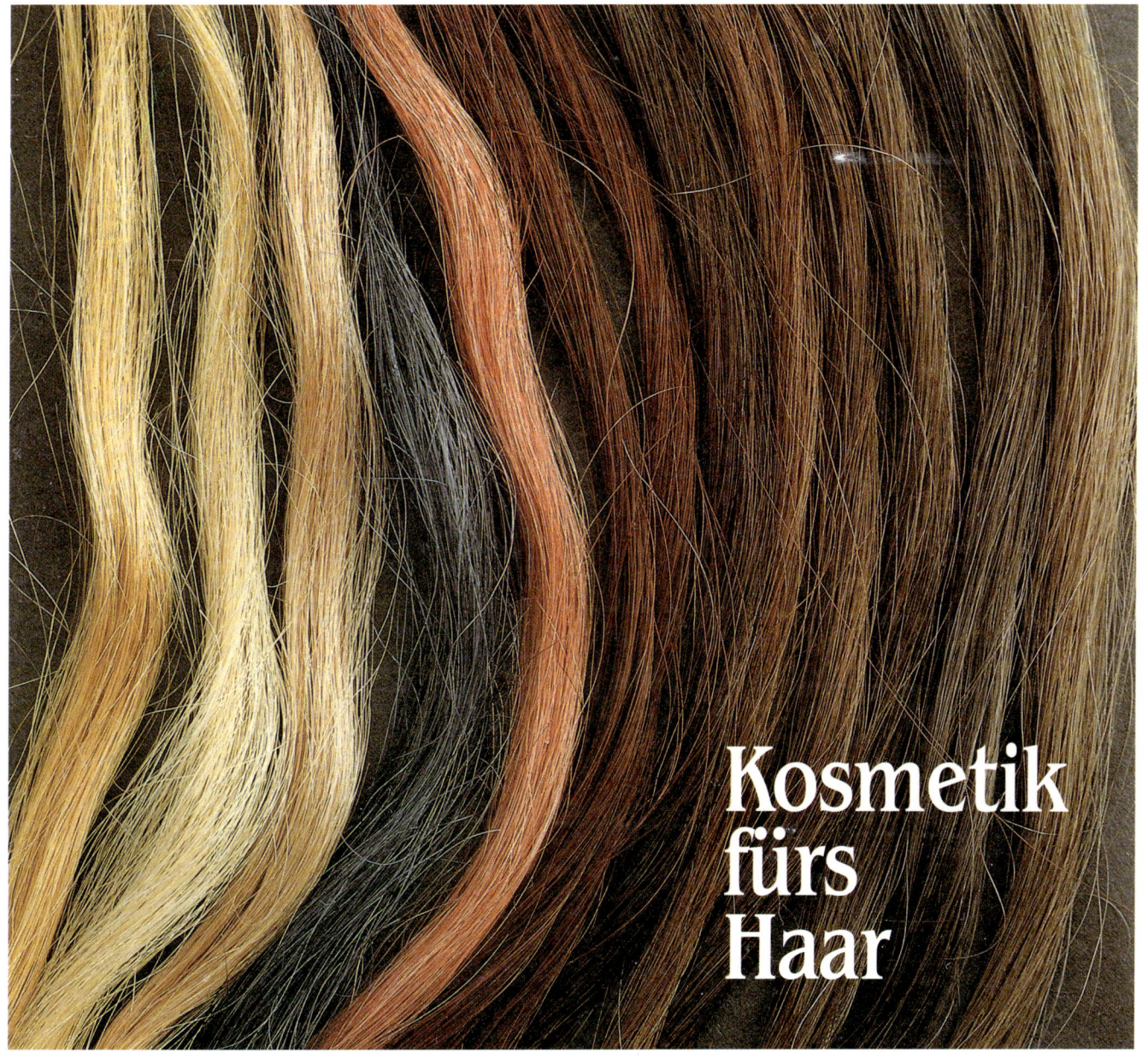

Kosmetik
fürs
Haar

Haar formen und pflegen

Mit den Haaren haben wir uns schon im Hobbythek-Buch „Cremes und sanfte Seifen" ausführlich beschäftigt, so daß wir uns hier kurz fassen können. Ein paar Daten zur Erinnerung:

Auf einem Quadratzentimeter Kopfhaut wachsen normalerweise etwa 100 Haare. Sie können pro Woche 2 bis 2,5 mm wachsen. Immerhin kann ein Haar 4 bis 6 Jahre alt werden, wenn es vorher nicht ausgezupft wird. Der Durchmesser schwankt zwischen 4 Hundertstel und 12 Hundertstel mm. Pro Tag kann ein gesunder Skalp bis zu 50 Haare verlieren, ohne daß eine Glatze zu befürchten ist; denn es wachsen etwa ebensoviele nach. Glatte Haare haben einen runden Querschnitt, gewellte einen ovalen und krause einen fast bandförmigen. Die Farbe des Haares wird durch Farbpigmente (Melanozyten) bestimmt, die sich vor allem in der Haarrinde befinden. Nur wenige Menschen lassen die Haare so wachsen, wie die Natur es will. Kaum ein anderer Körperbestandteil wird derart intensiv manipuliert wie die Haare, was vielleicht auch damit zu tun hat, daß die Haare die mit am widerstandsfähigsten Teile des Körpers sind.

Die wichtigsten Werkzeuge für die Haarpflege sind immer noch Kamm und Bürste. Daß man sich die Haare von Zeit zu Zeit waschen sollte, ist auch seit alters her bekannt. Allzu häufige Wäsche kann allerdings schädlich sein, sofern die Shampoos nicht sorgfältig ausgewählt werden. Das Haareschneiden ist hingegen von der Mode stark abhängig und

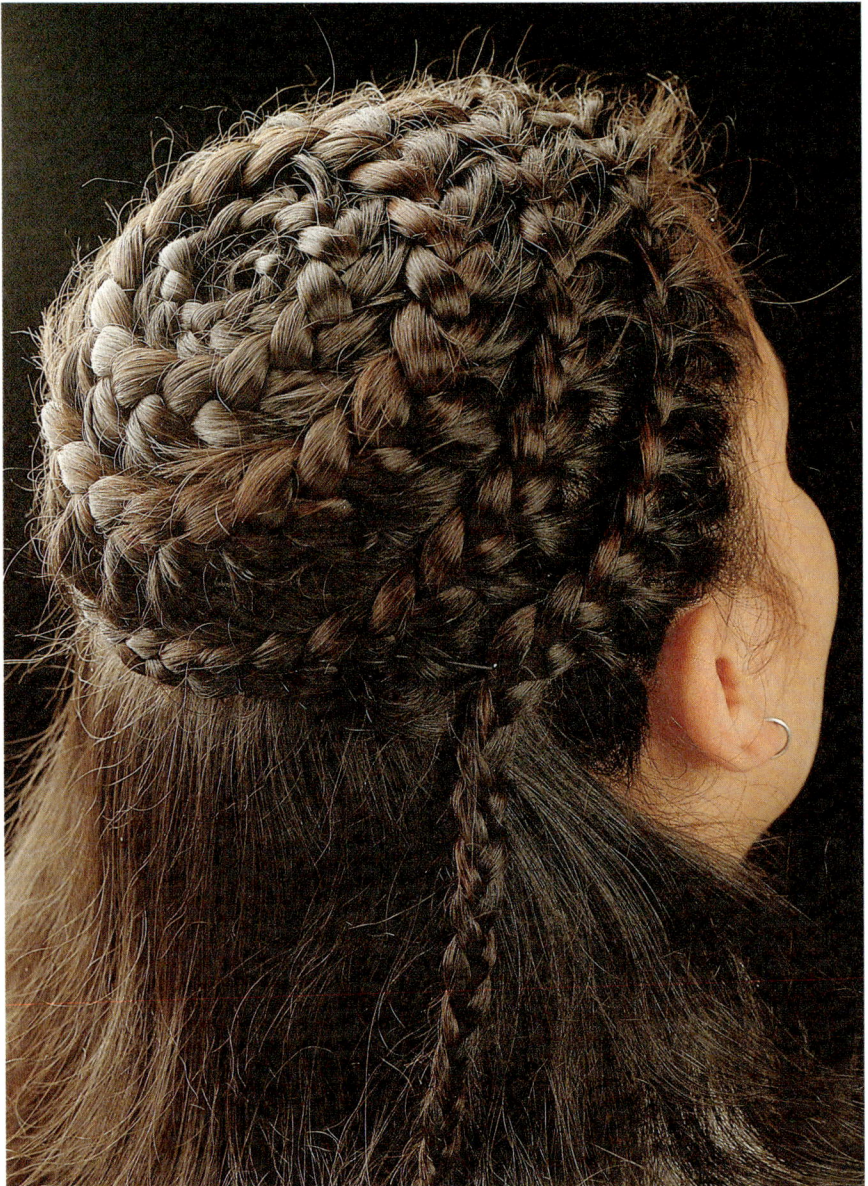

Abb. 111

130

keine Grundvoraussetzung für die Haarpflege.

Schonend – wenn auch nicht zu allen Zeiten in Mode – ist eine Behandlung des Haares mit Brillantine oder Pomade. Bei moderneren Mitteln wie Haargel und Haarspray beginnen sich die Geister bereits zu scheiden. Und das zu Recht. In einer weitverbreiteten Grundsubstanz für Gele entdeckten wir Schadstoffe (vgl. *Seite 123*). Und Sprays sind vor allem wegen des Treibgases Fluorkohlenwasserstoff ins Gerede gekommen. Es zerstört eindeutig die Ozonschicht der Atmosphäre, die uns und die gesamte belebte Welt vor lebensbedrohenden UV-Strahlen schützt.

Sowohl im Hinblick auf Gele wie im Hinblick auf Sprays glauben wir eine Lösung gefunden zu haben. Dazu später mehr.

Dem Haarfärben widmen wir in diesem Buch nicht zufällig besonders viel Raum. Prof. Dr. Niels-Peter Lüpke von der Universität Münster – ein Toxikologe und Spezialist für Haarfärben – sagte uns, daß nach diskret durchgeführten Untersuchungen 50% der Frauen über 40 Jahre und 40% der Männer über 50 Jahre die Haare färben oder zumindest tönen. Kaum zu glauben – aber es zeigt, welche Bedeutung diese Art der Verschönerung in der Haarkosmetik hat.

Mit garantiert „sicheren" Haarwuchsmitteln wollen wir Sie hier nicht behelligen. Gäbe es sie, dann gehörten sie in die Hand des Arztes. Gleiches gilt selbstverständlich für Haarverpflanzungen; eine Methode, bei der vor allem Quacksalber ihre Geschäfte machen. Bleibt noch die permanente Haarformung, die auf französisch sehr zutreffend „Permanente" heißt, zu deutsch

„Dauerwelle". Dabei geht es nicht nur darum, glattes Haar gewellt oder kraus zu machen, sondern auch krauses Haar zu glätten. Die dabei angewandten Methoden erscheinen uns derart problematisch, daß wir dies völlig den Fachleuten überlassen wollen; also den Friseuren. Weil die dafür notwendigen Chemikalien äußerst gefährlich sein können, sollte man damit nicht in der Küche hantieren. Wir finden es erstaunlich, daß das Bundesgesundheitsamt den freien Verkauf dieser Mittel zuläßt.

Farbe im Haar

Das Haar erhält seine Farbe durch natürliche Pigmente, die in die Haarrinde eingelagert sind. Diese Farbbildner (fachmännisch Melanine genannt) spielen auch beim Braunwerden der Haut eine Rolle. Ebenso wie in der Haut scheinen sie auch in den Haaren eine Schutzfunktion gegen allzu starke UV-Strahlung zu übernehmen. Deshalb haben Völker der heißen Klimazonen schwarze und die der kalten Breiten helle Haare. Ganz ähnlich ist es ja auch bei der Haut. In einem jahrtausendelangen Anpassungsprozeß in der Entwicklung des Menschen haben sich diese Eigenschaften in den Erbanlagen niedergeschlagen.

Nun gab es schon immer Menschen, die sich partout nicht mit dem zufrieden geben, was ihnen die Natur mitgegeben hat; das gilt ganz besonders für die Haarfarbe. Und so hat man sie schon in früheren Zeiten zu ändern versucht. Aber die Natur läßt sich nicht so leicht ins Handwerk pfuschen; und manchmal

wehrt sie sich auch gegen solche Versuche.

Zwar haben die Forscher mittlerweile absolut sichere Farbstoffe für alle Zwecke entwickelt; aber manchmal sind sie derart wirksam, daß man sie als „totsicher" klassifizieren könnte.

Viele Haarfärbemittel sind aus der Textil-, vor allem der Woll- und Pelzfärberei hervorgegangen. Das verwundert nicht, denn unsere Haare unterscheiden sich von der Wolle aus Tierhaaren nur unwesentlich. Der große Unterschied liegt

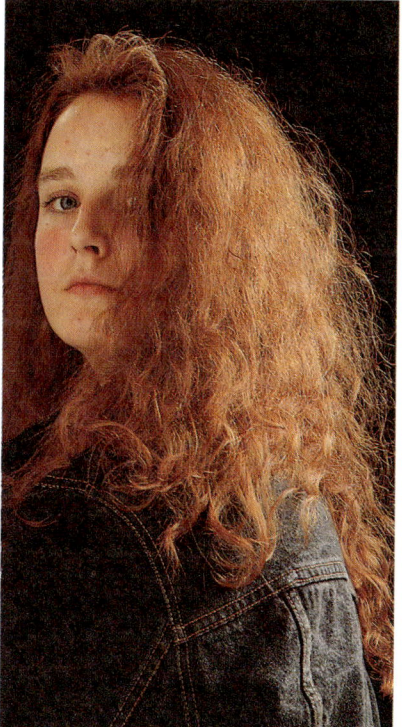

Abb. 112

darin, ob man lebende Haare auf dem Kopf oder tote Haare in einem Wollpullover oder einen Pelz färbt.

Natürlich gibt es für Haarfärbemittel gesetzliche Vorschriften. Wir haben aber den Eindruck, daß hier relativ großzügig vorgegangen wird. Am wenigsten scheinen sich noch die Menschen mit hellblonden Haaren zu schaden; denn die lassen sich relativ leicht in fast jeden beliebigen Ton umfärben. Schwarze oder dunkelbraune Haare können hingegen nur in Nuancen beeinflußt werden; es sei denn, man bleicht sie und treibt dabei die natürliche Farbe heraus. Bleichen greift aber nicht nur das Haar, sondern auch die Kopfhaut an.

Nun könnte man sagen: Habt euch nicht so, Generationen haben sich mit Wasserstoffperoxid die Haare gebleicht, und die Menschheit ist daran nicht zugrunde gegangen. Wer aber hat diejenigen gezählt, die Hautausschläge, Pickel oder chronische Hautkrankheiten bekommen haben, ohne in jedem Fall die Ursache zu kennen? Viele Friseure, die ständig mit solchen Substanzen in Berührung kommen, schlagen sich mit üblen Hautausschlägen herum, gegen die sie sich selbst mit Gummihandschuhen nicht immer ausreichend schützen können und wollen. Mancher Lehrling mußte deshalb seinen Beruf wechseln.

Färben heißt immer auch Bleichen

Wer seine Haare färben will, muß wissen, daß jedes Haarfärben stets auch ein Bleichen bedeutet; denn in den modernen Mitteln sind immer Stoffe für beides enthalten. In einem Vorgang werden mit den sogenannten Oxidations-haarfarben sowohl die ursprüngliche Farbe ausgetrieben wie der neue Farbstoff aufgezogen. In bestimmten Fällen bilden sich die Farben erst im Haar auf dem Kopf wie in einer chemischen Fabrik.

Wir möchten hier keine Panikmache betreiben. Nicht verschweigen wollen wir aber, daß es seriöse Wissenschaftler gibt, die in Haarfärbemitteln durchaus ein Krebsrisiko sehen, das sogar bis zum Risiko eines Brustkrebses reichen soll (so zum Beispiel N. Shafer, New York; vgl. im übrigen die Zeitschrift Öko-test, Ausg. Juni 1987, Seite 33). Andere Wissenschaftler bestreiten dies allerdings entschieden. Auch das wollen wir hier nicht verschweigen.

Deshalb möchten wir Ihnen zwar den Kopf waschen helfen, wofür wir ja eine Menge milder Shampoos entwickelt haben (nachzulesen in „Cremes und sanfte Seifen"); nicht aber wollen wir Ihnen den Kopf färben. Wir halten es nicht für verantwortbar, diese nicht ungefährlichen Oxidationsfarben in die Hand eines Laien zu geben. Das sollte ausschließlich Fachleuten vorbehalten bleiben – den Friseuren und Friseusen also –, die dafür eine Lehre durchgemacht haben, in der sie hoffentlich auch auf die Gefahren solcher Stoffe aufmerksam gemacht wurden. In einem verantwortungsvoll geführten Friseursalon wird man sicher dafür sorgen, daß so wenig wie möglich von dem Teufelszeug auf die Kopf-, Gesichts- und Nackenhaut gerät.

Trotzdem haben wir Ihnen etwas anzubieten, was beim Haarewaschen sozusagen in einem Aufwasch Ihre Haare zumindest um einige Nuancen glänzender und farbintensiver machen hilft. Es entstehen dann zwar keine sehr dauerhaf-ten Töne; aber etliche Haarwäschen und sogar Kopfsprünge ins Schwimmbecken halten diese Töne schon aus. Im Gegensatz zum Haarfärben, wo die natürliche Farbe zunächst herausgewaschen wird, zieht man beim Haartönen die Farbe nur mehr oder weniger stark auf das ungebleichte Haar auf.

Neue Töne ins Haar

Natürlich braucht man auch für das Tönen bestimmte Farben. Das sind aber keine Pigmente, sondern wasserlösliche Farbstoffe. Über die Probleme, die mit der Entwicklung von nicht hautschädigenden Farbstoffen verbunden sind, haben wir bereits gesprochen. Leider ist die Natur auch hier nicht so wirksam wie die Chemie. Und gegenüber der Chemie von Haarfarbstoffen muß man außerordentlich vorsichtig sein. Die Farbmixturen ähneln oft alchemistischen Rezepten.

Selbst wenn Naturfarbstoffe verwendet werden, sind sie oft mit Substanzen gemischt, die alles andere als gesundheitsfördernd sind. Neben dem pulverisierten Naturfarbstoff Henna und Rhabarber wird da schnell einmal Pyrogallol, Ammoniumchlorid und -carbonat, Kobaltnitrat, Schwefel, Kupfersulfat, Gerbsäure usw. mitverwendet. Dazu muß man wissen, daß Pyrogallol ein starkes Gift ist und daß auch andere Stoffe nicht ungefährlich sind. Mit anderen Worten: Auch Tönungspräparate auf Naturfarbstoffbasis sind nicht automatisch unbedenklich. Leider stehen die Inhaltsstoffe nicht auf den Packungen. Vielleicht probieren Sie es deshalb einmal mit uns aus. Da wissen Sie auf jeden Fall, was in Ihrem Tönungsmittel enthalten ist.

Wir haben uns bei der Auswahl der Farbstoffe sehr viel Mühe gegeben. Leider mußten jedoch auch wir nach dem Prinzip des „kleineren Übels" vorgehen. Wir haben also nach bestem Wissen und Gewissen die ungiftigsten Farbstoffe ausgewählt.

Die Rohstoffe unserer Haarkosmetik

Wir kommen zunächst zu den natürlichen Farbstoffen.

Natürliche Farbstoffe

Um es vorweg zu sagen: Unsere Naturfarben sind zwar weitgehend ungiftig; aber nicht immer kann man den Farbton genau vorausbestimmen, den das Haar letztlich annimmt. Der hängt u.a. vom pH-Wert ab – Sie erinnern sich: der pH-Wert drückt aus, ob eine Flüssigkeit sauer oder alkalisch ist. Unterhalb pH 7 liegt der saure und oberhalb der alkalische Bereich.

Alle unsere Farben sind von Natur aus sauer (pH 4,5 bis 6). Wichtig ist nun, daß Sie auch das Shampoo zum Haarewaschen durch ein paar Spritzer Zitronensaft sauer einstellen; sonst können Ihnen die Haare – selbst wenn sie schon getönt sind – in der Farbe umschlagen.

Henna

Die Hippies haben diesen Farbstoff in den 60er Jahren wiederentdeckt. Sie brachten ihn aus Indien mit. Verwendet haben ihn aber schon die alten Ägypter; und in den arabischen Ländern wird Henna noch heute benutzt. Übrigens nicht nur zum Färben der Haare, sondern auch der Handinnenflächen und Fußsohlen.

Henna heißt nichts anderes als Rot. Das Pulver wird aus den Blättern des subtropischen Cypernstrauchs (*Lawsonia alba*) gewonnen. Die getrockneten Blätter werden gemahlen, und heraus kommt ein grünliches Pulver, das stark nach Heu riecht.

Nicht jedes Henna färbt. Im Frühling geerntete Blätter enthalten vor allem Gerbsäure und kaum Farbstoff. Das daraus gewonnene Henna wird oft zur Haarpflege verwendet. Dazu sagen allerdings einige Fachleute, daß eine allzu häufige Behandlung das Haar auf die Dauer spröde macht. Das Henna mit Farbwirkung wird erst im Herbst geerntet, wenn sich der Farbstoff voll ausgebildet hat.

Im Jahr 1916 hat der Forscher *Tommasi* den Hennafarbstoff isoliert, und heute kennt man seine genaue chemische

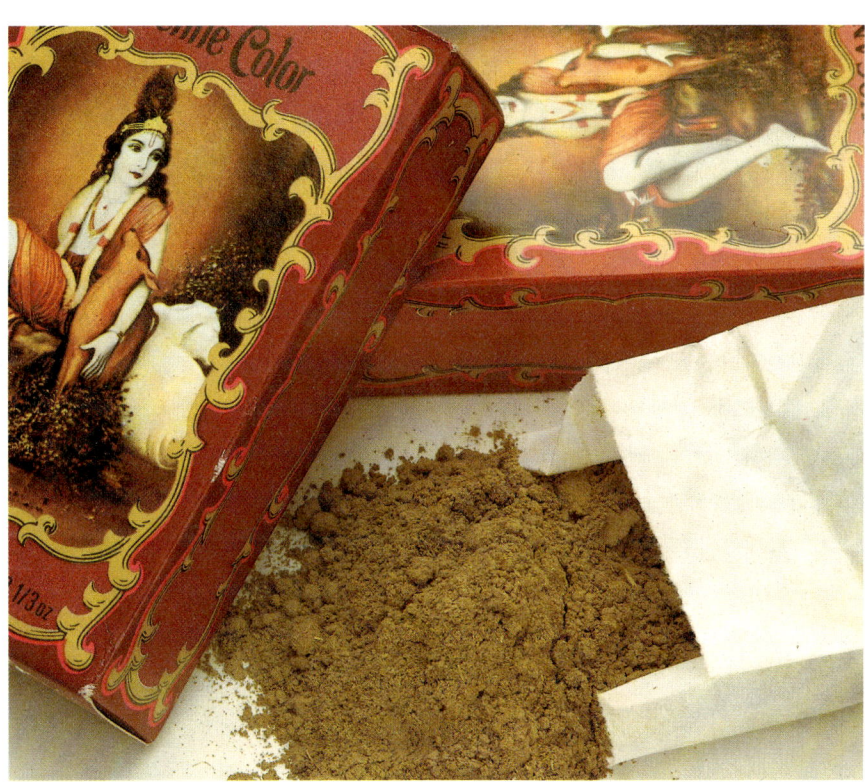

Abb. 113: Der Farbstoff aus dem grünlichen Hennapulver tönt die Haare rot.

Struktur. Tommasi nannte den Stoff Lawson nach dem botanischen Namen des Strauches.

Wie bei allen organischen Farbstoffen sind auch hier wieder die „magischen Sechsecke" der Kohlenwasserstoffringe bestimmte Kombinationen eingegangen (vgl. *Abb. 114* u. *115*). Man spricht bei dieser Gruppe von Naphthochinonen, weil dieser natürliche Farbstoff auf Naphthalin aufbaut. Man kann ihn mittlerweile auch synthetisch herstellen. Allerdings zieht er im natürlichen Hennapulver wegen der darin enthaltenen Gerbsäure besser auf das Haar auf. Trotzdem dauert der Aufziehprozeß wesentlich länger als bei den chemischen Farben.

Je nach natürlicher Farbe des Haares ergibt Henna unterschiedliche rötliche Töne. Da muß man sich nicht irre machen lassen vom grünlichen Pulver des Henna. Erst wenn es auf das Haar einwirkt, bildet sich die typische rötliche Farbe aus.

Reng

Es hat ähnliche Eigenschaften wie Henna, und es kann mit ihm auch kombiniert werden. Es handelt sich um pulverisierte, getrocknete Blätter eines Strauchs mit dem lateinischen Namen *Indigo ferra argentia*. Die Färbung ist dunkler als beim Henna; sie kann bis hin zum Schwarz reichen. Vorsicht: Nur in seriösen Geschäften kaufen, damit Sie nicht an die billigeren Blei- und Kupfersalze geraten.

Walnußschalen-Extrakt

Der Extrakt aus den Schalen der Walnuß (*Inglaes regia*) erzeugt braune Töne. Leider ist der Aufzieheffekt nicht sehr stark.

Auch dieser Farbstoff baut auf Naphthalin auf. Er ist wie Henna ein Naphthochinon, und er hat keine medizinischen und auch keine negativen Nebenwirkungen, auch nicht auf der Haut. Allerdings färbt er die Haut braun, und er erzeugt dann auch einen leichten Lichtschutzeffekt. Man verwendet ihn daher auch in Sonnenschutzpräparaten.

Heidelbeer

Dieser Sud eignet sich für dunkelblonde bis dunkelbraune Haare; er erzeugt dann einen leichten Silberglanz (Ascheton). Auf hellblondem Haar wirkt er zu blau.

Sandelholz Rot

Auf dunkelblonden und dunkleren Haaren erzeugt der Farbstoff einen angenehm leuchtenden Rotton. Hellblonde Haare werden knallrot – fast in Punkfarbe.

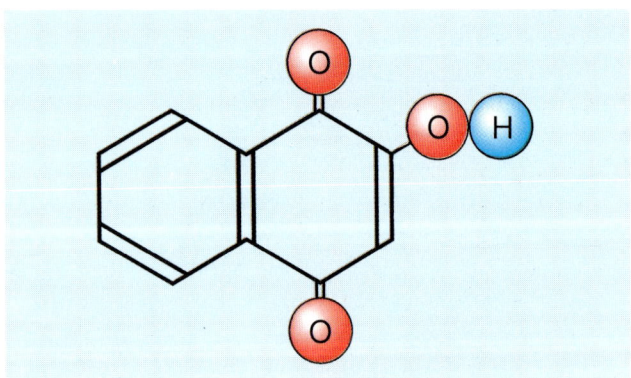

Abb. 114: Lawson

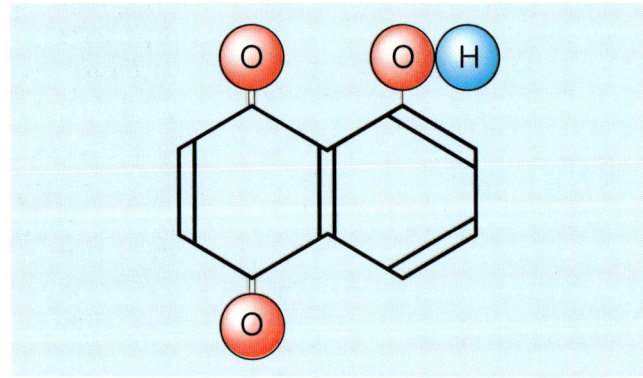

Abb. 115: Naphthochinon

Krappwurzel

Bei hellblonden bis mittelblonden Haaren erhalten Sie einen warmen Braunton.

Die künstlichen Haartönungsfarben der Hobbythek

Für diejenigen unter Ihnen, die eine größere Auswahl an Farbtönen wünschen, haben wir schließlich auch noch bei der Chemie eine Anleihe gemacht. Dabei müssen wir Ihnen gestehen, daß wir mit diesen Farben nicht sehr glücklich sind. Wir haben hin und her überlegt, ob wir sie aus dem Buch herauslassen sollten. Daß wir uns trotzdem dafür entschieden haben, hat seinen Grund darin, daß wir Sie mit diesem Problem nicht allein „im Regen stehenlassen" wollten. Unsere Bedenken beziehen sich nämlich ebenso auf alle künstlichen Tönungsfarben, die überall zur Anwendung zu Hause gekauft werden können. Welche Stoffe in ihnen tatsächlich enthalten sind, bleibt ein Geheimnis der Industrie. Bei den von uns empfohlenen Stoffen wissen Sie zumindest, auf was Sie sich einlassen. Sie können persönliche Verträglichkeitstests mit jeder einzelnen Grundsubstanz machen, und Sie erhalten eine ehrliche Beschreibung der verwendeten Stoffe.

Ohne Zweifel steht fest, daß in der Farbwirkung die synthetischen Farbstoffe den natürlichen absolut überlegen sind. Wir meinen, das Risiko durch unsere Auswahl auf ein Minimum reduziert zu haben. Wir haben uns für Farben entschieden, zu denen ausführliche Beschreibungen und weltweite Erfahrungen vorliegen. Nach dem Urteil von Fachleuten, denen wir vertrauen dürfen, sind diese Stoffe sowohl im Hinblick auf Toxizität (Giftigkeit) als auch auf die Langzeitwirkung akzeptabel.

Auch diese organischen Haartönungsfarben sind wieder durch Zusammenfügen der „magischen Sechsecke" gebildet. Wir haben 5 Grundfarben ausgewählt, die aber beliebig untereinander mischbar sind, so daß jeder seine individuelle Farbe selbst bestimmen kann.

Bei den Farbstoffen handelt es sich um wasser- und alkohollösliche Pulver. Sie sind ungewöhnlich farbintensiv. Um Ihnen das Mischen zu erleichtern, haben wir dafür gesorgt, daß Sie sie in 1%iger Lösung in destilliertem Wasser aufgelöst kaufen können (vgl. dazu Bezugsquellenanhang). Von Kindern sollten Sie diese Lösung allerdings fernhalten, obwohl erst ein halber Liter dieses Farbkonzentrats Kindern akut gefährlich werden kann, wenn sie es trinken. Das bedeutet, daß diese Farblösungen weniger giftig als Seifen oder Alkohol sind. Trotzdem werden diese Farben nur in kleinen, maximal 250 ml großen Flaschen verkauft.

Wenn Sie sich in der folgenden Zusammenstellung die Indexnummern genauer ansehen, werden Sie feststellen, daß es darunter keine Farben aus der Gruppe C, sondern nur aus der Gruppe C-ext gibt. Das bedeutet, daß sie nur äußerlich angewendet werden dürfen. Sie dürfen zwar länger auf der Haut bleiben, sind aber nicht für Erzeugnisse geeignet, die auf Schleimhäuten, in Augennähe und auf Lippen angewendet werden.

Bei den hier genannten Tönungsfarbstoffen handelt es sich um Grundfarben, die Sie nach den Rezepten ab *Seite 160* kombinieren müssen. Als Einzelfarbe kann man die meisten nicht verwenden, es sei denn, Sie wollen eine Punkfrisur haben.

Damit bei Bestellungen dieser Farbstoffe keine Verwechslungen mit den anderen Pigmenten vorkommen, haben wir den verschiedenen Grundtönen Phantasienamen gegeben. Sie bezeichnen nicht unbedingt den erzielten Haarton, weil der ja – wie gesagt – von der eigenen Haarfarbe mitbestimmt wird.

Einen Allergie- und Verträglichkeitstest können Sie mit den gelösten Farben – man erhält sie ja in 1%iger Lösung – direkt vornehmen (vgl. *Seite 37*).

H.T. Braun

Index-Nr.: 12251
Offizielle Farbbezeichnung:
C-ext Braun 6
Organischer Farbstoff: Azofarbe
Strukturformel:

Bei Tests wurden keinerlei Hautreizungen oder sonstige Nebenwirkungen festgestellt.

Der reine Farbstoff ist in die Giftklasse *„kaum giftig"* einzustufen.

Zu diesen Giftklassen ist grundsätzlich zu sagen: Nach der allgemein anerkannten Giftskala von Hodge & Sterner gibt es 6 Giftklassen bzw. Toxizitätsgrade (T):

T 6 = extrem giftig; bereits weniger als 65 mg dieses Stoffes können für einen Menschen tödlich sein.

T 5 = hochgiftig; weniger als 4 g können tödlich sein.

T 4 = mäßig giftig; weniger als 30 g können tödlich sein.

T 3 = wenig giftig; weniger als 250 g können tödlich sein.

T 2 = kaum giftig; weniger als 1000 g können tödlich sein.

T 1 = relativ harmlos; mehr als 1000 g können tödlich sein.

Weiter geht die Tabelle nicht. Die Klassifikation „relativ harmlos" kann deshalb schon als fast ungiftig bezeichnet werden. Zu dieser Klasse T 1 zählt die 1%ige Verdünnung von H.T. Braun. Man müßte schon mehr als 100 Liter dieser Verdünnung trinken, um akute Vergiftungserscheinungen zu bemerken.

H.T. Mahagoni

Index Nr.: 12250
Offizielle Farbbezeichnung:
C-ext Braun 5
Organischer Farbstoff: Azofarbe
Strukturformel:

Bei Tests wurden keine Hautreizungen oder sonstige Nebenwirkungen festgestellt.

Der reine ungelöste Farbstoff ist der Giftklasse T 3 (wenig giftig) zuzuordnen, die 1%ige Lösung der Klasse T 1 (relativ harmlos).

Trotzdem auch hier wieder die Warnung: Solche Chemikalien ebenso wie Seifen und Haushaltsreinigungsmittel nie in den Griffbereich von kleinen Kindern stellen.

H.T. Rouge

Index-Nr.: 12245
Offizielle Farbbezeichnung:
C-ext Rot 64
Organischer Farbstoff: Azofarbe
Strukturformel:

Bei Tests wurden keine Hautreizungen oder sonstige Nebenwirkungen beobachtet.

Der reine Farbstoff gehört in die Giftklasse T 1 (relativ harmlos). Die 1%ige Lösung ist praktisch ungiftig.

H.T. Blau

Index-Nr.: 56059
Offizielle Farbbezeichnung:
C-ext Blau 17
Organischer Farbstoff: Naphthochinon
Strukturformel:

Dies ist nach unserer Auffassung der problematischste Farbstoff, obwohl er – wie das Henna – relativ naturnah ist. Die Haut kann davon doch leicht gereizt werden; außerdem wurden an einem Bakterienstamm bei entsprechenden Untersuchungen Erbgutveränderungen beobachtet, allerdings nicht bei höheren Lebewesen.

Der reine Farbstoff gehört in die Giftklasse T 3 (schwach giftig). Die 1%ige Lösung gehört in die Klasse T 1 (relativ harmlos).

H.T. Zitronengelb

Index-Nr.: 12719
Offizielle Farbbezeichnung:
C-ext Gelb 25
Organischer Farbstoff: Azofarbe
Strukturformel:

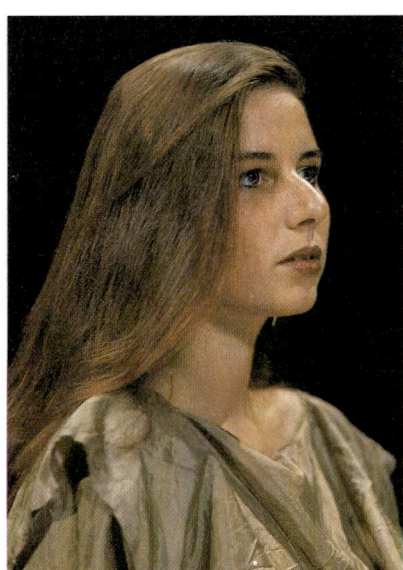

Abb. 116: Mit H. T. Rouge getöntes Haar.

Der reine Farbstoff gehört in die Gift-klasse T 3 (schwach giftig). Die 1%ige Lösung gehört in die Klasse T 1 (relativ harmlos).

Obwohl wir diese Farbkonzentrate in 1%iger Lösung anbieten, sind sie äu-ßerst farbintensiv. Gehen Sie deshalb vorsichtig damit um und halten Sie sich streng an unsere Rezepte.

Haarfestiger-Substanzen

Eine Festigung der Haare erreicht man, indem man einen mikroskopisch dün-nen Film auf die Haare bringt. Grund-sätzlich kann man dafür natürliche Sub-stanzen verwenden wie Algenextrakt,

Schellacklösung, Kolophonium – beide aus Harzen gewonnen – und sogar Gummi arabicum. Wir haben damit ex-perimentiert, aber keine befriedigenden Ergebnisse erzielt. Die Haare wurden entweder zu störrisch oder zu klebrig und im Falle von Gummi arabicum zu feuchtigkeitsempfindlich.

Und so entschlossen wir uns schließlich für ein Produkt ohne diese Nachteile, das unter gesundheitlichen Gesichts-punkten völlig unbedenklich ist.

Es handelt sich um eine Art Kunstharz, ein *Polymer,* wie es auch der Gelbildner PN 73 darstellt. Es besteht aus zwei Grundstoffen, die sich zu langen Mole-külketten – zu Polymeren – miteinander verbunden haben. Die beiden Grund-substanzen sind *PVP (Polyvinylpyrroli-don,* ein Stoff, der zum Beispiel auch als Blutplasmaersatz verwendet wird) und *PVA (Polyvinylacetat),* ein Salz der Es-sigsäure. Beide Substanzen reizen die Haut auf keinen Fall, und sie wirken auch nicht allergen.

Wir verwenden diese Filmbildner in zwei Arten von Haarfestigern:

- Bei der einen Version handelt es sich um normale Haarfestiger sowie um Fön-Festiger und Haargele. Wir nen-nen sie *Festigersubstanz 64* oder abgekürzt **HF 64.** Sie besteht aus 60% PVP und 40% PVA, und sie ist ein weißes Pulver. 1 Meßlöffel ent-spricht 0,5 g.
- In der anderen Ausführung benut-zen wir den Filmbildner in unseren Haarsprays, und wir nennen ihn dann *Haarfestigersubstanz 37* oder abgekürzt **HF 37.** Er besteht aus 30% PVP und 70% PVA. HF 37 ist eine zähe Flüssigkeit; 1 Meßlöffel entspricht 2,5 ml.

PVA ist etwas wetterbeständiger als PVP, dafür ist PVP geschmeidiger. Diese beiden Eigenschaften werden in den unterschiedlichen Produkten je nach Anwendungsart jeweils optimal aufein-ander abgestimmt. Lassen Sie sich von unserer Auswahl überzeugen.

Quat für die Haare

Schon in unserem Buch „Cremes und sanfte Seifen" haben wir in Shampoos Substanzen verwendet, die die Haare sozusagen elektrisch entladen. Für un-sere Haarkuren, Haarspülungen und für Fön-Festiger brauchen wir sie eben-falls; denn damit man mit Festiger-, Farb- und Wirksubstanzen an die Haar-oberfläche überhaupt herankommt, muß man diese elektrische Ladung zu-nächst abbauen oder sogar nutzen.

Schon im Hobbythek-Buch „Cremes und sanfte Seifen" haben wir beschrie-ben, daß die Haare ein elektrisches Feld um sich herum aufbauen, das in der Re-gel negativ geladen ist. Das Quat ist als kationische Substanz genau umgekehrt gepolt, und daher werden seine Mole-küle gleichsam magisch angezogen. Das Haar zieht dadurch viel besser auf und wird zugleich entladen. Es steht dann auch nicht mehr zu Berge und läßt sich besser formen.

Quat ist ein Stoff, der ein sogenanntes kationisches Tensid darstellt (vgl. „Cre-mes und sanfte Seifen", Seite 122). Den seltsamen Namen hat es erhalten, weil an der Verknüpfungsstelle von Fett-säuren und Eiweißbausteinen ein 4wer-tiges Stickstoffatom steht (Quat = quar-ternär = 4wertig).

Dies ist aber zugleich ein Problem. Wie wir heute wissen, können in der Quatsubstanz auch freie Amine enthalten sein, die unter Umständen in Nitrosamine umgesetzt werden können, die krebserregend sind. Wir haben deshalb sehr sorgfältig unter den zur Verfügung stehenden Substanzen ausgewählt. Die Gefahr der Bildung von Nitrosaminen besteht bei der ersten Substanz nicht, die wir schon bei unseren Shampoos verwendet haben. Sie heißt *Croquat* und sie besteht aus verschiedenen Fettsäuren (fettliebendem Lauryl, Palmitin und Stearin), die über ein 4wertiges Stickstoffatom mit Kollagenstückchen verbunden sind. Das sind lange Fäden von Eiweißmolekülen, die wasserliebend sind. Sie sind derart stabil, daß sie nicht in Einzelamine zerfallen können.

Auch bei *Festigerquat 550,* das wir im Fön-Festiger verwenden, bestehen keine Bedenken, weil hier nicht Amine als Eiweißbausteine, sondern unter anderem VPV und eine verwandte Vinylstickstoff-Verbindung (QVI) die Wirksubstanzen stellen. Dieser Stoff enthält also ebenfalls keine freien Amine.

Etwas problematischer ist dies bei dem Quat, das wir für unsere Haarkuren und Haarspülungen ausgewählt haben. Für diese braucht man eine Kombination von Emulgator und Quat. Hier sind wir wieder nach dem Prinzip des kleineren Übels vorgegangen. Wir haben uns für die Substanz entschieden, bei der unter allen Konkurrenzprodukten im Endeffekt – d.h. in der fertigen Haarkur oder Haarspülung – der geringste Anteil freier Amine enthalten ist. Dies sind dann maximal nur noch 0,02%.

Bei derart geringen Konzentrationen dürften keine Gefahren bestehen. Man

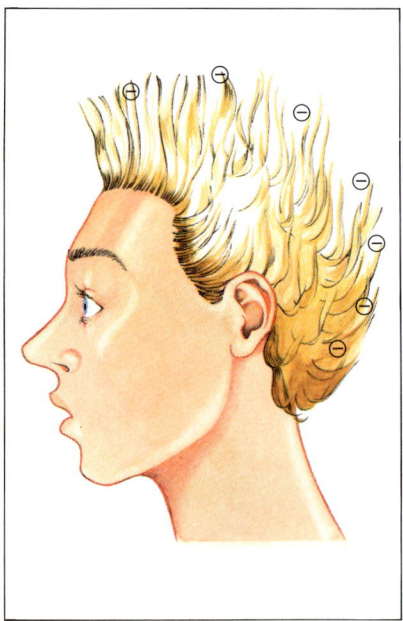

Abb. 117: „Fliegende" Haare entstehen durch negative Aufladung (gleichnamige Ladungen stoßen sich bekanntlich ab).

darf ja nicht vergessen, daß vor allem bei Haarkuren und -spülungen das Mittel jeweils wieder ausgewaschen wird und es deshalb nur für kurze Zeit auf der Kopfhaut bleibt.

Wir nennen dieses Mittel *Kurquat KDM.* Es hat hervorragende Eigenschaften. Wer jedoch seine Anwendung trotz allem für riskant hält, für den haben wir als Alternative Haarkuren entwickelt, in denen *Croquat* und der Emulgator *Tegumuls* enthalten sind. Diese beiden Stoffe sind zwar nicht ganz so ideal wie Kurquat; aber die Ergebnisse sind immer noch gut. Vielleicht probieren Sie

beide Substanzen einmal im Vergleich aus, um die Unterschiede festzustellen. Eine einmalige Anwendung von Kurquat kann auch für den Vorsichtigsten auf keinen Fall schädlich sein. Wenn überhaupt, dann können Risiken erst bei häufiger Anwendung über Jahre hinaus entstehen. Dies ist im übrigen auch der Grund für den Expertenstreit zwischen Wissenschaftlern, die solche Probleme zu beurteilen haben und mangels verläßlicher Daten auf Spekulationen angewiesen sind.

Alkohol für kosmetische Zwecke

Neben Wasser ist Alkohol das wichtigste Lösungsmittel für kosmetische Präparate in flüssiger Form. Es gibt viele unterschiedliche Alkoholarten, darunter sogar feste, wie zum Beispiel der *Cetylalkohol.* Für unsere Haarpräparate benötigen wir aber vor allem flüssigen Alkohol. *Methylalkohol* – auch Methanol genannt – kommt für kosmetische Zwecke nicht in Frage, weil er äußerst giftig ist. Wenn man ihn trinkt, kann man erblinden oder sogar daran sterben.

Für unsere Kosmetika kommen folgende Alkoholarten in Frage:

Ethylalkohol, auch Ethanol oder Weingeist genannt. Das ist unser Trinkalkohol; allerdings in einer Konzentration von 90 bis 96%. Für unsere Rezepte verwenden wir den 96%igen.

Auch dieser Alkohol ist im strengen Sinne nicht ungiftig – bei allzu reichlichem Genuß führt er zur Alkoholvergiftung. Auf der Haut wirkt er jedoch selbst in konzentrierter Form nicht schädlich. Trotzdem gibt es ein Problem mehr ma-

138

terieller Art. Weingeist bzw. Ethanol wird sehr hoch besteuert und ist deshalb teuer. Als brennbare Flüssigkeit wird er durch einen giftigen Zusatz ungenießbar gemacht; man spricht dann von *vergälltem Alkohol,* und man bekommt ihn im Handel unter dem Namen Brennspiritus. Wegen seiner giftigen Vergällung ist er für kosmetische Zwecke ungeeignet.

Für die Anwendung in Kosmetika gibt es nun einen vergällten Alkohol, der zwar nicht trinkbar ist, auf der Haut aber keinen Schaden anrichtet. Man erreicht dies durch Zusatz von 1% *Phthalsäurediethylester.* Dieser Stoff wird auch in Parfüms zur Duftbindung benutzt. Er reizt die Haut nicht, wirkt nur in sehr seltenen Fällen allergen und ist geruchsneutral. Aber er schmeckt derart scheußlich, daß niemand auf die Idee käme, diesen vergällten Alkohol in Likör zu verwandeln. Trotzdem hat es das Zollamt abgelehnt zu erlauben, daß dieser kosmetische Alkohol an Privatpersonen verkauft werden darf. Die Lieferung an die kosmetische Industrie ist hingegen erlaubt. Deshalb können wir Ihnen auch nur Fertig- oder Halbfertigprodukte anbieten. Wir haben uns entschlossen, ein kosmetisches Fertigprodukt herstellen zu lassen. Es ist eine Art Haarwasser mit leichter Parfümierung und dem Wirkstoff D-Panthenol (0,5%), der in keinem unserer Rezepte stört. Sie können es in unseren Rezepten weiterverarbeiten, aber auch verwenden wie es ist.

Wir nennen dieses Produkt *„kosmetisches Haarwasser D 95%".* Dieses Produkt ist wesentlich preiswerter als 96%iger Weingeist, den Sie natürlich auch verwenden können. Man bekommt ihn in jeder Apotheke.

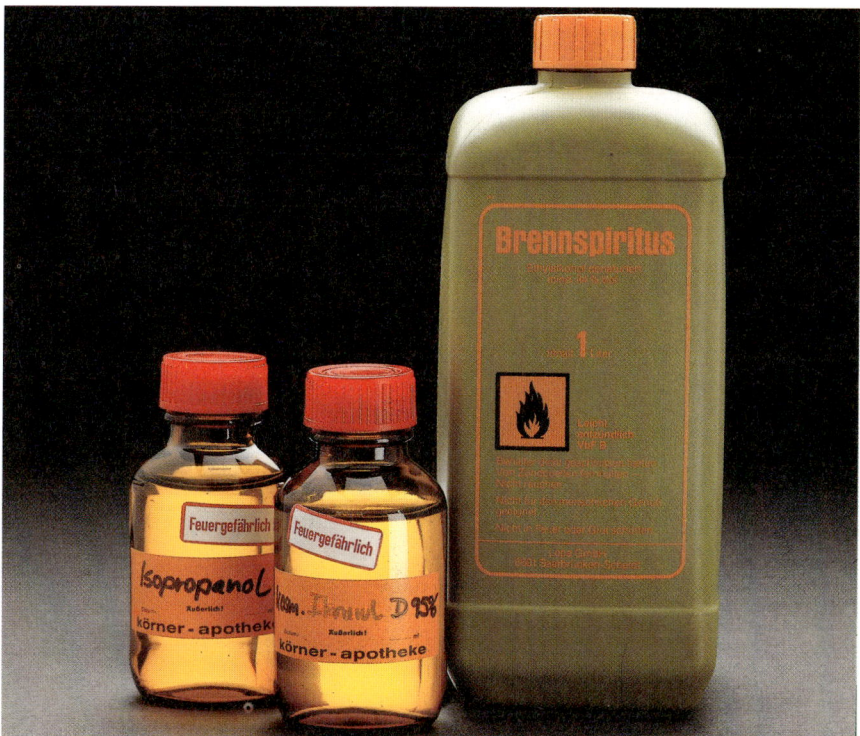

Abb. 118: Für unsere Kosmetika verwenden wir *Kosmetisches Haarwasser D 95%* oder *Isopropylalkohol,* nicht aber den vergällten Brennspiritus.

Ein anderer, für kosmetische Zwecke geeigneter Alkohol heißt *Isopropylalkohol.* Er ist im Prinzip ebensogut wie Ethanol geeignet und auch ebenso hautfreundlich, wirkt aber stärker desinfizierend. Man nennt ihn kurz Isopropanol, und er kostet noch weniger als unser *kosmetisches Haarwasser D 95%.* Leider hat er einen etwas stärkeren Eigengeruch, der manchen stört. Übrigens ist er auch in vielen Haarmitteln und Haarwassern der Industrie enthalten.

Auch Isopropanol ist ungenießbar; gegen die Verwendung in Kosmetika gibt es aber keine Bedenken. Er kann sogar in Mundwässern verwendet werden.

Lösungsvermittler LV 41

Wenn ätherische Öle oder Parfümöle in verdünntem Alkohol gemischt werden sollen, dann können sie die Lösung milchig trüben. Der Grund dafür ist, daß viele dieser Stoffe zwar in Alkohol löslich sind, nicht aber in Wasser. Wenn der

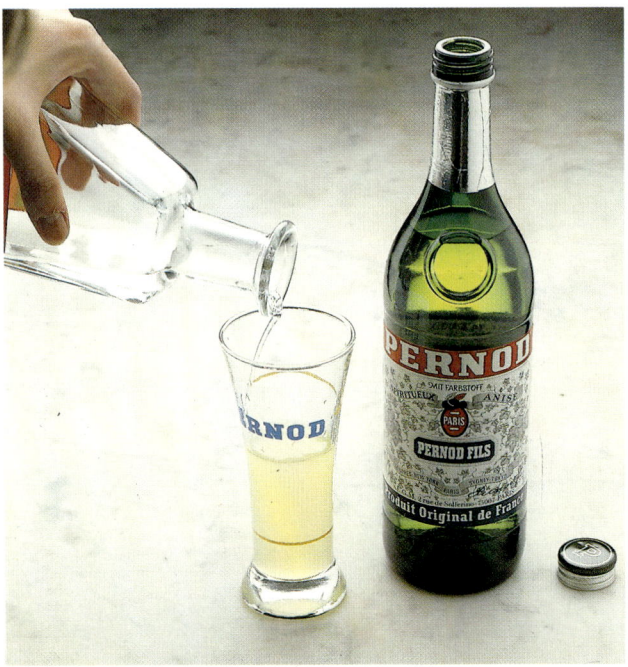

Abb. 119: Pernod wird bei Zugabe von Wasser trüb. Damit das bei Parfümölen in Kosmetika nicht passiert, verwenden wir Lösungsvermittler.

Wirkstoffe

Im ersten Teil dieses Buches haben wir bereits Wirkstoffe für Kosmetika beschrieben. Die im folgenden genannten Substanzen setzen wir vor allem in unseren Haarwässern, Haar-festigern und -kuren ein.

Die Anti-Schuppen-Substanz Pirocton-Olamin

Wir haben diese Substanz schon ausführlich in „Cremes und sanfte Seifen" beschrieben. Es handelt sich nach dem Urteil vieler Fachleute um eine der sanftesten und zugleich wirksamsten Anti-Schuppen-Substanzen. Auch die Stiftung Warentest hat das in einem Test bestätigt. Der Stoff ist in den meisten teuren Fertigprodukten der Industrie enthalten. Entsprechend erhielten sie das Testurteil „gut".

Vitamin-E-Nicotinat

Dies ist eine Verbindung von Vitamin E und Nikotinsäure, die sich in der Wirkung ergänzen und verstärken. Das Mittel wirkt durchblutungsfördernd, vor allem bei chronischen Durchblutungsstörungen der Haut. Ob es zugleich auch den Haarwuchs günstig anregt, ist nicht bewiesen. Nicotinate werden jedoch in vielen Haarwuchsmitteln der Industrie eingesetzt; oft auch zur allgemeinen Hautpflege mit Hilfe von Emulsionen.

In reiner Form ist es eine zähe, wachsähnliche Substanz, die sich schwer dosieren läßt. Deshalb haben wir dafür gesorgt, daß sie in verdünnter Form ange-

Wasseranteil zu hoch wird, fallen die ätherischen Öle in Form von fein verteilten Tröpfchen aus – daher die Eintrübung. Denselben Vorgang können Sie sehr gut am *Pernot* oder am griechischen *Ouzo* beobachten. Beides sind Anisschnäpse mit dem ätherischen Anisöl. Im 40%igen Alkohol bleibt die Flüssigkeit klar, sobald aber Wasser dazugegossen wird, trübt sich das Getränk.

Diese Trübung läßt sich verhindern, wenn man das ätherische Öl vorher mit einem Lösungsvermittler vermischt und dann in das Produkt einrührt. Das kann ein Haarwasser, ein Gel oder ein Parfüm sein. In der Regel nimmt man ein Teil des Lösungsvermittlers und ein Teil Parfüm. Bei ätherischen Ölen sind es 3 Teile LV 41 und 1 Teil Öl.

Obwohl nur kleine Mengen gebraucht werden, haben wir bei der Suche nach einem Lösungsvermittler auf Unschädlichkeit geachtet. Das gefundene Mittel wird aus Rizinusöl gewonnen und ist einem Emulgator ähnlich. Auf der Haut hinterläßt es selbst in hoher Konzentration keinerlei Reizung, und es ist auch nur in seltenen Fällen allergen. (Wer anfällig ist, kann den Allergietest mit 10 Tropfen auf 5 ml destilliertes Wasser machen; vgl. *Seite 36.*) Wir haben dieser Substanz den Namen *Lösungsvermittler LV 41* gegeben.

140

boten wird. Und zwar gehört in ein Teil 96%igen Alkohol ein Teil Vitamin-E-Nicotinat. Wir bezeichnen die Mischung als *Vitamin-E-Nicotinat 50%*.

Birkenextrakt und -zellsaft

Als Wirksubstanz der Birke werden sowohl der *Baumsaft* verwendet, der im Frühjahr abgezapft wird, als auch der *Sud* oder ein *Extrakt aus Birkenblättern*. Vielleicht haben Sie im Wald schon einmal eine gefällte Birke gesehen. Im Frühjahr tritt aus dem Stumpf des Baumes in großen Mengen eine Flüssigkeit aus: der begehrte Birkensaft, der leicht süßlich schmeckt. Wenn Sie im Garten eine Birke haben, dann können Sie im Frühling diesen Saft sogar selbst ernten. Sofern Sie es fachmännisch machen, leidet der Baum nicht darunter. Und so wird es gemacht:
Bohren Sie an der Südseite in etwa 70 bis 100 cm Höhe ein Loch von 10 bis 12 mm Durchmesser. Es sollte etwa 10 cm tief in den Stamm hineinreichen, was schon einen halbwegs ausgewachsenen Baum voraussetzt. In dieses Loch wird ein Plastikschlauch stramm hineingedreht. Darunter wird ein Behälter gestellt.
Der Baum saftet in den frühen Morgenstunden am stärksten. Wenn Sie ihn am Abend anbohren, dann ist der Behälter am nächsten Nachmittag bereits gut gefüllt. Länger als 2 Tage sollten Sie den Baum allerdings nicht anzapfen. Er hat dann etwa 1 bis 2 Liter Saft gespendet. Ziehen Sie danach den Schlauch wieder aus dem Stamm heraus und verschließen Sie das Loch mit einem Holzpflock, den Sie zusätzlich mit Baumkitt verschließen.

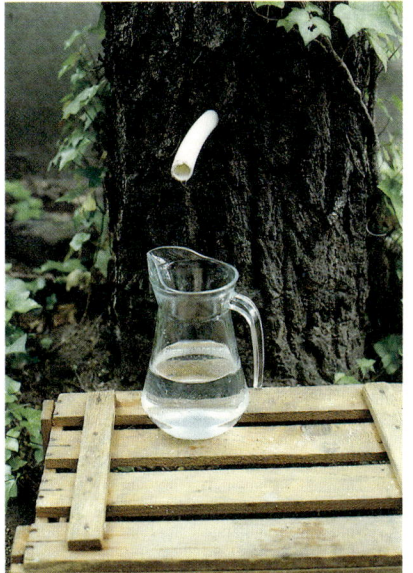

Abb. 120: So wird Birkensaft gewonnen.

Leider hält sich dieser Saft unkonserviert nicht lange. Sie können ihn aber in einer Plastikflasche (bitte keine Glasflasche verwenden) in der Tiefkühltruhe einfrieren. Wenn Sie chemisch konservieren wollen, nehmen Sie pro 100 ml Birkensaft 6 Tropfen K 400 oder 30 Tropfen Aqua conservans-Konzentrat.
Birkensaft, Birkenextrakte sowie Auszüge können Sie auch im Versandhandel oder in Läden beziehen, die Hobbythek-Zutaten bereithalten.
Der Ehrlichkeit halber wollen wir sagen, daß die Wirkung von Birkensaft umstritten ist. Kosmetiker trauen ihm zu, den Haarwuchs anzuregen, für Pharmazeuten ist er kaum mehr als Zuckersaft. Im Birkenextrakt und vor allem im Destillat oder im Auszug aus jungen Blättern sind mehr ätherische Öle, Saponine, Gerbstoffe und Birkenkampferöl enthalten. Diese Stoffe sollen intensiver wirken; außerdem duften Blätterauszüge sehr frisch.

Brennesselextrakt

Der Saft der Brennessel hat als Frischpflanzenextrakt oder als Extrakt durchblutungsfördernde Wirkung. Deshalb soll er haarwuchsfördernd sein, was wir mit allem Vorbehalt hier weitergeben.

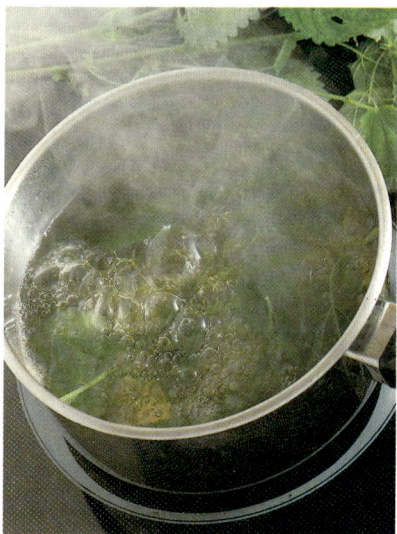

Abb. 121: Brennesselsud fördert die Durchblutung.

Klettenwurzelextrakt

Diesem Pflanzensaft wird in der Volksmedizin ebenfalls haarwuchsfördernde Wirkung zugeschrieben. Er gilt aber auch als Antischuppenmittel.

Malvenextrakt

Er soll bei empfindlicher Haut und zu Entzündungen neigender trockener Haut wirken.

Schachtelhalmextrakt

Der Schachtelhalm wird auch Zinnkraut genannt, weil man damit Zinngeschirr säubern kann. Der Auszug aus den im Sommer gesammelten grünen Sprossen enthält einen hohen Anteil an Kieselsäure und ein Sapomin, das hämolytisch wirkt. Es soll das Hautgewebe festigen, die Schweißbildung mindern. Außerdem wirkt es leicht blutstillend. Er wird für fettes Haar empfohlen.
Natürlich gibt es noch eine große Anzahl anderer Drogen, für deren Beschreibung uns hier aber der Platz fehlt.

Abfüllgefäße

Bei Haarkosmetika, bei denen es auf eine ebenso gute wie feine Verteilung ankommt, spielen die Spraydosen alten Stils immer noch eine große Rolle. Dabei sollte sich auch in der Industrie längst herumgesprochen haben, daß die darin meist noch enthaltenen Fluor-Chlor-Kohlenwasserstoffe, die als Treib-

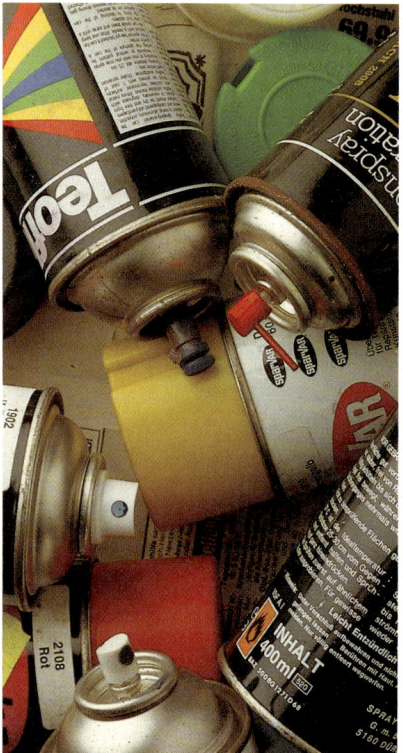

Abb. 122: Das Treibgas in den herkömmlichen Spraydosen schädigt unsere Umwelt.

gas dienen, unsere Atmosphäre längst zu demontieren beginnen. Vor allem die lebensbeschützende Ozonschicht wird durchlöchert, die uns vor UV-C- und UV-B-Strahlen schützt. Wir halten es für einen Skandal, daß die Gesetzgeber vor allem in Europa es immer noch nicht geschafft haben, diesen Raubbau an der Natur zu verbieten. Da ist man in den USA schon viel weiter, wo diese Stoffe verboten sind. Viel zu spät reagiert jetzt die Industrie mit einer Art Selbstbe-

schränkung; leider zunächst nur in Deutschland.
Dabei dienen die Spraydosen alten Stils ausschließlich der Bequemlichkeit. Wir möchten beweisen, daß es auch anders geht. Es stehen uns nämlich inzwischen zwei Arten von Spraydosen zur Verfügung, die den herkömmlichen schädlichen Systemen fast ebenbürtig sind.

Spraydose einfach

Auf *Abbildung 123* sehen Sie eine nachfüllbare Spraydose, die mit einpaar Pumpbewegungen leicht unter Druck gesetzt werden kann. Intelligenterweise ist der Deckel zugleich der Pumpstößel. Ein Rückstoßventil verhindert, daß die in die Dose gepumpte Luft

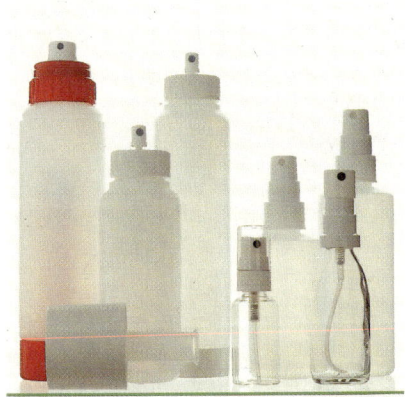

Abb. 123: Umweltfreundliche Spraydosen: *Links* die *Luxus-Spraydose*, in der *Mitte* die *Spraydose einfach, rechts* ein paar Zerstäuber. Bei der einfachen Dose wird der danebenliegende Deckel oben in die Dose gesteckt. Er dient als Pumpe.

wieder entweichen kann. Sie brauchen keine Angst zu haben, die Dose durch allzu häufiges Pumpen zum Platzen zu bringen. Ein Überdruckventil sorgt für Sicherheit.

Wenn der Druck mit etwa 15 bis 25 Pumpbewegungen wie bei einem Reifen aufgebaut ist, kann man wie bei jeder gewöhnlichen Spraydose den Inhalt durch Drücken auf das Sprühventil versprühen. Das Angenehme ist, daß sich damit nicht nur Haarfestiger fein verteilen läßt; es kann auch Wäsche mit destil-liertem Wasser eingesprengt, ganz junge Pflänzchen befeuchtet und trockene Raumluft bekämpft werden.

Die Verteilung der feinen Tröpfchen ist bei dieser einfachen Dose leider nicht ganz optimal. Aber sie ist durchaus brauchbar, und vor allem kostet sie kaum 2 Mark. Für stark festigendes Haarspray ist sie allerdings nicht zu empfehlen.

Luxus-Spraydose

Sie ist wesentlich teurer als die einfache Ausführung; dafür ist aber der Sprühnebel auch feiner und gleichmäßiger. Da man die Dose immer wieder nachfüllen kann, sind 8 bis 9 Mark vielleicht keine allzu hohe Investition.

Diese Dose ist stabiler, und außerdem befindet sich der Pumpmechanismus am Boden. Er ist so leistungsfähig, daß ein Druck bis zu 8 atü (Bar Überdruck) aufgebaut werden kann.

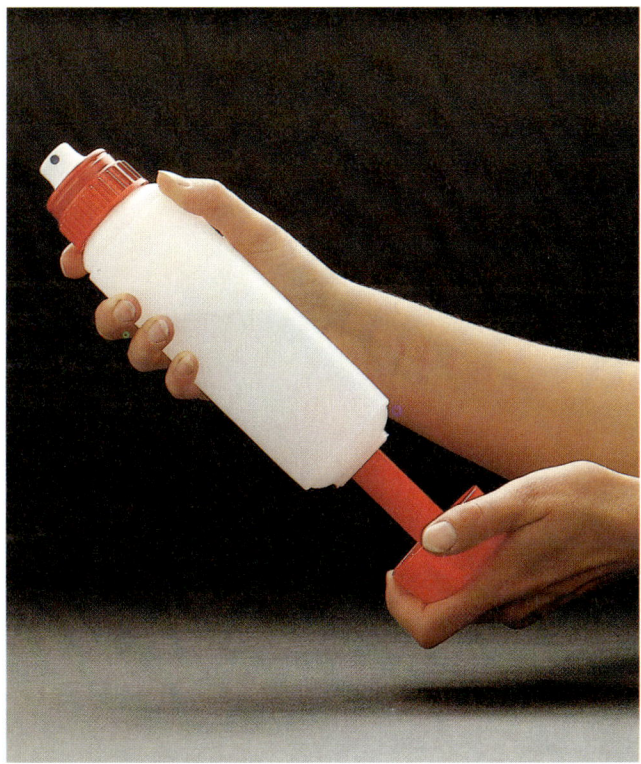

Abb. 124: So wird die Spraydose unter Druck gesetzt. Unten befindet sich ein rundes Ventil, das das Pumpen erleichtert.

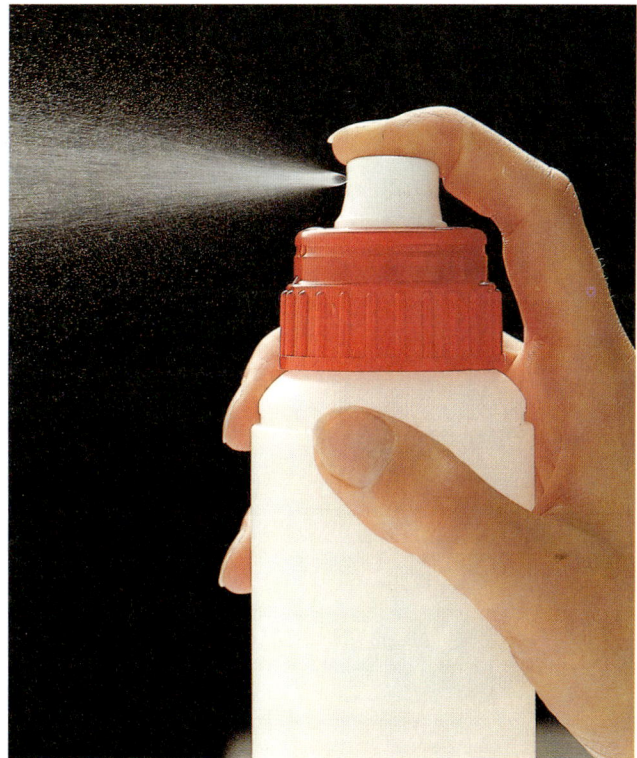

Abb. 125: Mit 8 bar Druck, der lange hält, sprüht die Luxusspraydose wie eine herkömmliche Spraydose.

Zerstäuber

Hier handelt es sich im Prinzip um den guten alten Parfümzerstäuber, den es schon vor Jahrzehnten gab. Wenn man auf den Pumpenstößel drückt, dann versprüht der Zerstäuber einen mehr oder weniger gut zerteilten Strahl. Es gibt ihn in zwei Größen. Sie eignen sich zwar ebenfalls für Haarspray und Haarfestiger; allerdings ist die Handhabung nicht vergleichbar mit unseren aufpumpbaren Spraydosen.

wieder beseitigen. Sanfte Shampoos nennen wir Ihnen in dem genannten Buch.

Aber auch sonst sollten Sie Ihren Kopfputz sehr sorgfältig behandeln. An der mikroskopischen Aufnahme des Haares können Sie erkennen, wie empfindlich dieses dünne Gebilde aufgebaut ist. Besonders gefährlich sind *Bürsten* und *Kämme* mit scharfen Ecken und Kanten. Prüfen Sie einmal nach, ob Sie Ihre Haare nicht vielleicht auch mit solchen Folterwerkzeugen „pflegen".

Auch auf die speziellen Probleme der einzelnen Haartypen wie fettes oder trockenes Haar, Kopfschuppen, feines dünnes Haar, dauergewelltes, blondiertes und strukturgeschädigtes Haar sind wir in „Cremes und sanfte Seifen" schon ausführlich eingegangen. Wir versuchen hier, für jeden Haartyp ein passendes Rezept für alle Gelegenheiten anzubieten. Diese Rezepte können Sie natürlich wieder nach Herzenslust variieren. Denn gerade die Haare sind bei den Menschen derart unterschied-

So pflegen Sie Ihre Haare richtig

Zur Pflege der Haare gehört vor allem eine schonende Haarwäsche. Dazu haben wir im Hobbythek-Buch „Cremes und sanfte Seifen" schon alles wesentliche gesagt. Auch Rezepte finden Sie dort. Deshalb können wir uns hier auf ganz kurze Hinweise beschränken.

Fehler bei der *Haarwäsche,* die zum Beispiel durch Verwendung aggressiver Shampoos entstehen, lassen sich durch keine noch so wirksame Haarkur

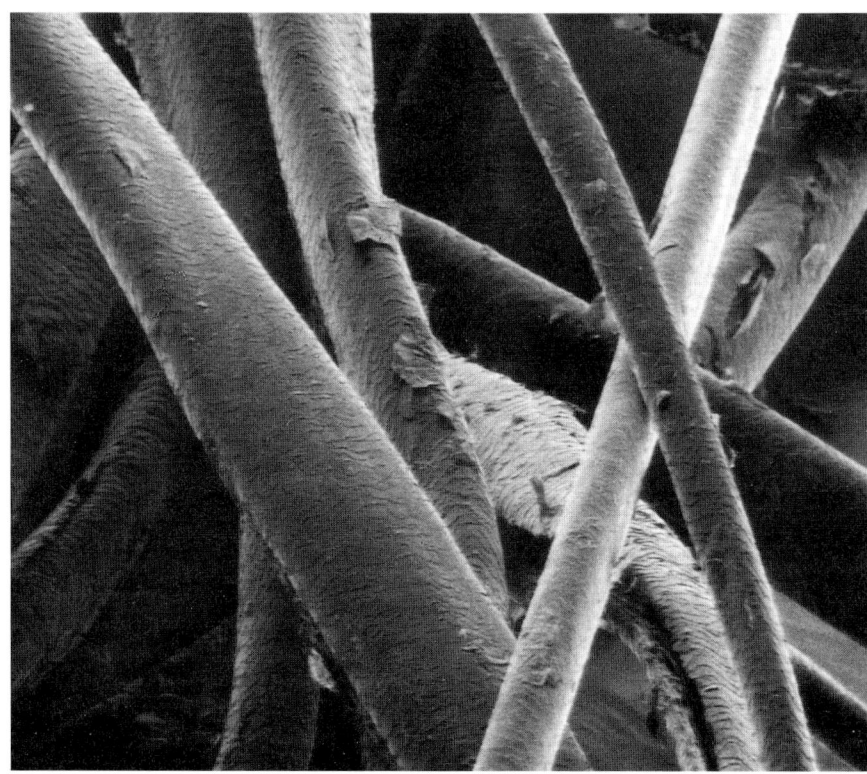

Abb. 126: Haare unter dem Mikroskop. Deutlich ist die empfindliche geschuppte Haarrinde zu erkennen.

lich, daß Sie dafür eine wirklich individuelle Pflege brauchen.

Den Erfolg einer Haarkur spüren natürlich diejenigen besonders intensiv, die trockene und geschädigte Haare haben.

Cremespülungen und Haarkuren

Nach dem Waschen lassen sich die nassen Haare nur sehr schwer kämmen. Meist haben sie vom Shampoo auch eine negative Ladung. Da wirkt eine Kur oder Spülung wahre Wunder. Sobald sie aufs Haar aufgetragen wird, legen sich positiv geladene Teilchen als feiner Film an das Haar und klammern sich daran geradezu fest (vgl. *Seite 117*). Dieser Film hält mindestens bis zur nächsten Haarwäsche. Auf rauhem und geschädigtem Haar haften die Teilchen besonders gut.

Ist der Film auf dem Haar zu dick, so wirkt es beschwert; ja, es macht einen geradezu schlappen Eindruck. Da kann das Haar sogar leicht fettig wirken, obwohl es frisch gewaschen ist. Machen Sie sich keine Sorgen: dieser Film läßt sich leicht wieder auswaschen. Sie haben dann nur die falsche Kur für Ihr Haar gewählt. Probieren Sie am besten selbst aus, welche Kur für Sie die Richtige ist. Günstiger ist unter Umständen auch ein Wechsel zwischen den verschiedenen Rezepten.

Haarkuren sind nicht nach jeder Wäsche nötig; zwischendurch genügen auch leichte *Cremespülungen*. Wirkt das Haar jedoch wieder trocken, dann sollten Sie auf jeden Fall eine neue Haarkur anwenden.

Als Einwirkzeit für Kuren genügen 5 bis 10 Minuten, die Sie aber auch auf 15 Minuten ausdehnen können. Cremespülungen bleiben hingegen nur 2 Minuten auf dem Haar. Bei besonders gehaltvollen Haarkuren reicht es schon, ein erbsengroßes Stück zwischen den Händen zu verreiben und im frottierten Haar zu verteilen. Diese geringe Menge bleibt im Haar und braucht nicht ausgewaschen zu werden. Wir empfehlen diese Methode vor allem für Haare, die nur in den Spitzen trocken sind.

Dringend notwendig sind Kuren nach chemischen Haarbehandlungen wie Bleichen, Färben und Dauerwellen. Diese Behandlungen finden normalerweise im alkalischen pH-Bereich statt. Dabei quillt das Haar, und die Schuppenschicht spreizt sich auf. Das ist sogar der Zweck der Übung; denn auf diese Weise gelangen beim Färben die Farbmoleküle ins Innere des Haares.

Um die Haare wieder einigermaßen ins Gleichgewicht zu bringen, ist nach solchen chemischen Behandlungen eine Haarkur mit saurem pH-Wert unerläßlich. Sie sorgt dafür, daß sich die Schuppenschicht wieder anlegt und glättet.

Wer durch Sonne gebleichtes oder strukturgeschädigtes Haar hat, kennt das Problem, daß Tönungen nicht gleichmäßig werden, weil die von Luft und Sonne besonders angegriffenen Deckhaare die Farbe viel stärker aufnehmen als die darunterliegenden Haare. Deshalb empfehlen wir vor der Tönung ebenfalls eine Haarkur; allerdings keine saure, sondern eine Kur mit dem neutralen pH-Wert von etwa 7. Der auf das Haar aufziehende Film gleicht die Strukturunterschiede aus, und er sorgt für eine gleichmäßigere Tönung. Auch der pH-Wert der Spülung nach der Tönung sollte nicht saurer sein als 5, weil sonst das getönte Haar seine Farbe schneller

wieder verliert. Man erreicht diese Veränderung des pH-Wertes sehr leicht durch mehr oder weniger Zitronensaft oder -konzentrat (mehr dazu in den Rezepten).

Wenn Sie fettiges Haar haben, brauchen Sie – wenn überhaupt – nur eine sehr leichte Cremespülung. Bei trockenen Haarspitzen können Sie von Zeit zu Zeit eine Kur nur in diese Spitzen einmassieren.

Kräuterspülung für fettiges Haar

1 Meßl.	(= 1 g) Kurquat KDM
1½ Meßl.	(= 2 g) Cetylalkohol
90 ml	dest. Wasser
4 Meßl.	(= 10 ml) Brennessel-extrakt
5 Tr.	ätherisches Thymianöl

Der pH-Wert dieses Rezeptes liegt bei 5. Thymian wirkt desodorierend, antiseptisch, bakterizid und durchblutungsfördernd. Es wird besonders bei fettem Haar und Schuppen empfohlen. Ähnlich wirkt auch der Brennesselextrakt. Außerdem kann man bei dieser Art von Haaren noch Schachtelhalmextrakt nehmen.

Anstelle des Thymianöls können Sie auch Rosmarin- oder Salbeiöl verwenden.

Und so stellen Sie die Kur her:
Bis auf den Brennesselextrakt und das ätherische Öl werden alle Zutaten gleichzeitig in einem großen, feuerfesten Becherglas auf 85°C erhitzt. Das

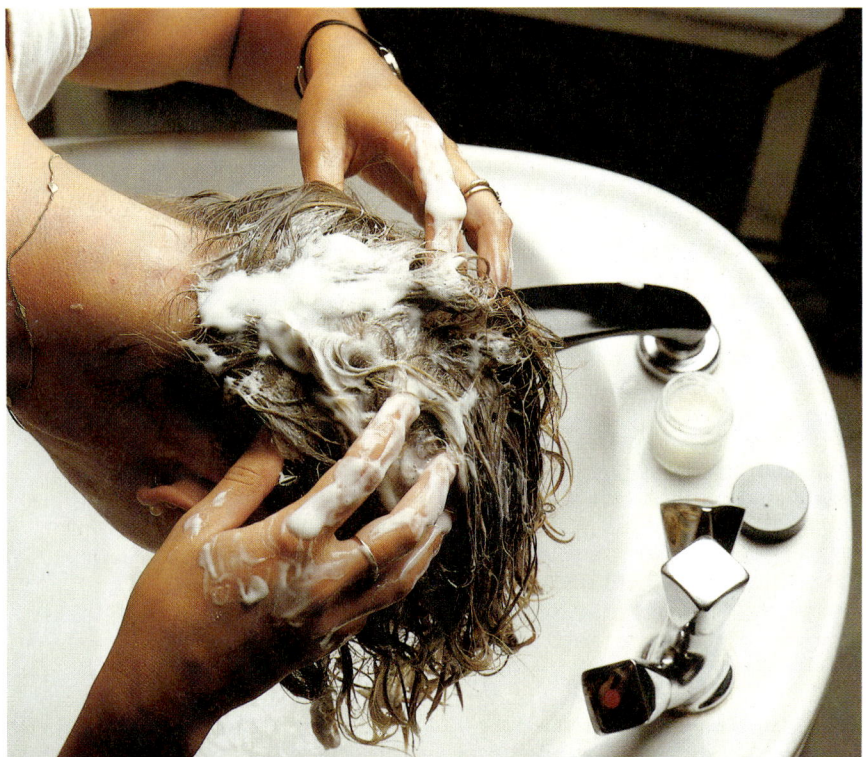

Abb. 127: Pflegen Sie Ihr Haar mit einer Cremespülung.

Becherglas muß so groß sein, daß ein Pürierstab oder elektrischer Rührstab hineinpaßt. Nach dem Erhitzen wird das Glas vom Herd genommen und mit kleinster Drehzahl des Rührstabes verrührt. Dabei werden zwar Luftblasen untergerührt, was aber bei einer Haarkur oder -spülung nicht stört. Zwischendurch mischen Sie den Brennesselextrakt darunter, und wenn die Spülung unter 30 °C abgekühlt ist, geben Sie das ätherische Öl hinzu.

Cremespülung für normales Haar

1 Meßl.	(= 1 g)	Kurquat KDM
1½ Meßl.	(= 2 g)	Cetylalkohol
1 Meßl.		Jojobaöl
85 ml		dest. Wasser
4 Meßl.	(= 10 ml)	Birkenextrakt
5 Tr.		ätherisches Öl

Der pH-Wert liegt bei 5. Die Herstellung geht wie im vorstehenden Rezept.

Haarkur für normales Haar

1 Meßl.	(= 1 g)	Kurquat KDM
2½ Meßl.	(= 3 g)	Cetylalkohol
2 Meßl.		Klettenwurzelextrakt
90 ml		dest. Wasser oder Kamillentee
5 Tr.		ätherisches Öl

Der pH-Wert liegt bei 5. Herstellung wie oben beschrieben.

Intensiv-Haarkur

1 Meßl.	(= 1 g)	Kurquat KDM
2½ Meßl.	(= 3 g)	Cetylalkohol
3 Meßl.		Jojobaöl
1 Meßl.		Croquat
90 ml		dest. Wasser
20 Tr.		D-Panthenol
5 Tr.		ätherisches Öl
3 Tr.		Zitronensaftkonzentrat

Der pH-Wert liegt bei 4 bis 5. Das D-Panthenol und das ätherische Öl kommen erst in der Abkühlphase in die Kur. Das Zitronensaftkonzentrat, das man in jedem Supermarkt in Plastikzitronen kaufen kann, mischen Sie ganz zum Schluß unter. Sie können auch natürlichen Zitronensaft verwenden, dann allerdings die doppelte Menge. Bei allen oben genannten Rezepten mit der Substanz Kurquat KDM können Sie durch Zugabe von 3 zusätzlichen Tropfen Zitronensaftkonzentrat den pH-Wert auf 4 senken.

Haarkuren mit dem Emulgator Tegomuls

Zu den Eigenschaften von Tegomuls können Sie noch einmal auf *Seite 56* nachlesen.

Anti-Schuppen-Kur

6 g	Tegomuls
2 Meßl.	Cetylalkohol
2 Meßl.	Jojobaöl
¼ Meßl.	Pirocton-Olamin
80 ml	dest. Wasser
1 Meßl.	Croquat
2 Meßl.	Schachtelhalmextrakt
5 Tr.	ätherisches Rosmarinöl
30 Tr.	Aqua conservans-Konzentrat
oder 4 Tr.	K 400

Der pH-Wert liegt bei 7.
Diese Kur enthält das sehr wirksame Antischuppenmittel *Pirocton-Olamin.* Wir haben oben schon beschrieben, daß es einen pH-Wert von 7 voraussetzt.
Tegomuls, Cetylalkohol, Jojobaöl und Pirocton-Olamin werden in einem feuerfesten Becherglas auf 70 °C erhitzt. Weil die gesamte Menge recht klein ist, stellen Sie das Glas am besten ins Wasserbad, damit es sich nicht überhitzt. In einem separaten Glas erwärmen Sie Wasser und Croquat direkt auf der Kochplatte ebenfalls auf 70 °C. Nehmen Sie dann Fettphase und Wasserphase vom Herd und gießen Sie die Wasserphase langsam unter ständigem Rühren in das Fett. Weiterrühren bis zum Abkühlen, evtl. im Wasserbad. Zwischendurch fügen Sie den Pflanzenextrakt bei, zum

Schluß bei etwa 30 °C das ätherische Öl und das Konservierungsmittel. Kurquat KDM wirkt selbst antibakteriell. Deshalb brauchen Sie bei diesen Rezepten keine Konservierung. Bei Verwendung von Tegomuls ist hingegen Konservierung nötig – es sei denn, Sie verbrauchen die Kur innerhalb einer Woche.

Haarkur für normales Haar

6 g	Tegomuls
2 Meßl.	Cetylalkohol
2 Meßl.	Weizenkeimöl
85 ml	dest. Wasser
1 Meßl.	Croquat
5 Tr.	ätherisches Öl
20 Tr.	D-Panthenol
30 Tr.	Aqua conservans-Konzentrat oder 4 Tr. K 400
4 Tr.	Zitronensaftkonzentrat

Die Kur hat einen pH-Wert von 5.
Bei der Herstellung gehen Sie wie oben beschrieben vor. D-Panthenol, ätherisches Öl, Konservierungsmittel und Zitronensaftkonzentrat kommen unter Rühren erst in die Kur, nachdem sie auf 30 °C abgekühlt ist.

Haarkur für trockenes Haar

6 g	Tegomuls
2 Meßl.	Cetylalkohol
2 Meßl.	Weizenkeimöl
2 Meßl.	Klettenwurzelöl
80 ml	dest. Wasser
2 Meßl.	Croquat
20 Tr.	D-Panthenol
5 Tr.	ätherisches Öl
4 Tr.	Zitronensaftkonzentrat

Das Rezept ergibt einen pH-Wert von 5. Wenn Sie Ihre Haare gründlich gespült haben, brauchen Sie für eine gut sitzende Frisur einen Haarfestiger.

Haarfestiger

Der Haarfestiger wird nach dem Waschen oder Spülen auf das handtuchtrockene, frottierte Haar gegeben. Am besten läßt er sich mit einer handgepumpten Spray-Dose oder einem Zerstäuber gleichmäßig auf das gesamte Haar verteilen.
Nach dem Auftragen des Festigers wird das Haar gekämmt und auf Lockenwickler gedreht. Durch den Alkoholgehalt des Festigers trocknet es relativ schnell. Ein Festiger gibt dem Haar mehr Halt, Elastizität und Sprungkraft. Eine Frisur ohne Festiger fällt wesentlich schneller in sich zusammen. Der Vorteil des selbstgemachten: Sie können nach Herzenslust variieren und experimentieren, bis Sie die beste Mischung für Ihr Haar herausgefunden haben.
Der Alkoholgehalt – wir verwenden *kosmetisches Haarwasser D 95%* – sollte bei mindestens 20% liegen. Wir haben schon gesagt, daß man auf Konservierungsmittel verzichten kann. Da Alkohol schneller verdunstet als Wasser, trocknet der Festiger um so rascher, je mehr Alkohol er enthält. Dabei muß man allerdings auch bedenken, daß Alkohol fettlösend wirkt, was sich auf der Kopfhaut bemerkbar macht. Er nimmt zwar beim Verdunsten kein Fett mit, er löst es aber an. Bei trockenem Haar ist das unangenehm; bei fettigem Haar hingegen weniger.

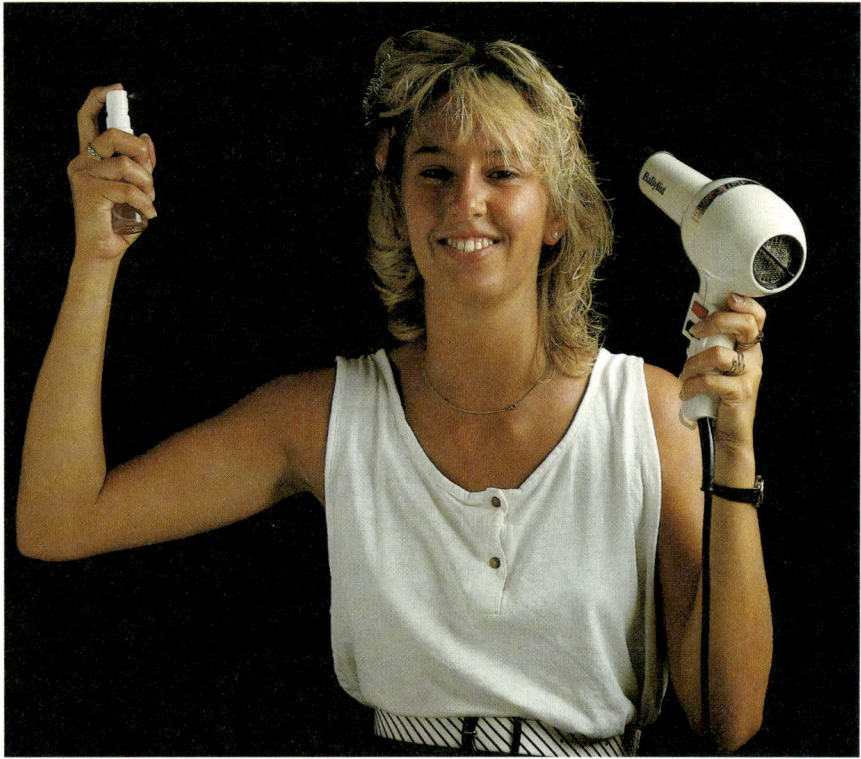

Abb. 128: Haarfestiger wird aufgesprüht.

Ein hoher Alkoholgehalt wirkt auf der Kopfhaut zugleich leicht desinfizierend. Mehr als 40% Alkohol sollten Sie für den Festiger jedoch nicht verwenden, sonst trocknet er zu schnell. Außerdem ist Alkohol ein Kostenfaktor. Ob Sie deshalb den preiswerteren *Isopropylalkohol* wählen oder das von uns empfohlene *kosmetische Haarwasser D,* hängt von der Empfindlichkeit Ihrer Nase ab. Die meisten werden den Geruch von Isopropylalkohol auch aus gekauften Festigern und Haarsprays kennen.

Als Duftkomponente kann man außer ätherischen Ölen oder Parfümöl auch *Eau de Cologne* oder *Eau de Toilette* verwenden, die bereits ebenfalls Alkohol enthalten. Das stört aber bei einem Haarfestiger nicht.

Hier unser Haarfestiger-Grundrezept:

3 bis 6 Meßl.	Festigerpulver HF 64
30 ml	kosmetisches Haarwasser D 95% oder Isopropylalkohol

70 ml	entmineralisiertes oder dest. Wasser
Parfüm	nach Ihren Wünschen

Je stärker die Festigerwirkung sein soll, um so mehr Festigerpulver HF 64 müssen Sie verwenden. Es löst sich in Wasser ebenso leicht wie in Alkohol. Sie können also zunächst weniger HF 64 hinzufügen, die Wirkung testen und bei zu schwachem Halt einfach ein wenig mehr Festigerpulver unterrühren. Umgekehrt können Sie einen zu hohen Anteil an HF 64 mit zusätzlichem Wasser und Alkohol wieder vermindern. Sie sehen, einfacher geht es wirklich nicht.

Zum Abmessen der Mengen brauchen Sie nicht einmal eine Waage. Ein Meßlöffel und ein Becherglas mit Meßskala oder ein Meßzylinder genügen durchaus.

Alle Zutaten werden kalt miteinander verrührt und zum Schluß in eine handgepumte Spray-Dose oder in einen Zerstäuber abgefüllt.

Wenn Sie mögen, können Sie zum Haarfestiger auch noch Kräuterextrakte geben. Die zugefügte Menge zieht man von der Wassermenge ab. Sie können auch einen Kräutersud wie zum Beispiel Kamillentee anstelle des Wassers verwenden. Vor dem Einrühren muß der Tee aber kalt sein, sonst verdunstet der Alkohol. Auch Birkensaft können Sie hinzunehmen.

Kräuter-Haarfestiger

3 bis 6 Meßl.	Festigerpulver HF 64
30 ml	kosmetisches Haarwasser D 95% oder Isopropylalkohol

65 ml	entmineralisiertes oder dest. Wasser
2 Meßl.	Schachtelhalmextrakt
Parfüm	nach Ihrer Wahl

Alle Substanzen zusammengießen und verrühren – fertig. Die Kräuterextrakte können Sie nach eigenen Wünschen austauschen.

Wer besonders trockene Haare hat, sollte nur 20 ml Alkohol und dafür 80 ml dest. Wasser nehmen. Der Festiger trocknet dann aber langsamer. Außerdem brauchen Sie bei Parfümierung LV 41.

Fön-Festiger

Sie sind heute sehr beliebt und vor allem für Fönfrisuren geeignet. Da sich auch Männer dafür interessieren, wird unser Festiger auch für sie geeignet sein.

Das Besondere an einem Fön-Festiger ist, daß er zugleich die Naßkämmbarkeit der Haare erleichtert und das „Fliegen" verhindert, wenn die Haare trocken sind. Im Prinzip handelt es sich um nichts anderes als um einen normalen Haarfestiger, in den zusätzlich ein sogenanntes Quat eingerührt ist (vgl. *Seite 138*).

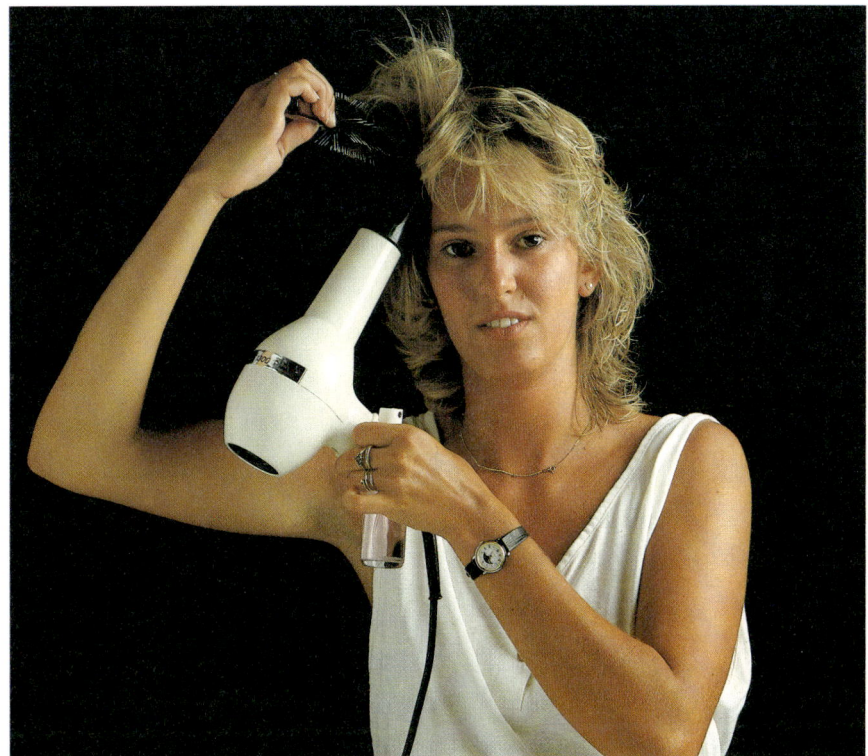

Abb. 129: Bei Verwendung von Fönfestigern immer von unten her fönen.

Fön-Festiger-Grundrezept

3 bis 6 Meßl.	Festigerpulver HF 64
30 ml	kosmetisches Haarwasser D 95% oder Isopropylalkohol
70 ml	entmineralisiertes oder dest. Wasser
0,5 bis 1 g	Festigerquat 550
Parfüm	nach Ihrer Wahl

Diesen Fön-Festiger können Sie wie jeden anderen Haarfestiger auf das Gesamthaar verteilen und es dann auf Lockenwickler drehen oder fönen. Sie können den Festiger aber zum Beispiel auch nur auf den Haaransatz sprühen und dann Strähne für Strähne fönen. Das Ergebnis ist unter Umständen eine recht voluminöse Frisur.

Im übrigen gelten für die Rezeptvarianten hier alle Tips, die wir beim Haarfestiger gegeben haben.

Fön-Festiger – starke Festigung

6 Meßl.	Festigerpulver HF 64
30 ml	kosmetisches Haarwasser D 95% oder Isopropylalkohol
65 ml	entmineralisiertes oder dest. Wasser
2 Meßl.	Brennesselextrakt
1 g	Festigerquat 550
Parfüm	nach Ihrer Wahl

Fön-Festiger –
leichte Festigung

3 bis 4 Meßl.	Festigerpulver HF 64
30 ml	kosmetisches Haarwasser D 95% oder Isopropylalkohol
70 ml	Birkensaft
0,5 g	Festigerquat 550
Parfüm	nach Ihrer Wahl

Auf der Basis dieser Rezepte können Sie auch Tönungsfestiger in allen Farben herstellen; mehr dazu ab *Seite 163.* Wenn Sie Spaß daran haben, können Sie in den Fön-Festiger sogar wasserlösliche *Speisefarbstoffe* einrühren. Das gibt knallig-bunte Farben, mit denen man Strähnen sprühen kann. Diese völlig unschädlichen Speisefarbstoffe lassen sich mit klarem Wasser wieder entfernen. Spätestens bei der nächsten Haarwäsche verschwinden sie. Wäre das nicht ein idealer Karnevalsgag?

Haargele

Haargele haben in den letzten Jahren einen wahren Siegeszug angetreten. Tatsächlich eröffnen sie für die Haarmode eine Menge neuer Möglichkeiten. Und so gibt es denn auch Naßlook-Gel, Styling-Gel, Sonnenschutz-Gel oder auch Farb-Gel. Es lassen sich damit in kürzester Zeit die verschiedensten Effekte erzielen.

Aufgetragen wird ein Gel, indem man ein kleine Menge davon zwischen den Fingerspitzen verreibt und es in die Haarspitzen verteilt. Nehmen Sie nicht zu viel auf einmal; weniger ist hier oft mehr. Bei Kurzhaarfrisuren können Sie

das Gel natürlich auch auf das gesamte Haar verteilen.

Mit Festiger-Gel kann man die Haare sehr gut in Form bringen. Das haben inzwischen auch schon viele Männer gemerkt.

Aber nicht nur die Anwendung eines Gels ist ein Kinderspiel, sondern auch seine Herstellung. Die einfachste Form besteht nur aus einem *Gelbildner* und *Wasser,* dem man noch ein Konservierungsmittel hinzufügen kann. Obwohl diese Mischung keine spezielle Festigersubstanz enthält, kann man damit bereits eine leicht festigende Wirkung erzielen, weil der Gelbildner – allerdings nur in geringsten Spuren – nach dem Trocknen auf dem Haar zurückbleibt.

Grundrezept für ein transparentes Haargel ohne Alkohol

1 Meßl.	(= 0,7 g) Gelbildner PN 73
5 Tr.	Parfümöl oder ätherisches Öl
7 bis 15 Tr.	Lösungsvermittler LV 41
100 ml	dest. Wasser
30 Tr.	Aqua conservans-Konzentrat oder
3 bis 4 Tr.	K 400

Sie können das Konservierungsmittel auch weglassen; dann hält das Gel bei Zimmertemperatur 8 bis 10 Tage.

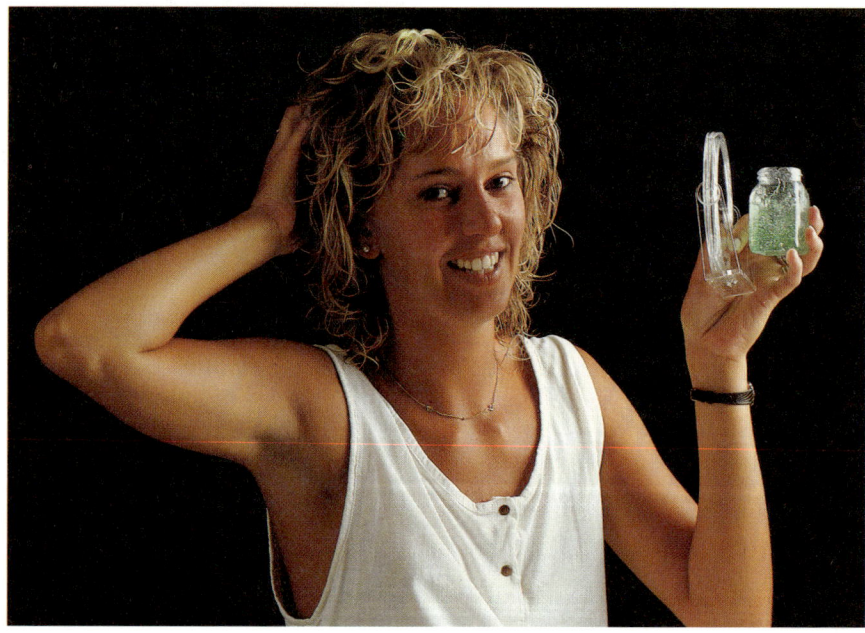

Abb. 130: Haargele eröffnen für die Haarmode viele neue Möglichkeiten.

Nun zur Herstellung:

Nehmen Sie einen etwa 100 ml großen transparenten Behälter aus Glas oder Kunststoff mit passendem Deckel. Darin können Sie das Haargel rühren und zugleich aufbewahren.

Tropfen Sie Parfümöl und Lösungsvermittler in den Behälter und mischen Sie es. Dann geben Sie den Gelbildner PN 73 und alle weiteren Zutaten hinzu. Das Konservierungsmittel kommt ins Wasser. Sobald Sie das destillierte Wasser untermischen, beginnt der Gelbildner sehr stark zu quellen. Schrauben Sie den Behälter rasch zu und beginnen Sie sofort kräftig zu schütteln, bis alles gleichmäßig gemischt ist. Ist der Gel-

bildner erst einmal gequollen und Sie wollen noch weitere Substanzen unterrühren, dann neigt die Mischung leicht zur Blasenbildung. Erscheint Ihnen das Gel zu fest, können Sie es mit Wasser wieder verdünnen. Weiter andicken mit zusätzlichem Gelbildner kann man allerdings nicht, weil sich das Gelpulver dann nicht mehr verteilt.

Lassen Sie das Gel zum Nachquellen noch ein wenig stehen. Spätestens nach einer ½ bis 1 Stunde hat es eine gleichmäßige Konsistenz. Ein paar Luftblasen darin brauchen Sie nicht zu stören.

Ist das Gel trüb, haben Sie zu wenig Lösungsvermittler verwendet. Genaue Mengenangaben lassen sich dafür schwer geben, weil jedes Parfüm oder ätherische Öl eine andere Menge braucht. Wir meinen aber, daß dies kein Problem ist.

Heiße Herstellung:

Besonders makellose Gele erhält man bei einer Zubereitung mit erhitztem Wasser. Erwärmen Sie das Wasser auf 70 °C und fügen Sie es zu den übrigen Zutaten in den Behälter. Wieder kräftig schütteln – fertig ist das Gel. Es quillt schneller und wird absolut klar. Selbst Luftblasen steigen nach einer Weile auf und verschwinden.

Fügen Sie das Parfüm ohne Lösungsvermittler hinzu, dann wird allerdings auch dieses Gel wieder trüb, weil sich das Parfümöl in Wasser nicht auflösen kann.

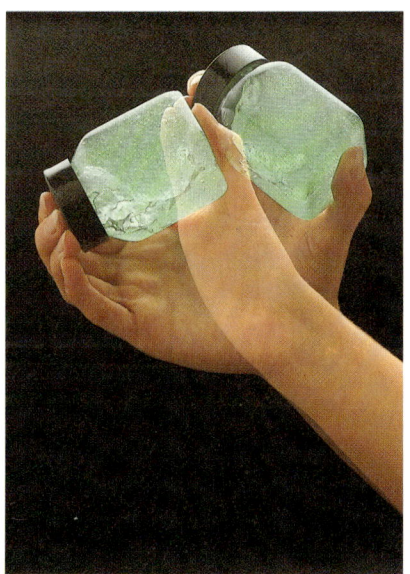

Abb. 131: Mischen Sie Ihr Haargel durch kräftiges Schütteln.

Styling-Gel mit Festiger

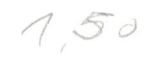

3 bis 6 Meßl.	Festigerpulver HF 64
20 ml	kosmetisches Haarwasser D 95% oder Isopropylalkohol
2 Meßl.	(= 0,5 g) Gelbildner PN 73
80 g	dest. Wasser
3 Tr.	Parfümöl
3 bis 8 Tr.	Lösungsvermittler

Wegen des relativ hohen Alkoholgehaltes brauchen Sie hier keine Konservierung; außerdem trocknet dieses Gel schneller auf dem Haar.

Mischen Sie zunächst das Festigerpulver und den Alkohol in einem Behälter. Anschließend den Gelbildner hinzugeben. In einem separaten Gefäß wird das Parfümöl mit dem Lösungsvermittler gemischt und mit dem Wasser aufgefüllt. Beide Mischungen dann zusammengießen und im zugeschraubten Behälter kräftig schütteln. Sollten Klümpchen übrig bleiben, so lösen sie sich bald auf.

Wet-Gel

Er läßt die Haare wie naß erscheinen.

3 bis 6 Meßl.	Festigerpulver HF 64
30 ml	Glyzerin
1 Meßl.	(= 0,5 g) Gelbildner PN 73
70 ml	dest. Wasser
5 Tr.	ätherisches Öl
17 Tr.	Lösungsvermittler
evtl. 30 Tr.	Aqua conservans-Konzentrat oder K 400
3 bis 4 Tr.	
evtl. ½ bis 1 Meßl.	SoFiW (Sonnenschutz)

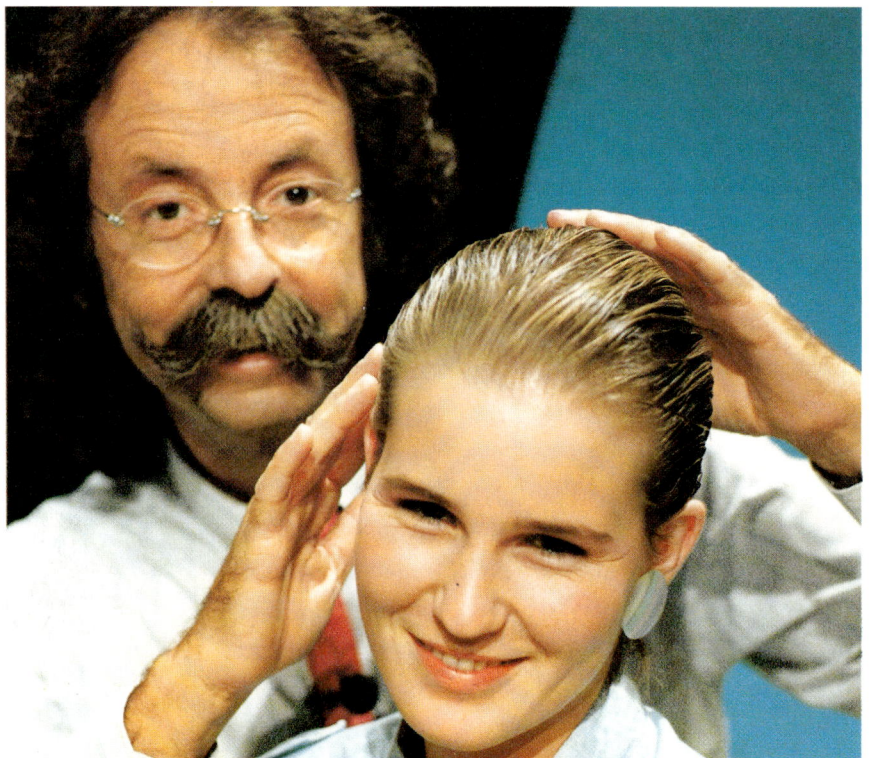

Abb. 132: Hier wurde ein Wet-Gel verwendet.

Farbpigment-Gel

In alle unserer Haargele können Sie nach Belieben Perlglanzpigmente oder normale Farbpigmente mischen und damit besonders interessante Effekte auf dem Haar erzeugen. Versuchen Sie es einmal mit bunten Strähnen oder Haarspitzen oder Glitzereffekten. Perlglanzpigmente halten allerdings nur kurze Zeit im Haar; sie lösen sich durch Kämmen und spätestens bei der nächsten Haarwäsche.

Haargel in zarten Farbtönen

Wenn Sie nur das Haargel, nicht aber die Haare färben möchten wählen Sie zarte, transparente Farbtöne. Nehmen Sie einfach wasserlösliche Speisefarbstoffe. Speisefarbstoffe gibt es in 10%iger wäßriger Lösung (vgl. Bezugsquellenanhang) oder konzentriert in winzigen Fläschchen im Laden. Davon wäre ein Tropfen schon zuviel. Mischen Sie also die konzentrierte Farbe vorher mit etwas Wasser und erleichtern Sie sich damit die Dosierung. Wenn Sie nur eine zarte Tönung erzielen wollen, müssen Sie mit der Farbe ganz vorsichtig umgehen.

Punk-Strähnen mit Speisefarben

Mit entsprechend mehr Farbstoff können Sie auch knallbunte Haarfarben erzeugen. Eingerührt wird die Speisefarbe wieder in irgendein Haargel. Aber Vorsicht: verfärben Sie sich nicht die

Im Behälter werden Festigerpulver und Glyzerin miteinander verrührt und der Gelbildner hinzugefügt. Parfüm und Lösungsvermittler separat mischen und mit Wasser auffüllen. In diese Mischung kommen ggfs. auch das Sonnenschutzmittel SoFiW und das Konservierungsmittel. Danach alles wieder zusammengießen, kräftig schütteln und eine Weile stehenlassen.

Wenn Sie für Ihre Haare ein Sonnenschutzmittel brauchen, dann läßt es sich in einem Gel am besten auf die Haare bringen, weil es auf dem Haar liegen bleibt und es so schützt. Man vergißt ja leicht, daß das Haar in der Natur manchen Strapazen ausgesetzt ist. Schon der tägliche Kontakt mit Sauerstoff und Licht führt zu einer Art Oxidationsprozeß, bei dem vor allem die oberen Deckhaare ausbleichen und ihre Elastizität verlieren. Besonders bei starker Sonnenbestrahlung werden sie dann leicht spröde.

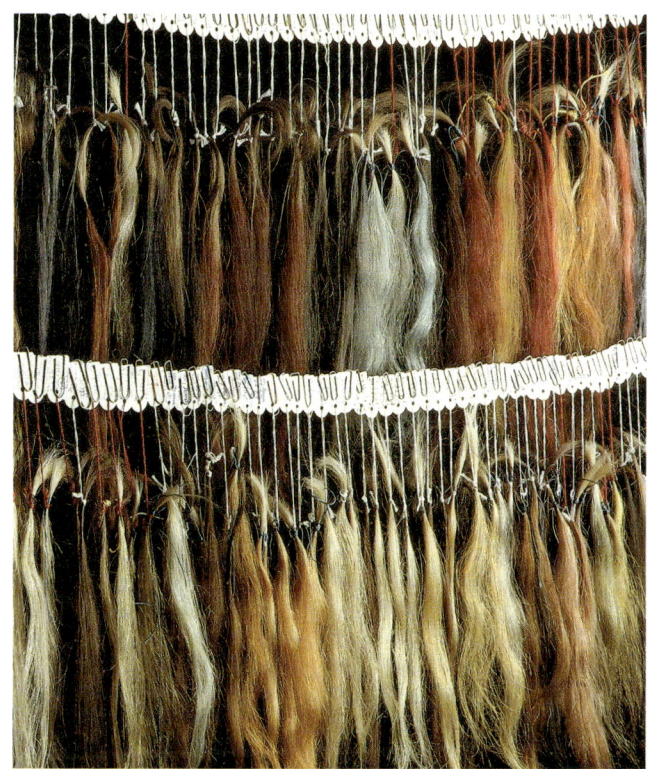

Abb. 133: Eine kleine Auswahl aus 400 Tönungen, mit denen wir experimentiert haben.

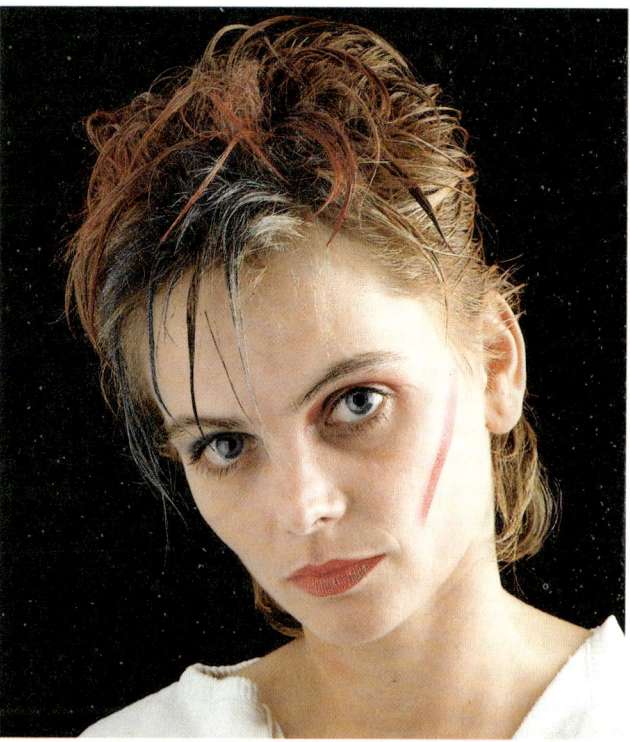

Abb. 134: Wer kräftigere Farben mag, kann ein unschädliches Farb-Haarspray verwenden.

Finger oder die Kleidung. Arbeiten Sie am besten mit Gummihandschuhen; auch beim Einfärben der Haarsträhnen. Damit beim Färben nicht die übrigen Haare mitgefärbt werden, wickeln Sie die Strähnen nach dem Gelauftrag in Alufolie ein.

Diese Farben sind nicht wasserfest. Schon im Regen können sie auslaufen. Das ist aber auch ein Vorteil dieser bunten Spielerei, weil Sie sie mit einer einfachen Haarwäsche vollkommen wieder beseitigen können.

Haarspray

Vor allem festigende Haarsprays sind wieder groß in Mode. Wie anders sollte man sonst auch ausgefallene Phantasiefrisuren zustandebringen? Haarspray ist aber auch für den Alltag eine praktische Sache. Die Frisur hält einfach länger.

Die Herstellung ist sehr einfach. Die Grundbestandteile sind Festigersubstanz, Alkohol und ein Parfüm. Ein Problem ist bei selbstgemachten Sprays nur das feine Versprühen. Hier haben wir aber eine nicht nur praktische, sondern zugleich sehr umweltfreundliche Methode gefunden, die wir Ihnen auf *Seite 142* vorgestellt haben. Es handelt sich um eine nachfüllbare und aufpumpbare Spraydose.

In Haarsprays ist immer Alkohol enthalten. Auch hier sagen wir Ihnen auf *Seite 139* einiges über Vor- und Nachteile der verschiedenen Alkoholarten.

Haarspray mit leichter Festigung

2 Meßl.	Festigerlösung HF 37
100 ml	kosmetisches Haarwasser D 95% oder Isopropylalkohol
Parfüm	nach Ihrer Wahl

Die Festigerlösung wird mit dem Alkohol vermischt und das Parfüm zugegeben. Fertig ist das Haarspray.
Da die Festigerlösung schwer wasserlöslich ist, kann das Spray auch selbst bei hoher Luftfeuchtigkeit kaum Wasser aufnehmen. Ein idealer Schutz also bei Regenwetter.

Haarspray mit mittlerer bis starker Festigung

3 bis 4 Meßl.	Festigerlösung HF 37
100 ml	kosmetisches Haarwasser D 95% oder Isopropylalkohol
Parfüm	nach Ihrer Wahl

Man kann den Grad der Festigung also beliebig verändern. Enthält Ihr Spray aber einmal zuviel Festigersubstanz, dann gießen Sie einfach noch etwas Alkohol hinzu.
Bei dem zwar teureren, aber geruchsneutralen kosmetischen Ethanol können Sie besonders phantasievoll parfümieren.

Farb-Haarspray

Farbpigmente können Sie in jedes Haarspray mischen; sogar Perlglanzpigmente, deren Glimmerplättchen klein genug sind, um die Düse der Spraydose passieren zu können. Perlglanzpigmente in kräftigen Farben oder auch Gold sehen als Glitzerpunkte auf dem Haar besonders attraktiv aus. Natürlich eignen sich auch normale Farbpigmente, von denen Gelb, Orange und Rot besonders zu empfehlen sind.
Leider setzen sich die normalen Farbpigmente nach einiger Zeit am Boden der Sprayflasche ab. Deshalb braucht man zum Aufschütteln ein Kügelchen in der Flasche, wie Sie es vielleicht von Lackdosen kennen. Sollte die Düse der Sprayflasche einmal durch Pigmente verkleben, dann nehmen Sie sie heraus und waschen sie mit kaltem Wasser.
Mit Farbspray lassen sich sehr schnell und unaufwendig farbige Strähnen ins Haar sprühen, die sich leicht wieder herauswaschen lassen.

Haar-Mascara

Beim Haar-Mascara bringt man mit dem Mascara-Bürstchen farbige Strähnen ins Haar. Sie können dafür die gleichen Rezepte verwenden wie für die Wimperntusche; wobei Sie allerdings die Farbtöne entsprechend ändern müssen. Sie können sowohl Normalpigmente wie Perlglanzpigmente verwenden. Wenn Sie bereits farbige Perlglanz-Wimperntusche nach unserem Rezept hergestellt haben, können Sie sie sofort an einigen Haarsträhnen testen. Tragen Sie die Tusche einfach gleichmäßig mit dem Bürstchen auf. Durch Waschen läßt sich die Farbe leicht wieder entfernen.

Haarwasser für die Pflege der Kopfhaut

Die folgenden Rezepte sind speziell für die Pflege der Kopfhaut mit Haarwasser konzipiert. Es wird auch nicht auf das gesamte Haar verteilt, sondern gezielt auf die Kopfhaut aufgetragen. Für die Haare kann man nichts besseres tun, als die Kopfhaut zu pflegen. Zu den Wirkstoffen vgl. *Seite 140.*

Anti-Schuppen-Haarwasser

40 ml	kosmetisches Haarwasser D 95% oder Isopropylalkohol
60 ml	dest. Wasser
1 Msp.	(=0,1 g) Pirocton-Olamin
Parfüm	nach Ihrer Wahl

Alle Substanzen werden miteinander verrührt und in eine Flasche mit Spritzverschluß abgefüllt.

Birken-Haarwasser

30 ml	kosmetisches Haarwasser D 95% oder Isopropylalkohol
70 ml	Birkenzellsaft oder
10 ml	konzentrierten Kräuterauszug aus jungen Blättern mit
60 ml	Wasser verdünnt
Parfüm	(Birke)

Wenn Sie den Auszug selbst herstellen wollen, dann nehmen Sie 40 g Birkenrinde oder 10 g getrocknete bzw. 40 g frische junge Birkenblätter, die Sie etwa 30 Minuten in 100 ml Wasser bei 60 bis 70 °C ziehen lassen. Nehmen Sie dafür ein Wasserbad.

Haarwasser spezial

1 g	Vitamin-E-Nicotinat 50% (=55 Tropfen)
1 Meßl.	(=2,5 g) Lösungsvermittler LV 41
40 ml	kosmetisches Haarwasser D 95%
60 ml	dest. Wasser
Parfüm	nach Ihrer Wahl

Das Vitamin-E-Nicotinat sorgt für eine bessere Kopfhautdurchblutung. Ob es deshalb den Haarwuchs fördert, ist nicht bewiesen. Dieses Mittel hat den Vorteil, daß die Kopfhaut sich nach dem Auftragen nicht rötet.
Das Vitamin E-Nicotinat wird in den Lösungsvermittler gemischt; anschließend kommen Haarwasser und Parfüm hinzu. Rühren und dabei das Wasser zufügen.
Tropfen Sie das Haarwasser direkt auf die Kopfhaut und massieren Sie es leicht ein.

Brillantine (Pomade)

20 g	Erdnuß-, Sonnenblumen-, Oliven- oder Jojobaöl
1 Tr.	„Antiranz"

evtl. 7 Tr.	Holan
4 Tr.	D-Panthenol
¼ Meßl.	(=0,3 g) SoFiO oder
20 Tr.	Parsol MCX
3 Tr.	Parfüm
4 g	Kieselsäure

Alle Zutaten bis auf die Kieselsäure mischen, die zum Schluß unter Rühren dazukommt und die gesamte Mischung zu einem Gel andickt. Fertig ist die Brillantine. Dieses Gel aus Öl schmilzt in der Sonne nicht; Sie können es also ruhig mit zum Strand nehmen und als Sonnenschutzmittel für Ihre Haare verwenden.
Die Brillantine enthält zusätzlich den Emulgator Holan, damit Sie sie später leichter wieder auswaschen können. Sie können das Holan aber auch weglassen, wenn Ihre Frisur wasserfester bleiben soll.

Trockenshampoo

Wer unter besonders fettem Haar leidet und es nicht jeden Tag waschen möchte, wird zwischendurch vielleicht ein Trockenshampoo benutzen. Auch dies kann man selbst zubereiten. Es besteht im wesentlichen aus Pudersubstanzen, die das Fett aufsaugen und anschließend wieder ausgebürstet werden können. Eine wirklich praktische und überdies unschädliche Sache. Der fettaufsaugende Wirkstoff in unserem Rezept ist die Kieselsäure. Die Reisstärke sorgt dafür, daß sich die Kieselsäure besser verteilt und wieder entfernen läßt.

Hier das Rezept:

20 g	Reisstärke
5 Meßl.	(=1 g) Kieselsäure
3 Tr.	Parfümöl

Vermischen Sie zunächst das Parfümöl mit einem Meßlöffel Reisstärke in einem Mörser. Anschließend gibt man nach und nach die restliche Reisstärke hinzu und rührt die Kieselsäure unter.
Füllen Sie das Trockenshampoo am besten in eine Dose mit Streuaufsatz, wie man sie zum Beispiel zum Wäscheeinsprengen benutzt. Damit können Sie es gezielt auf den Haaransatz streuen, es einmassieren und 2 Minuten wirken lassen. Danach läßt sich dieses Trockenshampoo sogar besser ausbürsten als das handelsübliche, das im übrigen meist mit dem umweltschädlichen Treibgas verteilt wird.

Tönen Sie Ihr Haar selbst

Wir haben Ihnen weiter vorn schon die natürlichen Pflanzenfarben und die chemischen Haartönungsfarben vorgestellt.
Mit den *Pflanzenfarben* können Sie wunderschöne Farbnuancen erzielen. Wir verzichten bei den Naturfarben bewußt auf jegliche chemische Hilfsmittel, wodurch die entstehenden Farbtöne sehr zart bleiben. Sie sind jedoch erstaunlich lange haltbar.

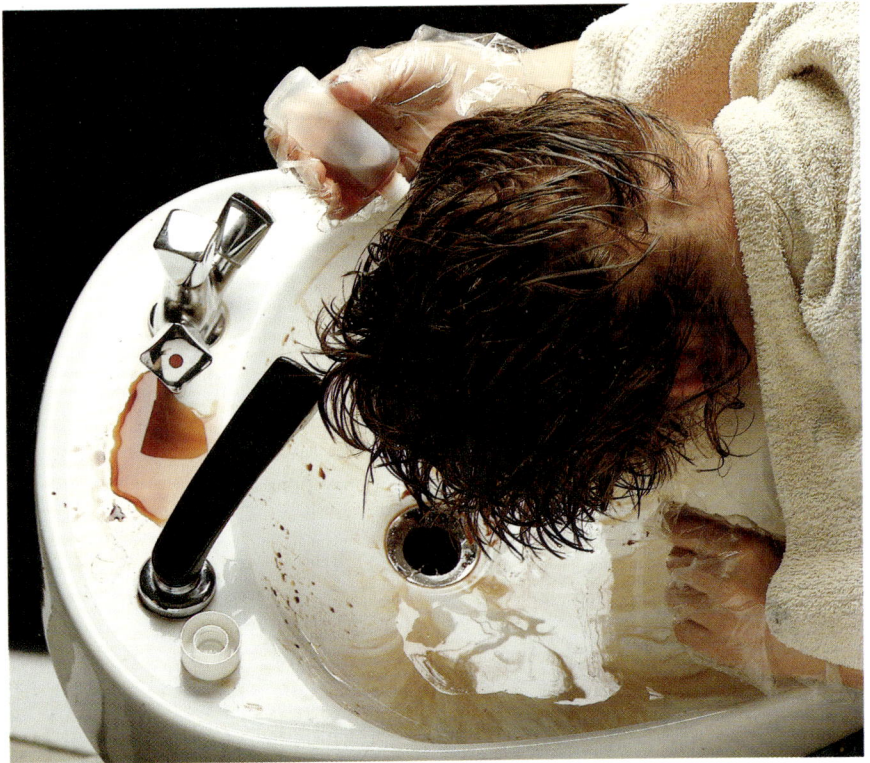
Abb. 135: Mit Pflanzenfarben lassen sich herrliche Töne erzielen, die den Haaren nicht schaden.

Haarspitzen durch Luft und Sonne viel stärker aufgehellt und in ihrer Struktur angegriffen als die darunter liegenden Haare.

Bei jeder Tönung sollte der eigene Naturton stets nur um einige Nuancen verändert werden. Die entstehende Tönungsfarbe ist immer eine Mischfarbe zwischen dem eigenen Haarton und dem neuen, der dazu kommt. Er verändert die Haarfarbe zwar, verdeckt aber die natürliche Farbe nicht völlig. Bei den zahllosen Schattierungen der natürlichen Haarfarbe kann man nie genau voraussagen, welcher Farbton schließlich entsteht. Wenn Sie vorher eine kleine Probe machen wollen, hier ein Tip: Tönen Sie zunächst nur eine Haarsträhne; dann können Sie das Ergebnis vorher überprüfen.

Haartönung mit Pflanzenfarben

Als wir uns die Frage stellten, wie man Haare eigentlich mit Pflanzenfarben tönt, haben wir erstaunt festgestellt, wie wenig Informationen und Literatur es zu diesem Thema gibt. Deshalb haben wir selbst experimentiert; die Ergebnisse waren verblüffend.

Wir sagten schon, daß so beliebte Naturfarben wie Blauholz, Gelbholz und Rotholz durchaus nicht ungefährlich und als Eierfarben auch nicht zugelassen sind. Deshalb haben wir uns auf die unbedenklichen Naturfarben beschränkt, die wir Ihnen ab *Seite 133* schon vorgestellt haben. Wir können uns hier also auf die Anwendung und die Rezepte dazu beschränken.

Wenn Sie auf intensivere Farbtöne Wert legen, kommen Sie um die *synthetischen Haartönungsfarben* nicht herum. Außerdem ist die Farbpalette hier wesentlich größer.

Grundsätzlich gilt, daß eine Tönung nie dauerhaft ist; das liegt in der Natur dieser Farben und der Haare, die in gewissen Zeitabständen ja immer wieder gewaschen werden müssen. Jeder Haarschopf reagiert überdies anders. Es gibt zum Beispiel in seltenen Fällen Haare, die sich überhaupt nicht tönen lassen.

Häufiger aber können Probleme bei strukturgeschädigten Haaren auftauchen – entstanden durch Bleichen oder Dauerwelle –, die zuviel oder ungleichmäßig Farbe aufnehmen. Deshalb sollte man bei geschädigtem Haar grundsätzlich vor jeder Tönung eine Haarkur anwenden. Der dabei aufziehende Film verhindert, daß anschließend zuviel Farbe aufs Haar kommt, und er bewirkt, zugleich eine gleichmäßigere Tönung. Schon bei normalem, gesunden Haar werden die oberen Deckhaare und die

Henna rot

Henna gibt es als grünliches Pulver. Haare lassen sich nur mit diesem Pulver färben, nicht mit dem flüssigen Henna-Extrakt, das es ebenfalls zu kaufen gibt. Das grüne Pulver wird mit 60 °C heißem Wasser verrührt, etwas abgekühlt und dieser Brei dann auf das vorher gewaschene, handtuchtrockene Haar aufgetragen. Achten Sie dabei auf eine gleichmäßige Verteilung und ziehen Sie dann eine Plastik-Duschhaube über den Kopf. Am intensivsten färbt der Brei, wenn er warm gehalten wird. Sie können also zusätzlich noch ein Handtuch um den Kopf wickeln. Aber Vorsicht, daß es nicht mitgefärbt wird.
Bei hell- bis mittelblondem Haar haben Sie schon nach einer ½ Stunde einen intensiven Rotblond-Ton. Bei Hellblond kann es bereits nach 10 Minuten soweit sein. Bei dunkleren Haaren hingegen müssen Sie mehr Geduld aufbringen; da kann es schon einmal 1 Stunde oder länger dauern. Manche lassen den Brei sogar 4 Stunden auf dem Kopf. Blonde Haare werden dann orange, rot bzw. intensiv karottenrot, braune Haare rot und dunkelbraune Haare bekommen einen Rotschimmer.

Und so wird der Färbebrei angerührt:

100 g	Henna-Pulver
ca. 300 ml	heißes Wasser

Henna schwarz

Hier handelt es sich um eine Mischung aus *Henna* und *Indigo,* einer blauen Pflanzenfarbe. Das Blau überdeckt das Rot, als Mischfarbe entsteht Schwarz.

Der Färbebrei wird wie beim Henna angerührt und angewendet.
Leider ist das Indigo nicht lichtecht, weshalb schon nach wenigen Tagen das Rot den Blauanteil wieder übertönen kann.

Pflanzen-Farbextrakte in Wasser

Bei den folgenden Pflanzenfarben wird kein Brei, sondern ein Extrakt hergestellt. Das müssen wir machen, weil zum einen diese Farbstoffe als Brei gar nicht färben würden, und zum anderen hat dieses Verfahren den Vorteil, daß die Farbe meist sofort auf das Haar aufzieht, wenn man sie als Farblösung über das feuchte Haar gibt. Wir haben bei der Vorbereitung unserer Rezepte diese Farbstoffe jeweils eine halbe Stunde einwirken lassen. Oft aber genügen auch noch kürzere Zeiten.
Man kann unterscheiden zwischen Extrakten, die mit Wasser hergestellt werden und solchen, die mit Alkohol ausgezogen werden. Zu letzterem gehört nur das Rote Sandelholz. Zu den Pflanzen, deren Farbstoffe sich am besten mit Wasser ausziehen lassen, gehören Walnuß, Krappwurzel und Heidelbeere.

Extraktzubereitung

Pflanzenteile wie Walnußschalen, Krappwurzeln und Heidelbeeren (die Früchte) gibt es getrocknet zu kaufen (siehe Bezugsquellenanhang). Am besten besorgen Sie sich bereits gemahlenes Pulver. Sie können die getrockneten Pflanzenstückchen aber auch selbst in einer Kaffeemühle mit Schlagmesserwerk mahlen.

Der Tönungsextrakt wird wie ein Tee zubereitet. Man braucht dazu:

20 g	Pflanzenpulver (Walnußschale, Krappwurzel oder Heidelbeere)
120 g	destilliertes oder weiches Wasser

Das Pflanzenpulver wird einfach mit dem kochenden Wasser übergossen und 2 bis 5 Minuten stehengelassen. Danach schütten Sie den Sud durch ein Teesieb. Etwa durchlaufende Schwebeteilchen vom Pflanzenpulver, die sich dann später bei der Tönung im Haar wiederfinden, lassen sich leicht ausbürsten. Wenn Sie einen klaren Extrakt wünschen, geben Sie alles durch einen Kaffeefilter. Das dauert allerdings einige Zeit. Verfärben Sie sich dabei nicht die Hände.
Sobald der Extrakt abgekühlt ist, können Sie damit tönen. Wenn Sie ihn nicht sofort verbrauchen, konservieren Sie ihn mit 3 Tropfen K 400 auf 100 ml Extrakt.

Achten Sie auf den pH-Wert

Alle Pflanzenextrakte haben einen sauren pH-Wert. Heidelbeere ergibt in diesem Bereich den typischen Rotton mit Blaustich. Wenn Sie Ihre Haare damit tönen, dürfen Sie nur neutrale oder saure Shampoos oder Haarkuren verwenden.

Auf keinen Fall während dieser Zeit eine Dauerwelle oder ähnliche alkalische Behandlungen durchführen, sonst schlägt die Haarfarbe um und wird grau-grün. Wenn Ihnen das einmal aus Versehen passieren sollte, können Sie sauer spülen und die rötliche Farbe dadurch wieder herstellen.

Bei der Krappwurzel ist es umgekehrt: Sie ergibt im sauren pH-Bereich auf dem Haar einen sehr schönen Beigeton oder ein helles, rötliches Braun. Diese Farbe schlägt um in ein leuchtendes Rot, sobald sie alkalisch behandelt wird. Weil der alkalische Zustand für das Haar ausgesprochen schlecht ist, können wir die Verwandlung in Rot natürlich nicht empfehlen.

Der Walnuß-Farbstoff ist weniger pH-empfindlich.

Pflanzen-Farbextrakte in Alkohol

Der Farbstoff des Roten Sandelholzes ist nur begrenzt wasserlöslich. Deshalb zieht man ihn mit *Isopropylalkohol* aus. Der alkoholische Extrakt läßt sich besonders leicht herstellen, weil nichts erhitzt werden muß. Man übergießt in einem gut verschließbaren Gefäß die Pflanzenteile mit dem Alkohol, schraubt den Deckel zu und läßt alles 3 Tage stehen. Dann wie oben beschrieben abfiltern. Die Extrakte sind lange haltbar, weil sie fast ausschließlich aus Alkohol bestehen.

Haare werden durch hochprozentigen Alkohol leicht trocken und spröde. Deshalb muß bei diesen Extrakten unbedingt mit einer Haarkur nachgespült werden.

Roter Sandelholz-Extrakt

70 g	getrocknetes rotes Sandelholz
160 ml	Isopropylalkohol

Dies ergibt etwa 100 ml Extrakt.

Die Farbtabelle für Pflanzen-Haartönungsfarbe

Henna ist in dieser Tabelle nicht enthalten, weil die entstehende Farbe von der Einwirkzeit abhängig ist. Henna kann im übrigen bei jedem Naturhaarton angewendet werden.

Auf der *linken Seite* der Tabelle können Sie ablesen, mit welcher Pflanzen-Haartönungsfarbe Sie tönen können.

Am *oberen Rand* finden Sie die ganze Skala der natürlichen Haarfarben. Wer z.B. mittelblonde Haare hat, geht in dieser Spalte nach unten. Dort kann man dann ablesen, daß die optimale Tönung mit Krappwurzel (Beigeblond) und Walnuß erreicht werden. Bei Walnuß (Hellbeigeblond) ergibt es einen sehr zarten

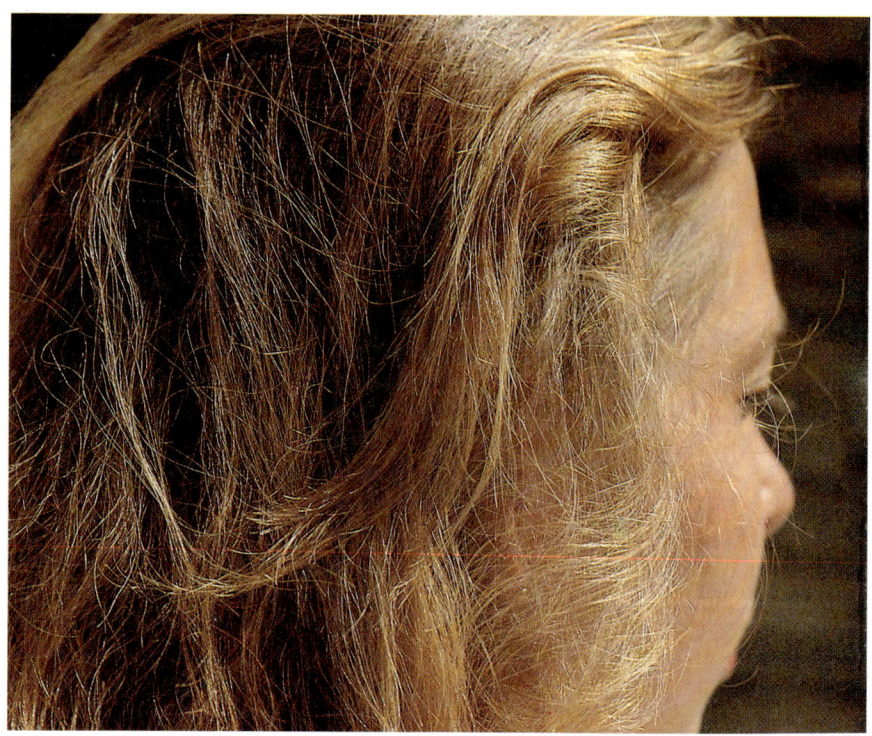

Abb. 136: Die Haare vor dem Tönen ...

Mit diesen Naturfarben können Sie färben		Ihre natürliche Haarfarbe						
		Hell-blond	Mittel-blond	Dunkel-blond	Hell-braun	Mittel-braun	Dunkel-braun	Schwarz
Warm-töne	(Hellbeigeblond) Walnuß	optimal	Glanz					
	(Beigeblond) Krapp	optimal	leicht	Glanz				
	(Kastanienrot) Heidelbeer	–	–	stark	optimal	optimal	leicht	–
	(Rotbraun) Rotes Sandelholz	–	stark	optimal	optimal	leicht	Glanz	

Tabelle 1: Farbtabelle für Pflanzen-Haartönungsfarben

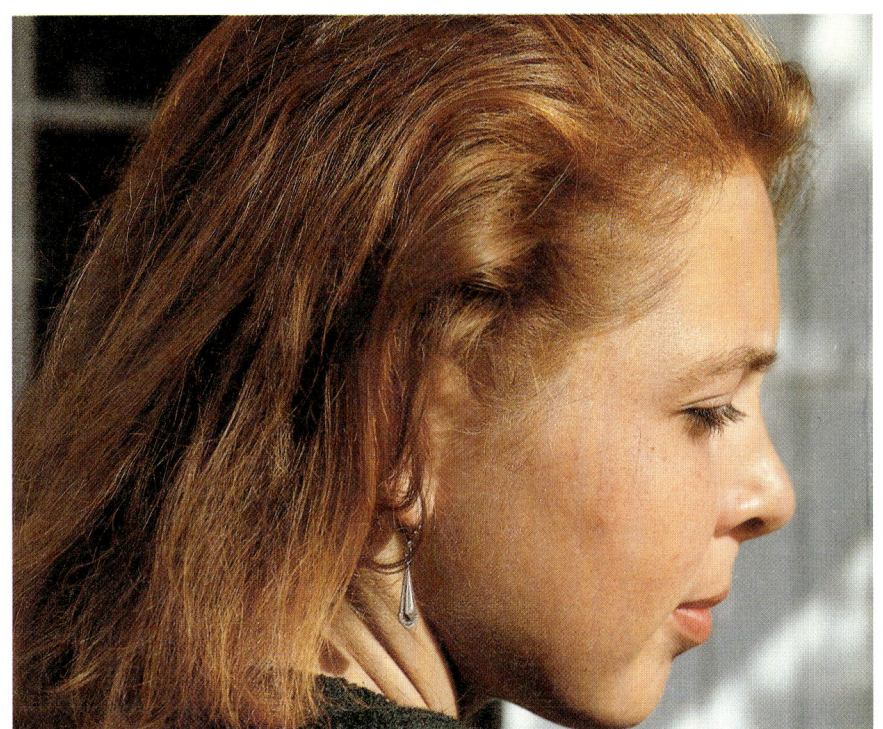

... und danach. Verwendet haben wir Rotes Sandelholz.

Ton, der nur bei hellblondem Haar wirklich sichtbar wird. Beim mittelblonden Haar unseres Beispiels entstünde nur noch ein Farbglanz, der eigentlich mehr etwas für Kenner ist, weil er nicht sehr deutlich wahrnehmbar ist. Krapp (Beigeblond) würde auf mittelblondem Haar deutlich als leichte Farbänderung sichtbar werden. Mit Rotem Sandelholz schließlich würde bei unserem Beispiel ein starker Rotbraun-Effekt erzielt werden.

Die *Klassifizierungen*
stark
optimal
leicht
glanz
beziehen sich auf die Intensität der Tönung, das heißt, wie stark sie sichtbar wird und auf welchem Haarton sie am besten zur Geltung kommt.
Das *Hellbeigeblond* der Walnuß ist ein herrlicher, sehr ausgewogener Beigeton. Das *Beigeblond* der Krappwurzel ist der Walnuß ähnlich, jedoch dunkler und daher auch für Mittelblond geeignet.

Das Kastanienrot der Heidelbeere ist etwas blaustichig; wirkt aber gut auf dunklem Haar.

Das *Rotbraun* des Roten Sandelholzes ist ein intensiver bräunlicher Rotton. Auf hellblondem Haar kann er unnatürlich grell wirken; bei dunkleren Haaren ergibt er ein schönes Rotbraun.

Und so wird getönt

Waschen Sie zunächst die Haare und frottieren Sie sie. Wenn Sie Extrakte auf Wasserbasis verwenden, werden sie angenehm handwarm erwärmt und in einer Kunststoffflasche mit Spritzverschluß, wie man sie zum Beispiel für Shampoos verwendet, auf die Haare aufgetragen. Alkoholische Lösungen werden nicht erwärmt.

Beugen Sie den Kopf ins Waschbecken oder über die Badewanne und lassen Sie die Haare nach unten hängen. Tragen Sie die Farblösung möglichst zügig auf das gesamte Haar auf, damit keine unterschiedlichen Einwirkzeiten entstehen. Beginnen Sie am besten ganz unten am Hinterkopf, gehen Sie dann weiter bis zum Oberkopf und behandeln Sie erst zum Schluß den vorderen Haaransatz. Die feinen Härchen, die dort wachsen, nehmen nämlich die Farbe besonders intensiv auf.

Dann bürsten Sie die Haare gleichmäßig durch und ziehen eine Plastik-Duschhaube über. Wie bei der Henna-Färbung können Sie auch hier noch ein Handtuch darüberbinden. Nach 30 Minuten Einwirkzeit waschen Sie die Haare mit klarem Wasser aus.

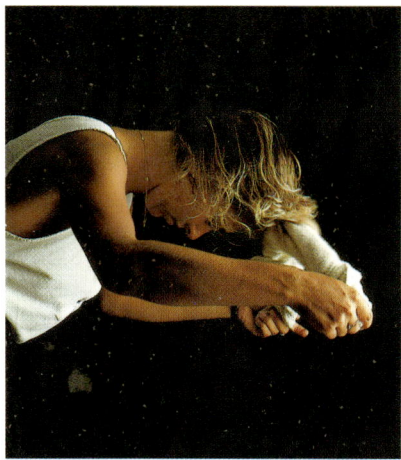

Abb. 137: Ein Trick, den uns der Haar-Stylist Marc verriet: Trocknen Sie Ihr Haar mit einem aufgerollten Frottiertuch, mit dem Sie Luft ins Haar schleudern.

Synthetische Haar-Tönungsfarben

Wir haben sie ab *Seite 135* bereits ausführlich beschrieben. Sie erzielen damit farbintensivere, aber immer noch natürlich wirkende Töne, wenn Sie die Dosierungen nicht zu hoch ansetzen.

Bei unseren Farben handelt es sich um sogenannte semipermanente, also nicht beständige Haarfarben. Sie ziehen direkt auf das Haar auf und ergeben eine Mischfarbe aus der natürlichen Farbe Ihres Haares und dem hinzugekommenen Ton.

Tönungsfarben ziehen nicht immer gleichmäßig auf das Haar auf. Das gilt vor allem für strukturgeschädigte Haare, die deshalb vorher mit einer Haarkur behandelt werden müssen.

Die Grundfarben zum Mischen

Wir bieten Ihnen keine fertige Haartönungsfarbe an; Sie stellen sich den gewünschten Farbton nach den Angaben unserer Rezepte vielmehr selbst zusammen. Halten Sie sich für den Anfang möglichst genau an unsere Dosierungen. Haben Sie erste Erfahrungen gesammelt, dann können Sie selbst mit anderen Mischungen experimentieren. Die in Wasser gelöste Farbmischung wird wie bei den Naturhaarfarben einfach auf das feuchte Haar aufgetragen. Die Einwirkzeit beträgt nur 10 Minuten. Danach wird ausgespült.

Die Grundfarben werden im Handel als 1%ige wäßrige Lösung angeboten (vgl. dazu *Seite 135*).

Wir haben für Sie eine Auswahl von 5 verschiedenen Grundfarben (Haartönungsfarben = HT) zusammengestellt:
HT-Blau
HT-Rouge
HT-Zitronengelb
HT-Braun
HT-Mahagony.

Diese Farben werden zum Teil in sehr geringen Konzentrationen eingesetzt. Für Blondtönungen reichen 0,01 bis 0,05% Farbanteil; für dunklere Tönungen bis 0,7%. Die Grundfarben lassen sich gut tropfenweise oder im Meßlöffel (= 2,5 ml) abmessen.

Einige Grundfarben wie HT-Mahagony, HT-Rouge und HT-Blau brauchen nicht mit anderen Farben gemischt, sondern nur noch mit Wasser verdünnt zu werden.

Die *Aschtöne* in *Tabelle 2* haben alle einen Silbergrau-Anteil, d.h. sie sind etwas blaustichig. Damit können Sie Ihre

Zur Verfügung stehende Tönungsfarben		Ihre derzeitige Haarfarbe						
		Hell-blond	Mittel-blond	Dunkel-blond	Hell-braun	Mittel-braun	Dunkel-braun	Schwarz
Aschtöne (blau-stichig)	1. Hellaschblond	stark	optimal	leicht	–	–	–	–
	2. Mittelaschblond	–	stark	optimal	optimal	leicht	Glanz	–
	3. Dunkelaschblond	–	–	–	stark	optimal	leicht	Glanz
Warmtöne (gelb- und rotstichig)	4. Hellbeigeblond	optimal	Glanz	–	–	–	–	–
	5. Beigeblond	optimal	Glanz	–	–	–	–	–
	6. Goldbraun	–	optimal	optimal	leicht	Glanz	–	–
	7. Mahagony	–	–	stark	optimal	leicht	Glanz	–
	8. Kastanien-Rotbraun (Palisander)	–	–	sehr stark	stark	optimal	Glanz	–
	9. Dunkles Rotbraun (Schwarze Kirsche)	Knallrot Punk	–	–	sehr stark	optimal	Glanz	–
	10. Um grauem Haar den Gelbstich zu nehmen, empfehlen wir Zartsilberweiß							

Tabelle 2: Farbtabelle für chemische Haartönungsfarben

im eigenen Haar enthaltenen Gelb- oder Rottöne überdecken.

Die in der *Tabelle 2* enthaltenen *Warmtöne* sind gelb- oder rotstichig. Sie bringen Ihre normale matte Haarfarbe zum Leuchten.

Wenn Sie nicht sicher in der Farbwahl sind, sollten Sie zunächst jeweils nur eine Strähne mit verschiedenen Farbmischungen tönen. Sie können sie in Alufolie wickeln und nach 10 Minuten Einwirkzeit mit Wasser ausspülen.

Ganz wichtig ist, daß Sie Ihre eigene Haarfarbe richtig einschätzen. Viele tippen dabei auf einen zu dunklen Ton. Wenn Sie also Ihre Haare für dunkelblond halten, sie in Wahrheit aber mittelblond sind, so würden Sie intensivere Tönungsfarben auf dem Haar erzielen als beabsichtigt. Wenn Sie sich da nicht ganz sicher sind, sollten Sie die fertige Farblösung zunächst stärker als im Rezept angegeben mit Wasser verdünnen.

Das in der *Tabelle 2* verzeichnete Hellaschblond ist zum Beispiel nur für hellblondes Haar geeignet; bei allen dunkleren Haarfarben ergibt es keinen Effekt. Mahagoni darf für hell- und mittelblondes Haar nicht verwendet werden; die Farbe würde hier zu dunkel und unnatürlich wirken. Auf von Natur aus dunklem Haar wirkt sie hingegen leuchtend schön.

Herstellung der Fertigfarben

Wir gehen bei unseren Farben von einer 1%igen Lösung aus. In 99 g Wasser wird also 1 g Farbstoff gelöst (in dieser Konzentration werden die Lösungen auch von den Firmen im Bezugsnachweis angeboten).

Hier ein paar Hilfen für das Abmessen:

1 g = 16 Tr.
10 ml = 160 Tr.
40 Tr. = 1 Meßl.

Die Farbmischungen werden entweder mit der Tropfpipette und/oder mit dem Meßlöffel (= 2,5 ml) abgemessen. Für größere Mengen können Sie auch einen Meßzylinder benutzen.

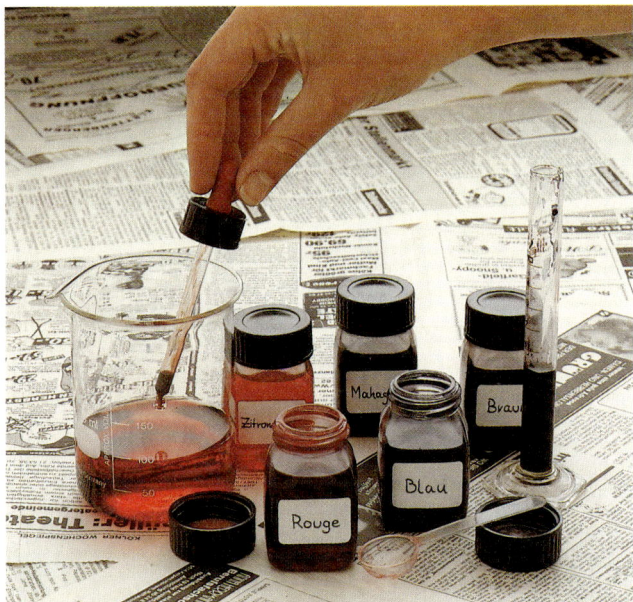

Abb. 138: Für das Mischen der Fertigfarben aus den 5 Grundfarben genügen oft Tropfen aus einer Pipette.

1. Hellaschblond

(enthält 0,01 % puren Farbstoff)

```
HT-Blau:   104 Tr. (= 2 Meßl. + 24 Tr.) = 6,5 ml ⎫
HT-Braun:   32 Tr.                       = 2,0 ml ⎬ = 10 ml
HT-Rouge:   24 Tr.                       = 1,5 ml ⎭
```

Nehmen Sie von dieser Mischung 1 ml (= 16 Tr.) und verdünnen Sie sie mit 99 ml destilliertem Wasser. Sie erhalten dann 100 ml Farblösung.

2. Mittelaschblond

(enthält 0,02% puren Farbstoff)

Die Grundfarbsubstanzen werden wie bei Hellaschblond abgemessen und gemischt. Sie nehmen jetzt aber 2 ml (= 32 Tr.) dieser Mischung und fügen 98 ml Wasser hinzu. Sie erhalten wieder 100 ml Farblösung.

3. Dunkelaschblond

(enthält 0,05% puren Farbstoff)

```
HT-Blau:    128 Tr. (= 3 Meßl. + 8 Tr.) = 8 ml ⎫
HT-Rouge:    32 Tr.                      = 2 ml ⎬ = 10 ml
                                                ⎭
```

Von dieser Mischung nehmen Sie 5 ml (= 2 Meßl.) und verdünnen sie mit 95 ml Wasser.

4. Hellbeigeblond

(enthält 0,01% Farbe)

```
HT-Braun:       64 Tr. (= 1 Meßl. + 24 Tr.) = 4 ml ⎫
HT-Zitronengelb:96 Tr. (= 2 Meßl. + 16 Tr.) = 6 ml ⎬ = 10 ml
                                                   ⎭
```

Davon nehmen Sie 1 ml und verdünnen mit 99 ml destilliertem Wasser und erhalten 100 ml Fertigfarbe.

5. Beigeblond

(enthält 0,01% Farbe)

```
HT-Blau:           8 Tr.                       = 0,5 ml ⎫
HT-Mahagony:      37 Tr.                       = 2,3 ml ⎪
HT-Rouge:         55 Tr. (= 1 Meßl. + 15 Tr.) = 3,5 ml ⎬ = 10 ml
HT-Zitronengelb:  60 Tr. (= 1 Meßl. + 20 Tr.) = 3,7 ml ⎭
```

Von dieser Mischung nehmen Sie 1 ml und verdünnen mit 99 ml destilliertem Wasser.

6. Goldbraun

(enthält 0,1 % Farbe)

Die Zutaten und Mengen entsprechen Beigeblond.
Verdünnen Sie 10 ml (= 4 Meßl.) mit 90 ml destilliertem Wasser zu einer 0,1 %igen Lösung.

7. Mahagony

(enthält 0,7 % Farbe)

Mahagony:	70 ml 1 %ige Lösung
Wasser:	30 ml

Diese Farbe wird ungemischt verwendet.

8. Kastanien-Rotbraun

(enthält 0,5 % Farbe)

HT-Blau: 80 Tr. (= 2 Meßl.) =	5 ml
HT-Rouge:	= 95 ml

50 ml dieser Mischung werden mit 50 ml Wasser verdünnt.

9. Dunkles Rotbraun

(enthält 0,7 % Farbe)

HT-Rouge:	70 ml 1 %ige Lösung
Wasser:	30 ml

Hier werden keine anderen Farben hinzugemischt.

10. Zartsilberweiß

(enthält 0,005 % Farbe)

HT-Blau:	8 Tr. = 0,5 ml
Wasser:	= 99,5 ml

Das Tönen mit chemischen Haarfarben

Auch hier werden die Haare vorher gewaschen und trocken frottiert. Die entsprechend gemischten Farben werden am besten wieder in eine Kunststoffflasche mit Spritzverschluß abgefüllt und auf das Haar aufgetragen. Alles übrige haben wir schon beim Färben mit natürlichen Pflanzenfarben beschrieben.
Die Einwirkzeit sollte hier nicht länger als 10 Minuten betragen. Danach sofort mit Wasser ausspülen.
Auch hier noch einmal der Hinweis, daß strukturgeschädigtes Haar vor dem Tönen unbedingt mit einer Haarkur behandelt werden muß.
Beim Tönen Plastikhandschuhe tragen und Stirn und Ohren mit Fettcreme schützen. Flecken lassen sich mit Zitronensaft entfernen. (Bei den Rezepten für Tönungshaarfestiger ab *Seite 148* können Sie das Wasser durch fertig verdünnte Farblösung ersetzen.)

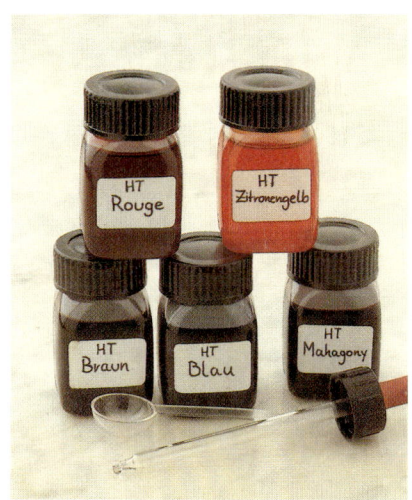

Wenn Sie Farbe entfernen wollen

Es kann ja auch einmal sein, daß Sie die Tönung aus Ihrem Haar entfernen oder alte Farbreste beseitigen wollen, dafür empfehlen wir Ihnen folgendes:
Geben Sie auf das trockene Haar soviel Pflanzenöl, wie das Haar aufnimmt. Allerdings sollte es nicht tropfen. Darauf wird eine selbstgemachte Haarkur, wie wir sie ab *Seite 145* beschrieben haben, auf das Haar gegeben. Der pH-Wert der Haarkur muß unbedingt auf 2,5 bis 3 herabgesetzt werden. Das geht ganz leicht mit Zitronensaft. Allerdings müssen Sie den pH-Wert mit einem Meßstäbchen messen, das Sie in die Haarkur tauchen.
Lassen Sie diese saure Haarkur 20 Minuten auf dem geölten Haar einwirken und waschen Sie dann alles gut aus. Sollte noch nicht sämtliche Farbe entfernt sein, dann können Sie die Prozedur bis zu zweimal wiederholen. Das Öl verhindert, daß das Haar dabei geschädigt wird.
Warnen wollen wir vor Entfärbe- und Bleichmitteln, wie man sie im Geschäft kaufen kann. Sie schädigen in aller Regel das Haar enorm.
Um die Haarpflege komplett zu machen, geben wir Ihnen zum Schluß noch ein paar Hinweise, wie Sie sich Ihre Haare selbst schneiden können.

Abb. 139: Aus diesen 5 Grundfarben mischen Sie sich sämtliche Tönungsfarben nach Ihrem Geschmack.

Ein neuer Haarschnitt – selbstgemacht

(Empfohlen von Marc Humbert, dem Kölner Starcoiffeur)

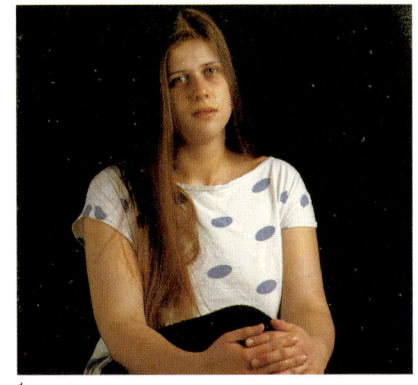

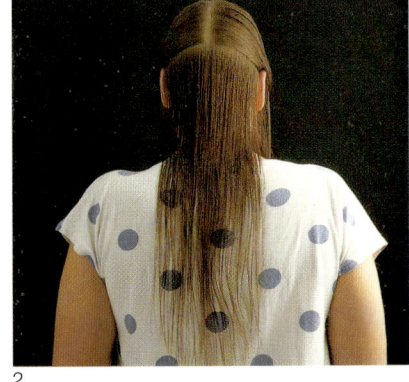

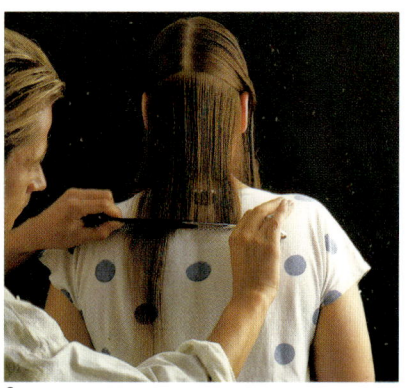

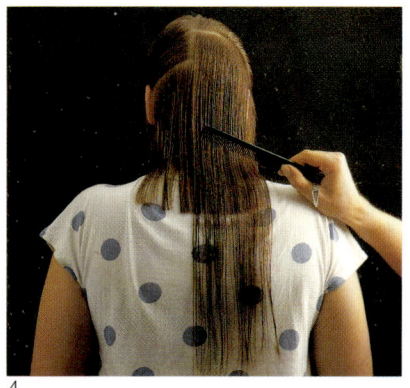

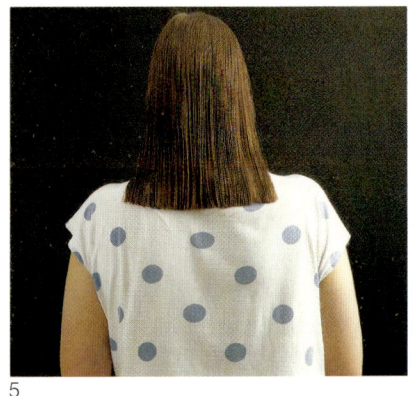

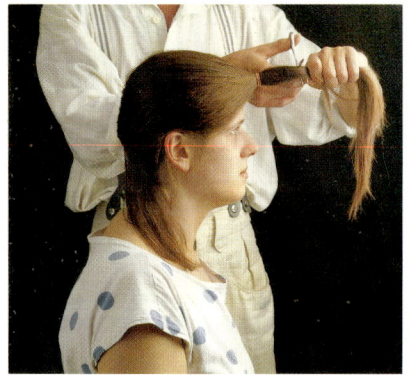

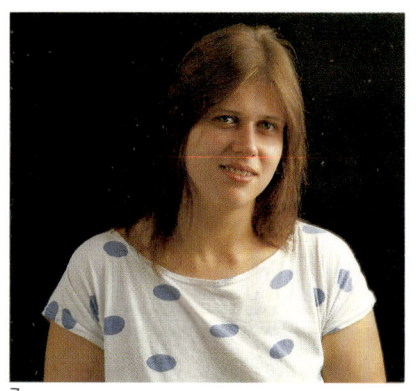

Haare stumpf schneiden, gleiche Länge (1–4)
a) Mittelscheitel von Stirn bis Nacken
b) Waagerechter Scheitel von Ohr zu Ohr (2)
c) Nackenhaar senkrecht kämmen, am Kamm entlang abschneiden (3)
d) Etwas höher weiteren Scheitel ziehen, ebenso schneiden wie bei (c) (4)
e) Oberkopfhaare nach hinten kämmen, und schneiden
f) Seitenhaare vorne korrigieren

Stufenhaarschnitt (5–7)
g) Mittelscheitel von Stirn bis Nacken
h) Haare nach vorne kämmen, mit Gummi straff über Stirn binden (6)
i) Auf gewünschte Länge sauber abschneiden

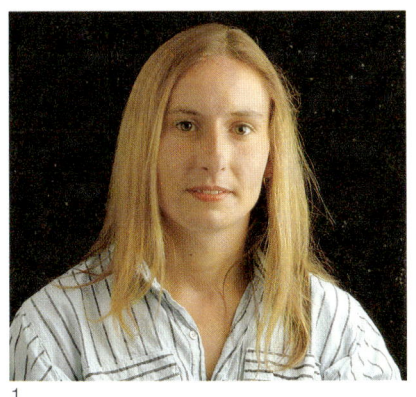

1

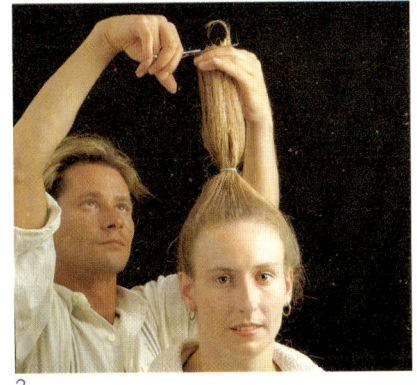

2

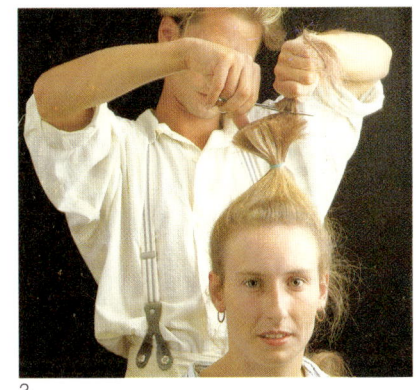

3

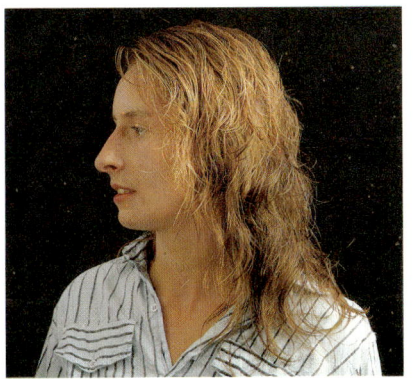

4

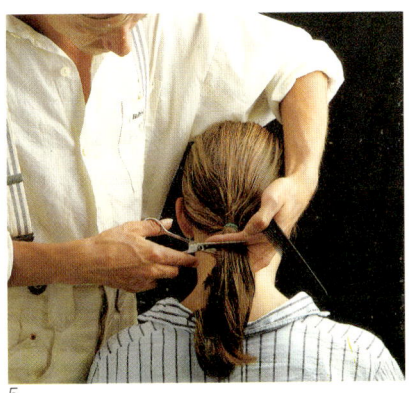

5

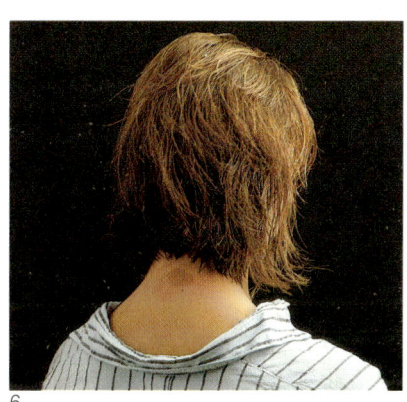

6

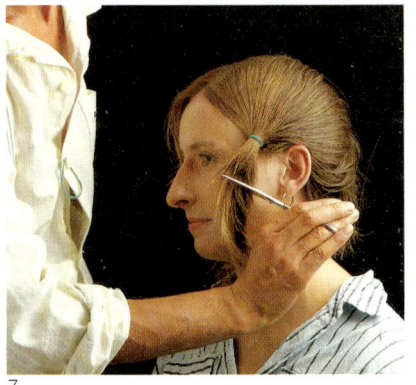

7

Stufenhaarschnitt

a) Alle Haare nach oben kämmen
b) Auf der Mitte des Oberkopfes mit Gummi bündeln
c) Länge beliebig abschneiden (z.B. 2 oder 3). Es entsteht ein kompletter Stufenhaarschnitt, oben kurz, unten länger (4).

Oberkopf kurz, Nacken oval gestuft

d) Haare im Nacken mit Gummi bündeln (5)
e) Auf beliebige Länge abschneiden
f) Gummi lösen, Nackenlinie korrigieren (6), s. „Stumpfhaarschnitt" Seite 164 (3)
g) Mittelscheitel ziehen, alle Haare einer Seite in Augenhöhe bündeln und abschneiden (7)

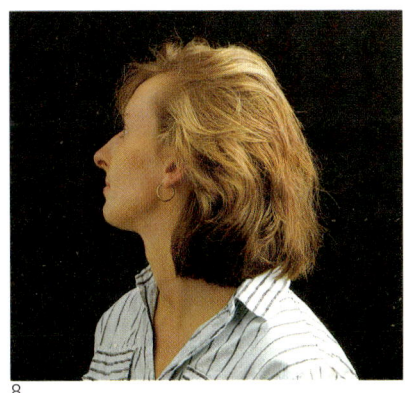

8

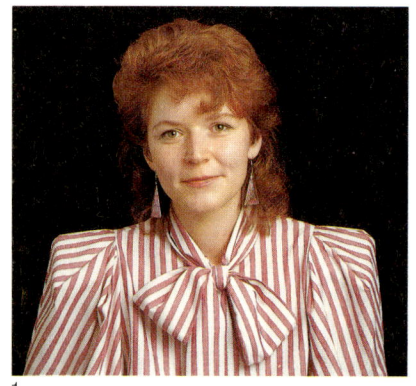

1

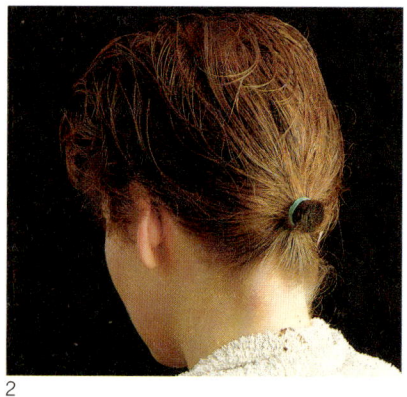

2

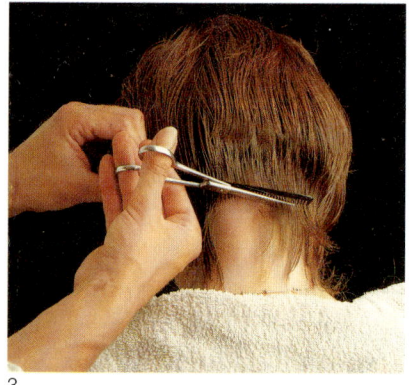

3

Kombinations-Kurz-Haarschnitt

a) Alle Haare nach hinten kämmen
b) In der Mitte des Nackens mit Gummi bündeln und sauber abschneiden (2)
c) Gummi lösen, Haare senkrecht kämmen
d) Nackenhaare der runden Linien entlang nachschneiden, auf beliebige Länge (3)
Technik wie bei „Haare stumpf schneiden", Seite 164 (3)
Sollen Deck- und Seitenhaare lang bleiben, ist der Haarschnitt jetzt fertig

Seitenhaare kurz und stufig schneiden

e) Alle Seitenhaare von einem Ohr aus über den Kopf hinweg zum anderen Ohr kämmen
f) Die gesamte Seitenpartie zwischen Zeige- und Mittelfinger festklemmen und direkt am Zeigefinger entlang abschneiden (4)
g) Alle Nackenhaare ebenfalls zu einer Seite kämmen, zwischen Zeige- und Mittelfinger klemmen (5) und abschneiden
h) Seitenhaare stumpf korrigieren

Kürzen der Oberkopfhaare:
siehe Seite 165 „Stufenhaarschnitt" (2 + 3)

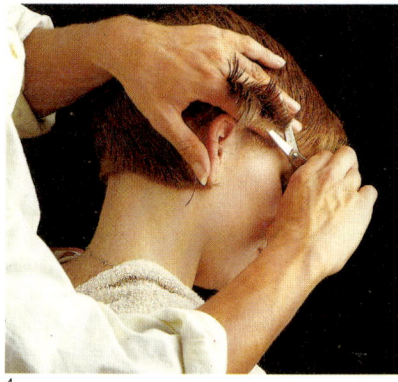

4

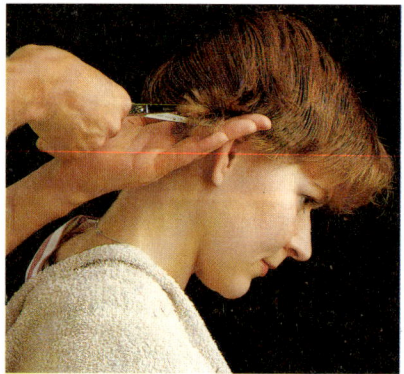

5

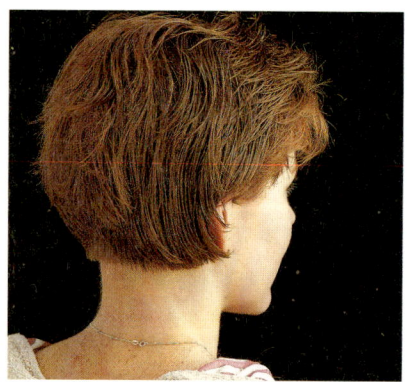

6

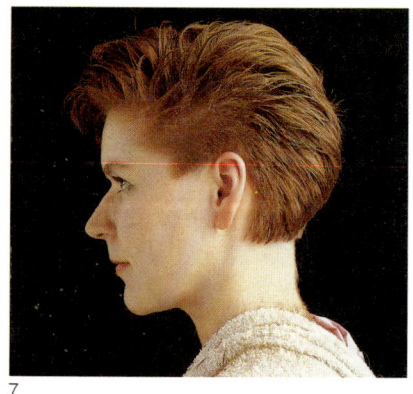

7

Bezugsquellennachweis

Auch diesmal hat die Konkurrenz der einzelnen Lieferanten wieder für äußerst günstige Preise gesorgt. Zum Teil sind einige Zutaten gegenüber dem Hobbythekbuch „Cremes und sanfte Seifen" noch preiswerter geworden. Die nachfolgenden Produkte und DM-Preise sind nur ein kleiner Auszug aus dem Angebot der Anbieter. Sollten Sie mit den Versandfirmen Ärger bekommen, sagen Sie es uns. Die Firmen mußten eine Bürgschaft hinterlegen als Garantie für seriöse Bedienung.

Zunächst die Adressen dieser Firmen:
- **Fa. Spinnrad,** Zentrale: 4650 Gelsenkirchen, Klosterstr. 13, Tel.: 02 09/1 70 00 11. – Diese Firma hat Auslieferungsläden in folgenden Städten: 1000 Berlin 15, Uhlandstr. 43–44; 2000 Hamburg 13, Grindelallee 42; 2800 Bremen, Ostertorsteinweg 90; 4000 Düsseldorf, Königsallee 92a; 4650 Gelsenkirchen-Buer, Hochstr. 54; 4800 Bielefeld, Bahnhofstr. 32; 5300 Bonn, Bonngasse 15; 6000 Frankfurt, Hauptwache-B-Ebene-Allianzpassage; 8000 München 2, Asamhof/Kreuzstr. 48
- **Fa. Colimex,** Zentrale: 5000 Köln 1, Mozartstr. 7, Tel.: 02 21/21 04 12/13. – Diese Firma hat folgende Auslieferungsläden in Köln: 5000 Köln 1, Schildergasse 84a; 5000 Köln 1, Rathenauplatz 24
- **Fa. Stella,** Postfach 66, 7336 Uhingen, Tel.: 0 71 61/3 73 21
- **Fa. Heicos GmbH,** Industriestr. 27, 6919 Bammental, Tel.: 0 62 23/59 33 o. 59 34

- **Fa. Herbalind,** Hans Tielkes, Wiegenkamp 23, 4292 Rhede, Tel.: 0 28 72/21 24
- **Fa. Omikron,** Rita Rau, Marktplatz 5, 7129 Neckarwestheim, Tel.: 0 71 33/1 70 81

Preisvergleich Zutaten für dekorative Kosmetik (Preise in DM)

Leider lagen uns bei Drucklegung dieses Buches von den einzelnen Firmen nicht alle Preise vor. In jedem Fall empfiehlt es sich daher, die Preislisten anzufordern – auch deshalb, weil wir hier nur eine Auswahl von Produkten aus Platzgründen auflisten können:

	Spinnrad	Colimex	Stella	Heicos	Herbalind	Omikron
Emulgatoren/Konsistenzgeber	**50 g/ml**	**50 g/ml**	**50 g/ml**	**50 g/ml**	**50 g/ml**	**50 g/ml**
Lamecreme	1,35	1,40	1,65	1,50	1,50	1,45
Tegomuls	1,50	1,70	1,80	1,70	1,70	1,45
Mulsifan	1,45	1,70	1,60	2,80 (100 g)	1,60	1,45
Holan	1,70	2,20	1,40	3,00	2,20	
Sheabutter	3,40	3,60	5,80	6,40	6,45	5,35
Kakaobutter	2,65	2,90	3,25	3,00	2,65	2,95
Öle	**100 ml**	**100 ml**	**100 ml**	**100 ml**	**100 ml**	**100 ml**
Rizinusöl	1,95	2,30	3,10	3,50	2,50	1,95
Jojobaöl	6,90	7,50	9,50	7,00	7,50	6,90
Mandelöl	2,80	3,20	3,10	3,20	3,30	2,80
Avocadoöl	4,05	4,10	4,50	4,00	4,20	4,05
Wachse	**50 g**	**50 g**	**50 g**	**50 g**	**50 g**	**50 g**
Bienenwachs, weiß	1,85	2,00	2,55	2,00	1,95	1,85
Carnaubawachs	2,30	2,30	2,50	3,80 (100 g)	2,30	2,40
Stärke/Puder	**50 g**	**50 g**	**50 g**	**50 g**	**50 g**	**50 g**
Gummi arabicum	2,45	2,80	2,80	2,80	2,70	2,45
Sorbit	1,95	2,50	3,25		2,90	1,95
mod. Maisstärke	1,40	1,50	–		1,40	1,45
Kartoffelstärke	1,15	1,70	1,40	1,50 (100 g)	1,35	0,95
mod. Reisstärke	1,00	1,10	a.A.	a.A.	a.A.	
Talkum	0,90	1,10	1,75	3,50 (100 g)	1,40	1,25
Magnesiumstearat	1,00	1,30	2,05	1,80	1,75	1,75
Glycerin	1,25	1,80	2,00	2,10	1,95	1,45
Titandioxid	1,15	2,80	3,50	3,50	1,90	2,25
Kieselsäure	0,90	1,30	–		0,90	2,45
Haargel/Festiger-Substanz	**50 g**	**50 g**	**50 g**	**50 g**	**50 g**	**50 g**
PN 73	3,75	3,80	7,80	3,50	3,95	5,45
HF 64	2,90	2,80	4,80	2,00	3,80	2,90
HF 37	1,80	2,20	1,40	1,70	2,85	1,80
Quats	**50 g/ml**	**50 g/ml**	**50 g/ml**	**50 g/ml**	**50 g/ml**	**50 g/ml**
Croquat	4,70	5,00	6,00	7,80 (7,80)	5,05	5,00
Festigerquat 550	1,90	1,90	2,20	2,00	3,15	2,65
Kurquat KDM	3,55	3,60	6,10	3,50	4,24	–
Sonnenschutzfilter	**10 g/ml**	**10 g/ml**	**10 g/ml**	**10 g/ml**	**10 g/ml**	**10 g/ml**
Parsol MCX	2,05	3,30	2,10	–	2,00	–
SoFi O	2,65	3,30	4,40	3,00	4,30	2,65
SoFi W	2,65	3,50	4,80	3,20	4,80	2,65
Di-hy-ac. DHA	2,50	2,50	1,95	3,00	3,95	2,65
Liposom/Antifalten-Substanz	**10 ml**	**10 ml**	**10 ml**	**10 ml**	**10 ml**	**10 ml**
Lipodermin	3,55	4,50	4,80	–	6,95	3,60
Fibrostimulin	5,40	6,90	8,80	5,00	11,00	5,45
Hyalomuco-Lösung	3,50	4,50	4,60	8,00	5,00	3,90

	Spinnrad	Colimex	Stella	Heicos	Herbalind	Omikron
Ethylalkohol/Haarwasser	**100 ml**	**100 ml**	**100 ml**	**100 ml**	**100 ml**	**100 ml**
Kosmetisches Haarwasser D 95%	2,70	3,00	2,20	3,50	4,10	2,45
Isopropylalkohol	2,20	2,40	1,25	a.A.	a.A.	2,85
Weingeist 90%	4,60	4,60	11,00 (250 ml)	–	a.A.	–
Vitamine, ätherische Öle usw.	**10 g/ml**	**10 g/ml**	**10 g/ml**	**10 g/ml**	**10 g/ml**	**10 g/ml**
Vitamin E	2,45	2,60	3,00	2,50	2,30	2,45
Alpha-Bisabolol	6,25	6,30	7,25	4,80	6,25	6,95
D-Panthenol	1,45	1,60	1,75	1,50	1,65	1,45
Antiranz	1,35	1,50	1,40	–	1,35	–
Rohpropolis	2,45	2,60	2,50	–	2,60	2,45
Vitamin E – Nicotinat 50%	1,95	2,30	1,95	2,50	3,55	1,95
aether. Salbei	1,95	2,40	2,40	2,00	6,00 (20)	1,95
aether. Lavendel	2,00	2,00	2,40	2,00	6,00 (20)	2,00
aether. Melisse	1,25	1,40	1,20	2,00	2,50 (20)	1,95
aether. Orange	1,30	1,50	1,20	2,00	2,50 (20)	1,35
Kamillendestillat	0,85	1,10	a.A.	–	4,15	–
Parfümöle ab	1,90	2,20	2,40	2,00	2,20	a.A.
LV 41	0,70	0,70	0,85	1,70 (50 ml)	1,70	1,25
Lebensmittelaromen	**10 ml**	**10 ml**	**10 ml**	**10 ml**	**10 ml**	**10 ml**
Vanille	1,40	1,50	a.A.	–	–	–
Maracuja	1,90	2,10	a.A.	–	–	–
Erdbeere	1,55	1,70	a.A.	–	1,50	–
Wildkirsche	1,60	1,70	a.A.	–	1,90	–
Farbpigmente	**10 g**	**10 g**	**10 g**	**10 g**	**10 g**	**10 g**
normale ab	1,45	2,70	2,00	1,50	1,40	–
Perlglanz ab	1,20	2,10	1,80	2,00	2,00	2,90
Konservierungsstoff	**10 ml**	**10 ml**	**10 ml**	**10 ml**	**10 ml**	**10 ml**
K400	2,90	2,90	3,00	1,40	3,20	2,95
	50 ml	**50 ml**	**50 ml**	**50 ml**	**50 ml**	**50 ml**
Aqua conservans-Konzentrat	4,90	–	3,75	–	4,80	3,95
Natürliche Haarfarben	**100 g**	**100 g**	**100 g**	**100 g**	**100 g**	**100 g**
Henna (rot)	1,10	1,00	1,25	2,80	1,95	1,95
Henna (schwarz)	1,10	1,10	1,45	2,80	2,15	–
Walnußschalen (Pulver)	1,35	1,00	1,50	4,50	2,70	1,65
Krappwurzel (Pulver)	2,40	2,40	4,70	4,50	4,50	2,95
Heidelbeeren (Pulver)	3,65	3,80	5,30	4,50	5,70	3,65
Sandelholz rot	1,95	1,30	3,20	4,50	3,15	1,95
Haartönungsfarben	**100 ml**	**100 ml**	**100 ml**	**100 ml**	**100 ml**	**100 ml**
HT Braun 1%	2,30	2,80	1,95	2,50	3,55	3,95
HT Mahagony 1%	2,30	2,80	1,95	2,50	3,60	3,95
HT Rouge 1%	1,95	2,50	1,95	2,50	3,15	3,95
HT Blau 1%	2,30	2,80	1,95	2,50	3,80	3,95
HT Zitronengelb 1%	1,70	2,40	1,65	2,50	2,90	3,95
Hilfsmittel, Formen und Gefäße	**Stück**	**Stück**	**Stück**	**Stück**	**Stück**	**Stück**
Lippenstiftgießform Plexi	6,90	7,90	7,95	–	7,95	a.A.
Meßlöffel 2,5 ml	0,25	0,30	0,40 (2,0)	0,50	0,25	a.A.
Porzellanmörser	11,90	11,90	13,50	–	16,80	15,45
Drehhülsen für Lippenstift	0,95	1,30	1,40	0,60	1,20	a.A.
Drehhülsen für Lippenpflegestift	0,65	0,60	–	–	0,65	a.A.
hohler Holzstift für Kajal mit Schutzkappe	0,50	0,60	–	–	–	–
Minitrichter	0,80	0,80	–	–	–	a.A.
Puderdose	1,80	1,50	1,95	–	2,10	a.A.
Lidschattendose	0,60	0,60	0,60	0,50	1,20	a.A.
Spraydose einf. 150 ml	3,15	3,70	3,25	5,00	4,40	2,95
Luxusspraydose 250 ml	9,50	9,50	–	–	a.A.	–
Zerstäuber 100 ml	3,95	4,20	2,95	–	2,55 (200 ml)	3,25
Leertuben 30 ml	0,50	–	–	–	–	–

a.A. bedeutet: Preise auf Anfrage

Preise und Lieferbarkeit ohne Gewähr (Preisstand Oktober 1987). Gewährleistung wird von den Autoren und vom Verlag nicht übernommen.